Ashtanga Yoga
Primera Serie

Por el mismo autor:

Ashtanga Yoga: Practice and Philosophy

Ashtanga Yoga: The Intermediate Series

Pranayama The Breath of Yoga

Yoga Meditation: Through Mantra, Chakras and Kundalini to Spiritual Freedom

Samadhi The Great Freedom

How To Find Your Life's Divine Purpose – Brain Software For A New Civilization

Chakras, Drugs and Evolution – A Map of Transformative States
Bhakti – The Yoga of Love

Mudras Sellos del Yoga

Ashtanga Yoga Primera Serie

Gregor Maehle

Traducción

Santiago Pinto Doublet

Ashtanga Yoga Primera Serie
© Gregor Maehle 2019
Todos los derechos reservados

Este libro tiene derechos de autor. A excepción de cierta cantidad destinada al estudio privado, la investigación, la crítica o la revisión, tal como se indica en la Ley de derechos de autor, ninguna parte puede ser reproducida a través de ningún proceso sin el permiso por escrito del autor.

Publicado por Kaivalya Publications
PO Box to 181
Crabbes Creek, 2483, NSW,
Australia

First published in English 2006
Firsts Spanish Edition 2019

Second Spanish Edition 2024
ISBN 978-1-7635825-2-1

Impreso por Kaivalya Publications
Texto original en inglés
Traducción al castellano:
Santiago Pinto Doublet, Belén Mendoza Zabalay Begoña Eladi Goicoechea (traductora y redactora)
Traducción de los *sutras* de Patanjali: Alvise Vianello, Laia Villegas
Corrección de pruebas: Imma Arias y Eva Llarás (gracias a Clara Figueres y Laura Ortega)

Se ha hecho todo lo posible por contactar con los titulares de los derechos de autor del material citado, pero no ha sido posible en todos los casos.

Este libro no reemplaza el consejo de un médico ni de un profesor cualificado. Cuenta con el consejo médico antes de empezar cualquiera de estos ejercicios y aprende yoga bajo supervisión personal. El autor y el editor rechazan cualquier responsabilidad por lesiones u otras pérdidas derivadas de la realización de los ejercicios descritos en este libro.

Dedicatoria

Al primero y más importante de todos los maestros, conocido con varios nombres, como Brahman, el Tao, el Señor y la Madre, el cual, una vez que todos los nombres quedan relegados, permanece aún en mi corazón como el incomprensible, luminoso, vibrante, silencioso, vasto vacío en mi corazón.

Invocación

Om
Vande gurunam charanaravinde
sandarshita svatma sukhavabodhe
nih shreyase jangalikayamane
samsara halahala mohashantyai
Abahu purushakaram
shankhachakrasi dharinam
sahasra shirasam svetam
pranamami patanjalim

Om
Me inclino ante los pies de loto del maestro supremo,
quien revela la felicidad de la autorrealización,
quien como el doctor de la jungla, elimina el engaño,
provocado por el gran veneno de la existencia condicionada.
Ante Patanjali me postro, quien (representando a la serpiente del infinito)
tiene miles de cabezas blancas, radiantes,
quien en su forma humana sostiene una concha (que representa el sonido),
un disco (que representa la luz) y una espada (que representa la discriminación).

Nota

Es importante aprender Ashtanga según el método tradicional, con el cual la siguiente postura solo se añade cuando el estudiante ha adquirido la capacidad de realizar correctamente la postura anterior. De esta manera, se evita el esfuerzo excesivo, la fatiga y los efectos secundarios no deseados. El dominio de una postura solo puede ser evaluado por un profesor cualificado.

No se puede dejar de insistir en la importancia de aprender el método de la mano de un profesor cualificado. No es posible aprender yoga de un libro o un vídeo, ya que estos medios no aportan una retroalimentación en caso de que el estudiante realice una postura incorrectamente. En este caso, poco o ningún beneficio se obtienen de la práctica; de hecho, el practicante podría lastimarse.

Contenidos

Invocación vii
Nota ix
Prefacio xiii
Agradecimientos xv
Introduccion 1
Las Bases: 17
    Respiración 17
    Bandhas 24
    Drishti 31
    Vinyasa 34
    Recuento de vinyasas 37
Asana: LA PRIMERA SERIE 41
    Surya Namaskara A 56
    Surya Namaskara B 73
    Padangushtasana 84
    Utthita Parshvakonasana 104
    Parivrta Parshvakonasana 109
    Parsvottanasana 120
    Utthita Hasta Padangushtasana 122
    Pashimottanasana 150
    Navasana 210
    Urdhva Dhanurasana 265
Bibliografía 311
Glosario 313
Información sobre el autor 317

Prefacio

En el año 3102 a. C., el emperador Yudishthira renunció a su trono y esperó la muerte de Krishna y el comienzo de la era oscura (*Kali Yuga*). Debido al creciente materialismo y la corrupción de esa época, los antiguos sabios (*rishis*) se retiraron a la parte más alejada del Himalaya.

Sin embargo, como ha señalado el profesor védico, David Frawley, los *rishis* no han desaparecido totalmente: «observan a la humanidad desde la distancia». Depende de nosotros que regresen o no, y con ellos gran parte del conocimiento, la sabiduría y la inteligencia de la humanidad. Con nuestros esfuerzos combinados debemos intentar marcar el comienzo de una nueva era dorada (*Satya Yuga*).

Este libro es un intento de propiciar un renacimiento del antiguo *dharma* y colaborar en devolver al yoga la gloria de la que gozó anteriormente.

Que todos los seres experimenten aquello que es propicio.
Gregor Maehle
Perth, Australia.
Noveno día de la quincena brillante en la mansión lunar de Phalguni, año 5108, *Kali Yuga*.

Agradecimientos

Traslado mi agradecimiento: A los profesores que han influido en mi trabajo.

A Yogasana Visharada Shri Krishna Pattabhi Jois de Mysore, quien me enseñó este método que había recibido de su maestro Shri Tirumalai Krishnamacharya. Sin el trabajo de K. Pattabhi Jois, Ashtanga Vinyasa Yoga se habría perdido. Todos los practicantes modernos de Ashtanga Yoga se benefician directa o indirectamente de su enseñanza.

A Yoga Shastra Pundita Shri B. N. S. Iyengar de Mysore, estudiante de T. Krishnamacharya y K. Pattabhi Jois, quienes me enseñaron la filosofía del yoga.

A Shri A. G. Mohan, estudiante de T. Krishnamacharya, quien contestó a mis últimas preguntas con respecto al *Yoga Sutra*.

A mi esposa, Mónica Gauci, por recorrer este camino del yoga conmigo, por animarme a continuar con este proyecto en momentos de duda, por proporcionar información valiosa para la sección de práctica y por ser modelo en las fotografías de asanas.

A Santiago Pinto Doublet por la traducción.

A Steve Dance —ilustraciones gráficas, Adrian Kat— fotografía.

A los siguientes editores y autores, que han dado permiso para el uso de su material:

A Advaita Ashrama, Kolkata Sri Ramakrisna Math, Chennai Hohm Press, Prescott, ArizonaSri A. G. Mohan, Chennai Motilal Banarsidass, Delhi Kapil Math monastery, Madhupur.

Finalmente, a todos en 8limbs Ashtanga Yoga en Perth, Australia, por su trabajo durante los más de dos años en los que estuve involucrado en escribir este texto.

Introducción

Durante un viaje de estudio al Ashtanga Yoga Research Institute en Mysore en el año 1996, le pregunté al maestro K. Pattabhi Jois sobre la relevancia de las diferentes escrituras con respecto al método Ashtanga Vinyasa. Con las palabras: «Este es el Yoga de Patanjali», dejó claro que el principal texto para esta escuela era el *Yoga Sutra*, compilado por el antiguo vidente Patanjali. Comentó que era un texto difícil y que la única manera de comprenderlo era estudiándolo con sinceridad. Me animó a emprender el estudio del *Yoga Sutra* diariamente, durante un largo periodo de tiempo. La combinación de su estudio con la práctica diaria de Ashtanga Vinyasa me llevó a entender finalmente que el *Yoga Sutra* y el método *vinyasa* son, en realidad, las dos caras de una misma moneda.

Este es el tema central de este libro. Para que la práctica del yoga sea beneficiosa, práctica y filosofía no pueden estar separadas. De hecho, los nuevos enfoques para su realización surgen siempre de la filosofía, mientras que la práctica prepara al intelecto para la filosofía. El *Yoga Sutra* sugiere que la investigación filosófica —*svadhyaya* o *vichara*, como lo denomina Shankara—, es en sí misma una forma de práctica y un ingrediente básico en el camino hacia la libertad. La intención de este libro es unificar ambos aspectos y restaurar lo que históricamente era un único sistema, que se ha perdido con el paso de los años.

El redescubrimiento del sistema de yoga Ashtanga Vinyasa

Desde los inicios del linaje del Ashtanga Yoga, como ya hemos comentado, se mantiene firmemente presente el concepto de que el *Yoga Sutra* y el sistema *vinyasa* son las dos caras de una misma moneda. K. P. Jois recibió el método *vinyasa* de su maestro, T. Krishnamacharya. El propio maestro de T. Krishnamacharya, Ramamohan Brahmachary, le encargó buscar lo que parecía ser la última copia de una escritura incierta, el *Yoga Korunta*, supuestamente recopilada por el antiguo vidente Vamana.

Según la biografía de Krishnamacharya,[1] el *Yoga Korunta* no solo contenía el sistema *vinyasa* sino también el *Yoga Sutra* de Patanjali y su comentario, el *Yoga Bhasya*, recopilado por el Rishi Vyasa. Ambos estaban recogidos en un único volumen. Así pues, podemos observar que, desde la antigüedad, lo que hoy se consideran dos sistemas que comparten el mismo nombre, —el Ashtanga Yoga de Patanjali y el Ashtanga Vinyasa Yoga del Rishi Vamana— en realidad eran un único sistema.

Por lo tanto, aquí también vemos reflejada la idea de que la filosofía yóguica se enseña junto con la práctica. La práctica únicamente de ásana (postura) supone un riesgo. Tal y como afirma K. P. Jois: «Los métodos de Yoga incompletos y que no se ajustan a su propósito de interiorización pueden alimentar a los seis enemigos (deseo, ira, avaricia, ilusión, obsesión y envidia) en el corazón. El sistema completo de Ashtanga, practicado con devoción, conduce hacia la libertad en el propio corazón».[2]

---

[1] *Krishnamacharya the Purnacharya*, Krishnamacharya Yoga Mandiram, Chennai. 2. *The Yoga Juornal*, San Francisco, Noviembre / Diciembre 1995.

[2] *The Yoga Journal*, San Francisco, Noviembre / Diciembre 1995.

Sin embargo, hoy en día la situación está marcada, por un lado, por académicos que intentan entender el *Yoga Sutra* sin el conocimiento de su práctica; y, por otro lado, por muchos practicantes de Ashtanga Vinyasa que se establecen en la práctica y desconocen la filosofía del sistema. Ambos aspectos, practicados conjuntamente, facilitan su ejecución, ya que nos enseñan dónde vamos y cómo llegar. Sin una dedicación a la práctica, la filosofía se convierte en pura teoría. Una vez establecidos en la práctica, podremos interiorizar la teoría rápidamente y lograr un yoga más elevado.

La importancia actual del Ashtanga Yoga

No pretendo decir que el Vinyasa Yoga sea la única expresión del Yoga de Patanjali. Sería absurdo. Sin embargo, sí es una de las representaciones auténticas del texto de Patanjali que permanece viva.

Hoy en día, este sistema es valioso —y significativo—, ya que fue concebido especialmente para los cabezas de familia (*grihasta*), por el antiguo vidente Vamana, autor del *Yoga Korunta*. Un cabeza de familia es aquel que tiene una profesión y una familia, que vive y trabaja en la sociedad, a diferencia de un monje, un ermitaño o un asceta (*sannyasi*). Ciertas formas de Yoga están diseñadas para ermitaños que no tienen ninguna responsabilidad social y pueden practicar técnicas de meditación todo el día.

No obstante, ser ermitaño o asceta nunca ha sido un requisito para el yoga. Así lo explica el *Bhagavad Gita*: «El yogui es aquel que externamente cumple con sus responsabilidades sociales e internamente permanece libre».[3] Si todos abandonasen sus

---

3 *Bhagavad Gita* III.7.

responsabilidades sociales, prosigue el texto,[4] este mundo se destruiría, por razones obvias. Por tanto, no debe perturbarnos el hecho de que la responsabilidad hacia otros nos impida dedicar más tiempo a nuestra práctica, ya que cumplir con la propia responsabilidad es práctica. Lo esencial es *cómo* practicamos. ¿Cómo utilizamos pues el valioso tiempo que dedicamos a practicar?

Cuando T. Krishnamacharya completó su aprendizaje, su maestro R. Brahmachary le animó a casarse, formar una familia y enseñar yoga a los habitantes de la ciudad. Esto sorprendió al joven, ya que con su gran preparación podía convertirse en un gran erudito o en un abad de un monasterio. Al contrario, ser profesor de yoga, para los habitantes de una ciudad, implicaba pertenecer a un estatus social muy bajo.

Brahmachary instó a Krishnamacharya a que estudiase el *Yoga Korunta*, porque sabía que eso le iba a ofrecer la mejor herramienta para enseñar a los cabezas de familia. El yoga Vinyasa descrito en ese texto era la mejor manera en que estos podían practicar el Yoga de Patanjali, ya que solo requería unas dos horas de práctica diaria.

Las ocho ramas del yoga y cómo funcionan en su conjunto

Según Patanjali, existen ocho «ramas» en el yoga. La siguiente historia nos hará entender cómo funcionan en su conjunto:

Érase una vez una pareja que vivía feliz en un país gobernado por un injusto rey. El rey estaba muy celoso de la felicidad de la pareja, así que ordenó enviar al hombre a prisión. Una noche, su mujer fue hasta la torre en la que estaba prisionero su marido,

---

[4] *Bhagavad Gita* III.24.

INTRODUCCION

para reconfortarle. Este le pidió que volviese al día siguiente con un hilo de seda, un hilo fuerte, una cuerda, una soga, un escarabajo y un poco de miel. Aunque sorprendida por todo lo que le había pedido, su mujer regresó la noche siguiente con todos esos objetos. Su marido le dijo que atara el hilo de seda al escarabajo y untara de miel sus antenas. Después, le pidió que colocara el escarabajo en el muro de la torre mirando hacia arriba. Al oler la miel, el escarabajo empezó a subir por la torre buscando más miel, llevando consigo el hilo de seda. Cuando el escarabajo llegó arriba, el hombre cogió el hilo y le dijo a su mujer que atase el hilo más fuerte en el otro extremo del hilo de seda. Luego le dijo que atara la cuerda. Y el resto fue coser y cantar. Con la ayuda de la cuerda subió la soga, la aseguró por un extremo, bajó con ella y fue libre.

Evidentemente, la pareja representa al yogui. La prisión en la torre es la existencia condicionada. El hilo de seda simboliza la purificación del cuerpo a través del ásana. El hilo fuerte representa el *pranayama*, o extensión de la respiración. La cuerda simboliza la meditación, y la soga significa el *samadhi*, el estado de consciencia pura. Una vez alcanzada esta cuerda, es posible liberarnos de la existencia condicionada.

Las ocho ramas de Patanjali se relacionan con el Ashtanga Vinyasa de la siguiente manera:

La primera rama consiste en un conjunto de normas éticas que permite a los yoguis interactuar armónicamente con la comunidad que les rodea. Los preceptos éticos son: no herir a otros, decir la verdad, no robar, tener relaciones solo con la pareja y no codiciar.

La segunda rama consiste en normas para mantener limpios cuerpo y mente, una vez que han sido purificados. La purificación en el yoga no tiene nada que ver con el puritanismo. Más bien se refiere a la «tinción» del cuerpo y la mente. Dicha «tinción» es la tendencia del cuerpo y la mente a ser condicionados o marcados por la huella del entorno. Las normas son: limpieza mental y física, alegría, sencillez, estudio de los textos sagrados y aceptación de la existencia de un Ser Supremo. Las dos primeras ramas se realizan desde el exterior y forman la base a partir de la cual se emprende la práctica. Cuando nuestra práctica de yoga es sólida, estas ramas se convierten en nuestra segunda naturaleza: surgirán de forma natural.

La tercera rama es ásana. Muchos de los obstáculos que nos impiden conocer nuestra propia naturaleza se manifiestan en el cuerpo; por ejemplo, la enfermedad, la pereza o la torpeza. El cuerpo nos afecta profundamente y, si está en malas condiciones, repercute en el funcionamiento de la mente y del intelecto. A través de la práctica de yoga y los ásanas, el cuerpo se vuelve «fuerte y ligero como el cuerpo de un león», solía decir Sri K. Pattabhi Jois. Solo así será el vehículo ideal en el camino del yoga.

Tal y como establece el *Yoga Sutra*,[5] cada pensamiento, cada emoción y cada experiencia deja una huella inconsciente (*samskara*) en la mente. Estas huellas determinan quiénes seremos en el futuro. Según el *Brhad Aranyaka Upanishad*, mientras no se alcance la liberación, el alma, como una oruga que camina de hoja en hoja, migrará, por la fuerza de sus impresiones en esta vida, hacia un nuevo cuerpo, una nueva vida.

Esto significa que el cuerpo que tenemos hoy no es más que la acumulación de nuestros pensamientos, emociones y acciones pasadas. Realmente, nuestro cuerpo es la historia cristalizada de nuestros pensamientos pasados. Debemos

---

5 *Yoga Sutra* II.12.

INTRODUCCION

meditar y entender esto profundamente. El método de ásana nos libera de condicionamientos pasados acumulados en el cuerpo, hasta el momento actual. Debemos tener presente que practicar por la fuerza solo añadirá una nueva capa de impresiones subconscientes basada en el sufrimiento y el dolor. Asimismo, incrementará la identificación con el cuerpo. En yoga, cualquier identificación con lo impermanente es ignorancia (*avidya*).

A primera vista, esto puede parecer bastante abstracto. Sin embargo, todos los que hemos visto a un ser amado fallecido, recordamos la profunda revelación de cómo, una vez que la muerte se ha producido, el cuerpo parece una concha vacía abandonada. El cuerpo es nuestro vehículo y el depósito de nuestro pasado, así que el fin es practicar ásana hasta que este nos sea útil, abandonando y dejando ir el pasado acumulado en él.

Yoga es el camino medio entre dos extremos. Por un lado, podemos llegar al extremo de practicar con fanatismo, esforzándonos por un ideal y negando la realidad del momento presente. El problema es que solo nos estamos relacionando con aquello en lo que deseamos convertirnos, y no con lo que somos en el momento presente. El otro extremo, propuesto por ciertas escuelas de psicoterapia, pone énfasis en evidenciar traumas pasados. Si hacemos esto, estos traumas pueden aumentar su control sobre nosotros, y volveremos a relacionarnos con nosotros mismos como lo hemos hecho en el pasado, definiéndonos por «las cosas que nos van pasando» y por «el proceso que estamos viviendo». El ásana es una invitación a abandonar estos extremos y llegar a la verdad del momento presente.

¿Cómo se manifiestan en el cuerpo las emociones, pensamientos e impresiones pasadas? Algunos alumnos de yoga experimentan mucha rabia al realizar una flexión hacia adelante. Esto se debe a la ira del pasado que se ha acumulado en los isquiotibiales. Si dejamos fluir la ira de manera consciente, la emoción desaparece. Si no, sale a la superficie de otra manera, generalmente como un acto agresivo o una enfermedad crónica. Otros alumnos sienten ganas de llorar tras una flexión dorsal intensa de la columna. El dolor emocional se acumula en el pecho, donde se asienta como un escudo, endureciendo el espacio en torno al corazón. Esta armadura puede disolverse con la práctica de la flexión dorsal. Al abandonar esta coraza, se siente una enorme sensación de alivio, a veces acompañada de llanto.

La extrema rigidez puede estar relacionada con la inflexibilidad mental o la incapacidad de dejarse llevar a situaciones desconocidas. Por otro lado, una flexibilidad extrema puede hablarnos de la incapacidad de ocupar un lugar en la vida y de poner límites. En este caso, la práctica de ásana debe orientarse más a desarrollar fuerza, para crear equilibrio y aprender a oponerse a ser llevados a situaciones inapropiadas. El ásana nos invita a reconocer el pasado y a dejarlo ir. Esto, a su vez, nos trae al momento presente y nos libera de conceptos limitantes como, por ejemplo, quiénes creemos ser.

La cuarta rama es *pranayama*. Prana es la fuerza de la vida, también conocida como respiración interior. *Pranayama* significa extensión del *prana*. Los yoguis descubrieron que las pulsaciones u oscilaciones del *prana* ocurren simultáneamente a los movimientos de la mente (*chitta vrtti*). La práctica de *pranayama* es el estudio y el ejercicio de nuestra respiración hasta el punto en que se calma y no perturba a la mente.

En el sistema *vinyasa*, el *pranayama* se practica a través de la respiración *ujjayi*. Contrayendo ligeramente la glotis, la respiración se extiende. Permitimos que el movimiento siga a la respiración, de modo que, al final, es el cuerpo el que cabalga sobre las olas de la respiración. En este punto, no somos nosotros quienes movemos el cuerpo, sino más bien la fuerza del *prana*. Aprendemos a respirar hacia todos los rincones del cuerpo, extendiendo el *prana* de forma homogénea. Esto se denomina ayama, la extensión de la respiración.

La quinta rama es *pratyahara*: el control de los sentidos. Tal y como establece el *Maitri Upanishad*, cuando nos quedamos absortos por los objetos de los sentidos, alimentamos la mente. Esto conduce a sufrimiento y engaño.[6] Por el contrario, si el estímulo de los sentidos está contenido, como un fuego que se apaga sin combustible, la mente se reabsorbe hacia su fuente, el corazón. En yoga, el «corazón» es metáfora, no de las emociones, sino de nuestro centro, que es la conciencia en sí misma.

En el yoga Vinyasa, el dominio de los sentidos se practica a través del *drishti* o enfoque de la mirada. En lugar de mirar a nuestro alrededor mientras practicamos ásana, llevando los sentidos hacia el exterior, permanecemos en nuestro interior con la atención dirigida a ciertos puntos. El sentido del oído se retrae hacia el interior al escuchar el sonido de nuestra respiración, un sonido que a su vez nos informa sobre la calidad del ásana. Al no llevar nuestra atención hacia el exterior, desarrollamos lo que en la filosofía tántrica denominan el centro (*madhya*). Cuando desarrollamos este centro, con el paso del tiempo la mente se detiene, y el *prana*, que es manifestación del aspecto femenino de la creación, la Diosa o Shakti, deja de fluctuar. Es entonces cuando reconocemos el estado de conciencia divina (*bhairava*).[7]

La sexta rama es *dharana*: concentración. Si has intentado meditar en el espacio vacío que existe entre dos pensamientos,

---

6 *Maitri Upanishad* VI.35.
7 *Vijnanabhairava*, traduc. y anot. Jaideva Singh, Motilal Banarsidass, Delhi, 1979, p. 23.

sabrás que la mente tiende a enlazar con el siguiente pensamiento que surge. Puesto que todos los objetos tienen forma, y el sujeto testigo —la conciencia— no tiene forma, la mente tiende a ignorarla. Observar la conciencia cuando hay distracciones requiere de un gran esfuerzo de atención.

Por lo tanto, la práctica de la concentración es requisito previo y una preparación para la meditación misma. Entrenar la concentración permite que nos centremos en cualquier objeto elegido. Al principio, hay que elegir objetos sencillos, que nos preparan para el penúltimo «objeto»: la conciencia sin forma, que no es sino conciencia pura.

En yoga Vinyasa, la concentración se practica enfocando la atención en los *bandhas*. A un nivel externo, nos centramos en *Mula Bandha* y *Uddiyana Bandha* (suelo pélvico y músculos abdominales inferiores). A nivel interno, el enfoque está en la unión de movimiento, respiración y conciencia (*bandha* = unión). Para llegar a esta unión debemos desprendernos de las ondas beta del cerebro que suelen acompañar a la concentración. En cambio, es preciso adoptar un patrón alfa, que permite múltiples enfoques y conduce a la conciencia simultánea de todo; esto es, estar en el momento presente, la meditación.

La séptima rama es *dhyana*: meditación. Meditar significa descansar, sin ser afectado, entre los extremos de la mente, y, de manera repentina, «estar» en lugar de «convertirse». La diferencia entre esta rama y la anterior es que en la concentración hay un esfuerzo consciente por excluir los pensamientos que no son relevantes para el objeto escogido. En la meditación hay un flujo constante de impresiones desde el objeto y de la conciencia hacia el objeto, sin ningún esfuerzo de la voluntad. Algunos de los objetos típicos escogidos son: el corazón de loto, el sonido interior, la respiración, el sentido del Yo, el proceso de la percepción, el intelecto, la divinidad de nuestra meditación (*ishtadevata*) o el Ser Supremo.

En yoga Vinyasa, la meditación empieza cuando, en lugar de *estar haciendo* la práctica, *somos más bien movidos*. Es ese momento en el que somos conscientes de que, observando el cuerpo, ya no somos él, sino una entidad testigo que yace más profundamente. La práctica del *vinyasa* es el constante ir y venir de posturas, el cambio constante de la forma, a la cual no hay que aferrarse. En sí, es una meditación sobre la impermanencia, cuando nos damos cuenta de que todo lo que hemos conocido hasta hoy —el cuerpo, el mundo, la mente y la práctica— está sometido a cambio constante. Es entonces cuando llegamos a la meditación basada en la inteligencia (*buddhi*).

Sin embargo, la meditación no solo ocurre en *dhyana*, sino en todas las etapas de la práctica. En suma, el sistema de Ashtanga vinyasa es una meditación en movimiento. Primero, meditamos sobre la posición del cuerpo en el espacio: el ásana. Segundo, meditamos sobre la fuerza vital que mueve el cuerpo: el *pranayama*. Tercero, meditamos sobre los sentidos mediante el drishti y la escucha de la respiración: *pratyahara*. Meditar en la unión de todos estos aspectos de la práctica es la concentración (*dharana*).

La octava rama es *samadhi*, y tiene dos variantes: con objeto y sin objeto. «Cuando las ondas mentales se reducen, la mente es capaz de reflejar de forma fidedigna cualquier objeto al que se dirija como un cristal impoluto, ya se trate de lo percibido, del proceso de percepción o de quien percibe. Ese estado se llama identidad (*samapatti*)».[8] En otras palabras, la mente se clarifica de tal forma que no altera en absoluto la realidad sensorial. Para experimentar esto, es preciso «descondicionarse» hasta el punto de abandonar

---

8 *Yoga Sutra* I.41.

todos los programas limitantes del pasado. Patanjali dice: «Cuando la memoria está purificada, la mente se manifiesta como vaciada de su propia naturaleza y solo el objeto brilla».[9] Entonces, se conoce todo lo que puede conocerse sobre un objeto.

El *samadhi* sin objeto es la forma más elevada del yoga. No depende de un objeto para que surja pero, en cambio, el sujeto testigo o la conciencia, que es nuestra naturaleza verdadera, se revela. En el *samadhi* sin objeto, las olas de pensamiento quedan suspendidas, llevándonos a conocer aquello que siempre ha estado ahí: la conciencia o el Yo divino. Esta fase final está más allá de la obtención, más allá del hacer, más allá de la práctica. Es un estado de puro éxtasis que se denomina *kaivalya*: un estado en el que somos totalmente libres e independientes de cualquier estímulo exterior.

En las disciplinas físicas del yoga, llegamos al *samadhi* mediante la suspensión de los extremos mentales, solar (*pingala*) y lunar (*ida*). Este estado surge cuando la respiración interior (*prana*) entra en el canal central (*sushumma*). Entonces, repentinamente, la verdad o realidad profunda destella.

Por qué la práctica tradicional sigue siendo válida

Un campesino se dirigió al sabio Ramakrishna con las siguientes palabras: «Soy un simple aldeano. Por favor, en una frase dime un método con el que pueda obtener la felicidad». Ramakrishna le contestó: «Acepta totalmente que eres una máquina manejada por Dios». Esto debe entenderse plenamente. El ego se genera como consecuencia de la creencia que los individuos poseen libre albedrío, y el ego, a su vez, causa sufrimiento. En el *Bhagavad*

---

[9] *Yoga Sutra* I.43, citado en The Yoga Sutras of Patanjali, traduc. C. Chapple, Sri Satguru Publications, Delhi, 1990, p. 53.

INTRODUCCION

Gita, el Señor Krishna dice: «Todos nuestros actos siempre están producidos por las *gunas* (cualidades) o *prakriti* (naturaleza). Solo aquel cuya mente es engañada por el sentido del 'yo' cree ser quien realiza la acción».[10]

Esto significa que todo el cosmos, incluyendo nuestro cuerpomente, es una máquina inconsciente manejada por Dios. Nuestro ser, la pura conciencia, está eternamente inactivo. Sencillamente, es testigo. En el *Yoga Sutra* de Patanjali, abandonar la idea de que somos nosotros los que actuamos se describe con el término *kaivalya*. Este estado final de yoga es la realización de la independencia absoluta de la conciencia.

Siendo totalmente independiente, no tiene forma de influir en el mundo. Al igual que un espejo que únicamente refleja, la consciencia ni rechaza ni se adhiere a objetos por elección propia. «Abandona el sentido de agente»[11] dice Krishna, "Solo un loco cree ser él quien realiza la acción».

El abandono de la ilusión del libre albedrío se refleja en el sistema *vinyasa* al aceptar el sistema original, tal y como expuso el Rishi Vamana. Sin duda alguna, es sencillo crear una secuencia propia de ásanas, y seguramente tendrá éxito comercial y seguidores. Sin embargo, con ello se corre el riesgo de dejarse llevar por el ego, que nos dice que somos nosotros los que actuamos y creamos. En realidad, únicamente somos pura conciencia —el que observa, el testigo, el ser—, que como dice el *Samkhya Karika*,[12] no ocupa una parte activa en este mundo.

---

10 *Srimad Bhagavad Gita*, traduc. Sw. Vireswarananda, Sri Ramakrishna Math, Madras, p. 79.

11 Esta palabra es utilizada con frecuencia en textos hindus y significa: el estado de estar en acción o ejerciendo poder

12 Texto que describe el samkhya, el antiguo modelo de todas las filosofías

Esto no quiere decir que no podamos adaptar la práctica durante un tiempo si encontramos obstáculos o necesitamos practicar un yoga terapéutico. No obstante, cuanto antes, debemos regresar al sistema original. El sistema del Rishi Vamana lleva, por medio de estructura y limitación externa, a la libertad interior. Si siempre practicamos secuencias propias, creamos limitación interior a través de la libertad exterior.

Los rishis de antaño no concibieron las ciencias y las artes antiguas mediante prueba y error. Utilizaron el método de *samyama*, que combina la concentración (*dharana*), la meditación (*dhyana*) y la absorción (*samadhi*). De este modo puede adquirirse un conocimiento profundo de cómo son las cosas realmente. Patanjali, en el *Yoga Sutra*, explica cómo adquirió el conocimiento. «A través del *samyama* en el corazón, dice, se obtiene el conocimiento de la mente (*chitta*)».[13] También explica cómo puede comprenderse el cuerpo. «Del *samyama* en el cakra del ombligo, añade, deriva el conocimiento médico».[14] Así surgió la ciencia del Ayurveda. El propio Patanjali recopiló el texto ayurvédico *Charaka Samhita*. Hoy, cuando estudiamos y practicamos las ciencias antiguas, debemos hacerlo desde el respeto y la devoción.

Las enseñanzas de los antiguos maestros nunca han dejado de estar vigentes. Simplemente, se han sumado a estas nuevas enseñanzas.

---

de la India.
13 *Yoga Sutra* III.34.
14 *Yoga Sutra* III.29.

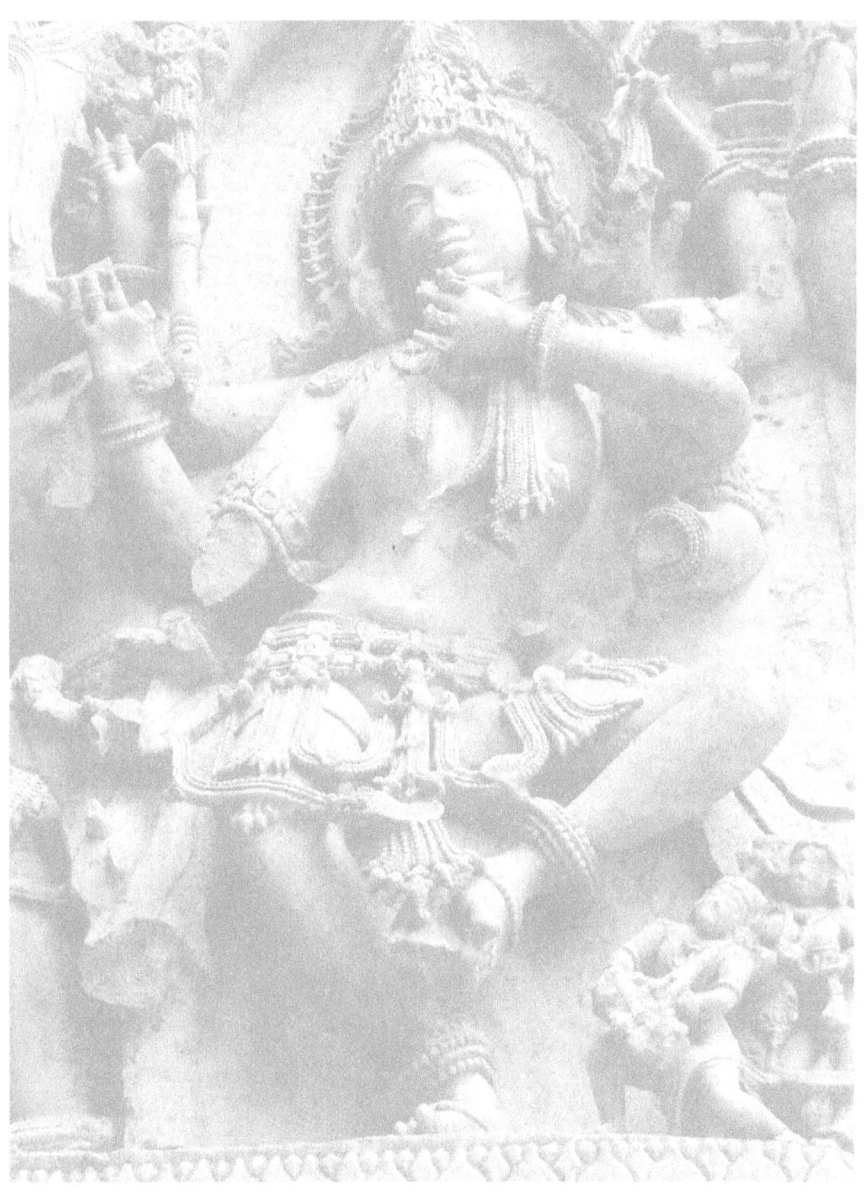

Las Bases:
RESPIRACIÓN, BANDHAS, DRISHTI, VINYASA

Respiración

El aspecto más visible del sistema de yoga Ashtanga Vinyasa son las diferentes ásanas o posturas. Sin embargo, el contenido no visible es más importante y este consiste en tres técnicas fundamentales. Estas técnicas entrelazan las posturas como si de un cordón se tratara, conformando con las mismas un yoga *mala* o guirnalda.[15]

En el sistema de yoga Vinyasa, el cuerpo se convierte en mantra: las posturas son los abalorios y las tres técnicas fundamentales son el cordón que los une creando así una guirnalda de posturas o ásanas. El sistema está diseñado para funcionar como una meditación en movimiento, en la que las transiciones de una ásana a otra, son tan importantes como las propias posturas.

Es esencial que el principiante aprenda estas técnicas fundamentales desde el principio. Una vez dominadas, la práctica se dará casi sin esfuerzo. Sin ellas, esta puede convertirse

---

[15] La expresión «yoga *mala*» fue acuñada por Sri K. Pattabhi Jois, autor de un libro con el mismo título.

en una ardua labor. Las tres técnicas son *Ujjayi Pranayama, Mula Bandha* y *Uddiyana Bandha*. Enfoquémonos pues en la primera.

Ujjayi pranayama significa «respiración victoriosa» o la extensión victoriosa de la respiración. El término *pranayama* está compuesto por dos palabras: *prana* y *ayama. Ayama* significa extensión, alargamiento, estiramiento. Prana puede tener varios significados, el más frecuente es el de respiración interior o fuerza vital, y, como tal, forma parte de la anatomía sutil del cuerpo. Otros elementos de la anatomía sutilson los *nadis* (canales de energía) y los *chakras* (centros de energía). Sin embargo, algunas veces *prana* hace referencia a la respiración exterior o a la respiración anatómica.[16] En este contexto, *pranayama* significa extensión de la respiración: adoptar un patrón de respiración calmada, tranquila y estable. Cuando se calma la respiración, se calma la mente.

Ujjayi Pranayama es un proceso para alargar la respiración, aumentando así la fuerza vital. Su práctica requiere una suave constricción en la glotis —la parte superior de la laringe—, cerrándola parcialmente con la epiglotis.

La epiglotis es una lámina cartilaginosa localizada en la garganta que se cierra al tragar agua y se abre al respirar. Cuando entrecerramos la epiglotis, alargamos la respiración y creamos un suave siseo, que escuchamos durante toda la práctica. Este sonido aparentemente proviene del centro del pecho, y no de la garganta. Las cuerdas vocales no se utilizan, ya que esto causaría tensión: debemos evitar crear un sonido similar al rumor del viento entre los árboles o de las olas rompiendo en la orilla.

---

16 *Prana* en otro contexto posee un sentido adicional. Dentro de la fuerza vital y sus diez corrientes individuales es la principal de ellas y se refiere únicamente a la inhalación.

LAS BASES:

Escuchar el sonido de nuestra respiración tiene varias consecuencias. Principalmente, se trata de una técnica de *pratyahara*. *Pratyahara*, la quinta rama del yoga significa «retirar los sentidos del mundo exterior» o, dicho de un modo más sencillo, «ir hacia el interior». Más adelante profundizaremos sobre este tema. Por el momento, recordemos que escuchar la propia respiración dirige la atención al interior y la aleja de los sonidos externos. Nos ayuda a entrar en un estado de meditación. Es más, el sonido de la respiración nos puede enseñar casi todo lo que debemos aprender sobre nuestra actitud en la postura. A veces, la respiración puede sonar forzada, corta, agresiva, plana, superficial o agitada. Cuando recuperamos ese aspecto de sonido suave y agradable, empezamos a corregir cualquier posible actitud negativa o poco útil.

Para practicar *Ujjayi*, siéntate en una posición erguida y cómoda. Empieza a hacer el sonido *Ujjayi* de manera continua, sin interrupciones entre una respiración y otra. Hazlo de tal manera que el sonido tenga la misma calidad tanto al inhalar como al exhalar. Alarga cada respiración y haz que cada vez sea más profunda. La caja torácica debe moverse de manera uniforme. Respira simultáneamente por los costados, la parte anterior, la parte posterior y, finalmente, por la parte superior de los pulmones. La caja torácica debe mostrar un movimiento de pulsación suave; es decir, los músculos intercostales internos (láminas musculares que ocupan los espacios comprendidos entre dos costillas) se relajan al inhalar, permitiendo que la caja torácica se expanda libremente mientras respiramos.

Nuestra cultura suele hacer hincapié en la respiración abdominal, lo cual no solo conduce a una postura encorvada, sino que también provoca rigidez en la caja torácica. Esto se debe a la falta de ejercicio en los músculos intercostales, bloqueando el flujo de sangre y fuerza vital hacia el tórax, pudiendo a su vez provocar enfermedades coronarias y debilidad cardiopulmonar. La postura encorvada en esta zona se debe a la relajación del músculo recto abdominal, que conocemos comúnmente como «abdominales». Esta curvatura debilita el abdomen y favorece la respiración abdominal.

Además, esta relajación del músculo recto abdominal permite que el hueso del pubis descienda, haciendo que la pelvis se incline hacia delante y cause una hiperlordosis lumbar, también denominada curvatura lumbar. Esto, a su vez, eleva el origen del músculo sacro espinal,[17] principal músculo extensor de la espalda. Si este se acorta, pierde efectividad para elevar el pecho. El pecho colapsa y no solo genera un aspecto encorvado, sino que igualmente endurece el tórax volviéndolo rígido. Esto evita que los órganos de la caja torácica se masajeen durante la respiración. Esta falta de masaje y movimiento en el corazón y los pulmones disminuye su resistencia ante posibles enfermedades. El patrón de compensación, que provoca hiperlordosis lumbar, inclinación anterior de la pelvis y colapso en el pecho, es uno de los peores desequilibrios a nivel postural. Su causa principal es el hecho de favorecer la respiración abdominal con el consiguiente debilitamiento de los abdominales.

En yoga respiramos utilizando el abdomen y el tórax. Los intercostales se ejercitan mediante la exhalación activa. El aire literalmente se expulsa de los pulmones, hasta que lo único que queda es el Volumen Residual (VR), la cantidad de aire que queda tras una exhalación completa. La intención es respirar con mayor profundidad para aumentar la vitalidad. Para

---

17 El origen de un músculo es la terminación más cercana al centro del cuerpo, denominada terminación proximal. La terminación más alejada del centro se denomina terminación distal.

conseguirlo, no se trata de inhalar al máximo sino, primero, exhalar totalmente creando así espacio para la nueva inhalación.

Existen dos razones fundamentales para querer aumentar la Capacidad Vital (CV) pulmonar. En primer lugar, aumentar la inhalación que incrementa la cantidad de oxígeno suministrado. En segundo lugar, aumentar la exhalación que favorece que exhalemos más toxinas. Estas toxinas se clasifican en cuatro categorías:

- Toxinas mentales: incluyen todos aquellos pensamientos de conflicto hacia otro ser humano o hacia la colectividad como, por ejemplo, el deseo de entrar en guerra con otra nación bajo cualquier pretexto.
- Toxinas emocionales: miedo, ira, celos, apego al sufrimiento y emociones similares.
- Toxinas físicas: productos de residuo metabólico que no se han expulsado.
- Toxinas del entorno: plomo, nicotina, dióxido de carbono, dióxido de azufre, drogas de abuso y similares.

Todas estas toxinas suelen permanecer y almacenarse en el cuerpo en zonas «estancadas», «muertas», en las que hay una cantidad mínima de oxígeno, a menudo alrededor de las articulaciones o en el tejido adiposo (graso). La acumulación de estas toxinas —literalmente la muerte energética de ciertas zonas del cuerpo que ocurre antes de la propia muerte del organismo— pueden derivar en una enfermedad crónica. De hecho, la principal causa de una enfermedad crónica es la acumulación de toxinas y la consiguiente falta de oxígeno en ciertos tejidos. Así pues, cuando respiramos profundamente, exhalamos toxinas acumuladas e inhalamos oxígeno, dando los primeros pasos para devolver al cuerpo su estado de salud original. Para ello, son necesarias otras medidas, de las cuales hablaremos más adelante. Brevemente, diremos que estas acciones son fuente de energía (ver *bandhas*) y despertar de todo el cuerpo (Parte 2, Ásana).

Sin embargo, la razón principal por la que practicamos *Ujjayi Pranayama* no es obtener ciertos beneficios físicos, sino más bien aquietar la mente. ¿Y por qué hay que calmarla? El *Yoga Sutra* I.2 afirma: «Yoga es el cese de las fluctuaciones mentales». El Sutra I.3 dice: «Solo entonces, cuando la mente está en calma, el vidente reside en su auténtica naturaleza».

La mente puede compararse con un lago. Cuando se producen ondas en el pensamiento (*vrtti*), la superficie del lago se altera y aparecen ondulaciones. Entonces, al mirar el reflejo en esa agua, solo veremos una representación distorsionada de nosotros mismos. Esta imagen distorsionada que estamos constantemente viendo nos impide conocer nuestro verdadero ser y nos conduce al sufrimiento (*dukkha*) y a la ignorancia (*avidya*).

Cuando las ondas mentales se reducen, la mente es capaz de reflejar de forma fidedigna cualquier objeto al que se dirija como un cristal impoluto, ya se trate de lo percibido, del proceso de percepción o de quien percibe.[18] Ese estado se llama identidad (*samapatti*). En la literatura yóguica, el concepto de aquietar las fluctuaciones mentales a menudo se cita como detener o controlar la mente. Sin embargo, el término «control de la mente» es confuso e inapropiado. Sabios como Ramana Maharshi lo criticaron profundamente, afirmando que si uno desea controlar la mente necesita de una segunda mente para controlar la primera y de una tercera para controlar la segunda. Además de esta regresión sin fin, el hecho de que las distintas partes de tu mente luchen por el control, de una sobre la otra,

---

18 *Yoga Sutra* I.41.

puede derivar en esquizofrenia. En casos menos extremos puede llegar a convertir a la persona en un «maníaco del control», lo que lo abocará a ser totalmente infeliz.

Los antiguos yoguis encontraron la solución a este problema cuando se dieron cuenta de que el pensamiento (*vrtti*) y el movimiento de la fuerza vital *(prana)* sucedían a la vez. Según el *Hatha Yoga Pradipika*, «la mente y la respiración están unidas como la leche y el agua, y ambas son lo mismo en su actividad. La mente empieza su actividad donde existe respiración, y el prana empieza la suya donde existe mente».[19]

Sabemos ahora que la mente y la respiración se mueven al unísono. Influir directamente en la mente es una tarea realmente difícil. Sin embargo, si dirigimos la respiración, esto será más fácil. La extensión de la respiración mediante la práctica de *Ujjayi pranayama* suaviza el flujo del *prana*.

Es importante respirar por la nariz únicamente. Si respiramos por la boca, se pierde calor y energía. Además, reseca en exceso. Según la tradición india, si dejamos la boca abierta, los demonios penetrarán en nuestro interior. Dicen que los demonios son muy celosos de los méritos conseguidos por un yogui. Dejo este tema a criterio de cada uno.

Recordemos la conexión entre respiración y movimiento: el movimiento proviene de la respiración. En lugar de movernos con la respiración, la respiración debe iniciar el movimiento. Si practicamos de este modo, la respiración nos moverá, así como el viento del otoño eleva las hojas.

---

[19] *Hatha Yoga Pradipika* IV.24, trad. Pancham Sinh, Sri Satguru Publications, Delhi, 1915, p. 50.

Bandhas

En el apartado anterior hemos aprendido la importancia de la respiración profunda. Existen otras técnicas de ejercicio que también nos enseñan a respirar profundamente. ¿Exactamente qué es lo que hace que la respiración yóguica sea tan efectiva?

Para responder a esta pregunta, debemos volver al concepto de *prana*. Como ya sabemos, prana puede referirse a la respiración anatómica, pero generalmente denota la fuerza vital situada en el cuerpo sutil. Es importante entender que no se trata de lo mismo. A pesar de esta diferencia, los movimientos que se producen en el cuerpo sutil o cuerpo energético mantienen cierta relación con los movimientos de la respiración en el cuerpo denso. Podemos modificar el flujo de prana dirigiendo nuestra respiración. Incluso podemos acumularlo y almacenarlo. Dicen que algunos yoguis han conseguido sobrevivir sin oxígeno durante largos períodos de tiempo. El propósito del yoga no es conseguir tales hazañas, pero se pueden lograr al aplicar una serie de ejercicios denominados *mudras* —*mudra* significa «sello». Los mudras son una combinación de postura, respiración y bandha, cuyo fin es mantener el prana. Es este proceso de logro de control de la fuerza vital lo que diferencia la práctica de yoga de la simple gimnasia. El deporte, en general, nos pone en forma. Sin embargo, al no ejercitar ni el *mudra* ni el *bandha*, no posee ese efecto de conservación de energía que tiene el yoga. La combinación de postura con *pranayama* y *bandha* es lo que hace que el yoga sea tan eficaz.

Después de tratar el tema del *pranayama*, veremos la postura en el siguiente apartado. En este, nos centraremos en el *bandha*. Este término está relacionado con la palabra inglesa «bonding» (vinculación, unión). Vinculamos respiración, movimiento y conciencia. El primer bandha se denomina *Mula Bandha*, que significa «sello de la raíz». En este caso, la raíz hace referencia a la raíz de la columna vertebral: el suelo pélvico o más concretamente su centro: el perineo. El perineo es la zona muscular situada entre el ano y los genitales. Al contraer suavemente los músculos pubocoxígeos (PC), que van desde el hueso púbico hasta el coxis, creamos un sello energético que mantiene el prana en el cuerpo y evita así que se pierda por la base de la columna. Se dice que *Mula Bandha* mueve el prana hacia el canal central, llamado *sushumna*, el equivalente sutil de la columna.

Localizar el músculo PC puede resultar difícil al principio. Algunas de las indicaciones impartidas, como contraer el ano o el músculo que nos ayuda a detener la orina, no son del todo correctas: *Mula Bandha* no es ninguno de estos músculos, está situado justo entre ambos. No obstante, estas sugerencias son una buena guía mientras adquiramos sensibilidad y logremos aislar el músculo PC con la mayor precisión. En las mujeres, es primordial no confundir *Mula Bandha* con la contracción del cérvix. Esta contracción suele ocurrir especialmente durante una actividad extenuante. Una mujer que contrae el cérvix cada día durante su práctica de dos horas de yoga puede llegar a tener dificultades en el parto. En el pasado, se han dado casos de este tipo debido a la falta de información.

Al principio, sobre todo aplicamos un sello muscular que básicamente actúa sobre el cuerpo denso. Con la práctica, conseguimos un cierre energético que actúa más sobre el cuerpo sutil o cuerpo pránico. Cuando dominamos *Mula Bandha*, este se convierte en un sello únicamente mental que actúa en el cuerpo causal.

Para familiarizarte con *Mula Bandha*, siéntate recto/a y erguido/a en una postura confortable y céntrate en contraer ligeramente el perineo, el centro del suelo pélvico. Al exhalar, visualiza cómo la respiración empieza en las fosas nasales y baja lentamente por la garganta, el pecho y el abdomen, hasta conectar con el suelo pélvico, que contraemos ligeramente. Al empezar a inhalar, se produce un ascenso automático. Al mantener la respiración anclada en el suelo pélvico con el músculo PC contraído, generamos una succión y un ascenso energético a través de la zona central del cuerpo. Se trata de *Mula Bandha*. Gracias a este movimiento, detenemos el descenso del flujo de la fuerza vital, un proceso que aumenta con la edad y conduce a la muerte, la enfermedad y el deterioro, como el de una planta marchita. En cambio, de esta forma lo transformamos en un flujo ascendente que favorece su crecimiento y un mayor florecimiento.

Mula Bandha se mantiene durante todo el ciclo de respiración y durante toda la práctica. Cada una de las posturas debe expandirse desde esa raíz. Solo se libera al final de la práctica, en una relajación profunda de total entrega.

El segundo bandha es *Uddiyana Bandha*. A veces se confunde con *Uddiyana*, uno de los shat karmas o seis acciones del Hatha Yoga, también denominados kriyas. El Uddiyana es una preparación para el *nauli*, el masaje del vientre. El *nauli* se practica succionando totalmente la zona abdominal hasta la cavidad torácica. Solo se hace durante la retención de la respiración (*kumbhaka*) y es muy diferente de la técnica empleada en Vinyasa Yoga. El *Uddiyana Bandha* que se practica en yoga Vinyasa es más suave. Consiste en contraer ligeramente el músculo transverso abdominal, que atraviesa horizontalmente el abdomen y sirve para llevar los órganos abdominales hacia la columna.

Para activar correctamente *Uddiyana Bandha*, es importante aislar la parte superior del músculo transverso abdominal de su parte inferior, utilizando solo la parte por debajo del ombligo.

Si lo hacemos de otra manera, el diafragma no se moverá libremente. El hecho de impedir que el diafragma se mueva durante un periodo prolongado de tiempo puede desarrollar una tendencia psíquica agresiva, pretenciosa, egocéntrica y machista. Esto es contrario a la enseñanza tradicional. Shankara y Patanjali nos dan las siguientes explicaciones. Según Shankara, la verdadera postura es la que nos lleva, sin esfuerzo alguno, a un estado de meditación hacia Brahman, y no hacia el dolor ni a la autoflagelación. Patanjali afirma que el ásana se perfecciona cuando conseguimos meditar en el infinito (*ananta*) mediante el abandono del esfuerzo excesivo.[20]

Algunos mantienen que el Ashtanga Yoga es el yoga de la guerra, y que los guerreros lo practicaban para prepararse mentalmente para la batalla. Es un desafortunado malentendido. Aquellos que han experimentado una auténtica práctica se sentirán cansados y felices, pero, definitivamente, no preparados mentalmente para la lucha. Todo lo contrario, uno siente más ganas de abrazar al enemigo, rindiéndose por completo, dispuesto a entregarle lo que necesite —llegando incluso a darle un buen consejo para disfrutar de la vida y no desperdiciarla en sinsentidos como la agresión o la guerra. No existe un yoga de la guerra. La guerra y el yoga se excluyen mutuamente, ya que el primer mandamiento del yoga es *ahimsa*, la no violencia.

Richard Freeman comenta que *Uddiyana Bandha* en realidad solo es una suave succión hacia el interior, justo por encima del hueso púbico. Cuanto más sutil sea *Uddiyana Bandha*, más feliz, tranquila, ingenua e inocente será la actitud del practicante. Sugiero empezar contrayendo la pared abdominal por debajo del ombligo y, entonces, a medida que aumenta la conciencia

---

20 *Yoga Sutra* II.47.

con los años de práctica, dejar que *Uddiyana Bandha* se deslice hacia abajo. Recordemos que cuanto más suave sea *Uddiyana Bandha*, más influencia tendrá sobre el cuerpo sutil.

Como he comentado en el apartado anterior, durante los últimos cuarenta años, nuestra cultura ha enfatizado la respiración abdominal. Esto tiene sentido en el ámbito de las artes escénicas —sobre todo la danza y el teatro— y las terapias. Sin lugar a duda, es de gran ayuda para cantantes y actores, y para alguien que está recibiendo psicoterapia. La respiración abdominal, relajando totalmente la pared abdominal, es muy recomendable cuando queremos conectar con nuestras emociones y ponerlas en un primer plano. Concretamente, en el movimiento New Age las emociones se entienden como algo sagrado que uno debe acompañar y vivenciar. La respiración abdominal es una buena opción cuando deseamos intensificar nuestras propias emociones.

Sin embargo, en muchas situaciones intensificar las emociones no nos ayuda. En definitiva, la emoción solo es una forma de la mente. Ser emocional significa reaccionar ante una situación presente según un condicionamiento del pasado. Por ejemplo, si me rechazan en una situación que es nueva para mí, me sentiré herido. Si vuelvo a encontrarme en una situación parecida, sentiré la emoción incluso antes de sufrir el nuevo daño. Reaccionaré como «una persona herida» antes incluso de sentir el daño. Una emoción es un sentimiento que conservamos, que emerge porque el sentimiento original dejó una huella inconsciente en nuestra mente. Patanjali llama a esta huella *samskara*. La teoría que afirma —que ser más emocional es ser más auténtico— no es correcta: una persona emocional está tan anclada en el pasado como la típica persona que siempre está «en la mente».

Además de volvernos más emocionales, la respiración abdominal constante también tiene repercusiones físicas negativas: produce decaimiento, colapsa los órganos abdominales con vasos sanguíneos ensanchados, debilitados y sangre estancada. Como consecuencia, provoca insuficiencia en el suministro de oxígeno, disminución de la vitalidad y, finalmente, el desarrollo de una enfermedad crónica.

Cuando mantenemos contraída la pared abdominal inferior y relajamos la parte superior, el diafragma puede ascender y descender libremente, haciendo que el abdomen funcione como la cámara de combustión de un motor, con el diafragma trabajando como pistón. Se produce entonces una fuerte oscilación de presión arterial intraabdominal, y es justamente este mecanismo el que genera órganos abdominales sanos. Cuando el diafragma desciende y la pared abdominal se mantiene contraída, aumenta la presión en la cámara de combustión. Cuando el diafragma asciende, toda la sangre es succionada desde el abdomen y la presión arterial aumenta. Esta intensa oscilación de la presión arterial abdominal masajea constantemente los órganos internos y genera tejidos sanos y fuertes.[21]

Veamos ahora la mecánica sutil de *Uddiyana Bandha*. *Uddiyana* significa volar hacia arriba. El *Hatha Yoga Pradipika* afirma que, gracias a *Uddiyana Bandha*, el gran pájaro del prana siempre asciende su vuelo a través del *sushumna*.[22] *Sushumna* es el canal

---

[21] Andre Van Lysbeth describe este proceso en su libro *Die grosse Kraft des Atems*, escrito después de estudiar con K. Pattabhi Jois en la década de 1960.

[22] *Hatha Yoga Pradipika* III.56 9. *Hatha Yoga Pradipika* III.73 10. *Hatha Yoga Pradipika* IV.17.

central de energía que, aun siendo parte del cuerpo sutil, reside aproximadamente frente a la columna vertebral y nace en el perineo. Acaba dentro de la cabeza —algunas fuentes dicen que, en el punto más alto de la cabeza— pero su final se sitúa con más frecuencia en la zona de unión entre cabeza y columna. *Sushumna* generalmente está inactivo. Dos *nadis* (canales de energía) lo acompañan, enroscándose en él como las serpientes del caduceo: el canal lunar *(ida)* y el canal solar *(pingala)*. Existen ciertos paralelismos entre el canal de energía solar y lunar, por un lado, y el sistema nervioso simpático y parasimpático, por otro, pero no puede afirmarse que uno sea el otro.

El *Hatha Yoga Pradipika* dice que el prana debe ser llevado al *sushumna* cerrando *ida* y *pingala*.[23] El mismo texto afirma que con la práctica de *Mula Bandha* el prana entra en *sushumna*. En otra parte del texto se revela otra gran verdad: el tiempo (que percibimos como la fluctuación de la noche y el día) está producido por el sol y la luna.[24] En otras palabras, la ilusión del tiempo nos impide reconocer la profunda realidad (Brahman), que es eterna y se crea en el momento de la respiración interna *(prana)* en los canales de energía *pingala* (solar) e *ida* (lunar).

Ese mismo párrafo revela la clave de todo yoga físico: *sushumna* consume el tiempo. Dicho de otro modo, si el *prana* llega a entrar en el canal central, consumirá el tiempo, que a su vez es una creación de las fluctuaciones mentales e impide que nos instalemos en la profunda realidad, la conciencia eterna (Brahman). El tiempo es el sistema operativo de la mente humana; ir más allá del tiempo es ir más allá de la mente. Esto es posible cuando el gran pájaro del prana vuela hacia arriba

---

[23] *Hatha Yoga Pradipika* III.73
[24] *Hatha Yoga Pradipika* IV.17.

a través de *sushumna*, consumiendo el tiempo. Por ello es tan aconsejable el uso de *Mula* y *Uddiyana Bandha*.

El gran Shankara llega a afirmar que siempre debe practicarse *Mula Bandha*, ya que es adecuado para los practicantes de raja yoga. Es decir, incluso los yoguis raja (que practican la suspensión de la mente y a veces menosprecian a los yoguis Hatha y su preocupación por el cuerpo) deben practicar *Mula Bandha*, pues ayuda a ir más allá de la mente. Si recordamos la definición de Patanjali de yoga como suspensión de la mente,[25] empezamos a entender la importancia de *Mula* y *Uddiyana Bandha*.

Drishti

Estudiemos ahora el *drishti* o punto de enfoque. Como hemos visto, la quinta rama del yoga es la retirada de los sentidos (*pratyahara*). Los *Upanishads* explican que los sentidos suministran el combustible a la mente en forma de objetos sensoriales. La mente genera a partir de ahí los deseos, fuente del sufrimiento. El concepto básico de la mente es de insuficiencia. Para la mente, esta carencia solo se puede aliviar con un suministro continuo de estímulos externos.

Por su parte, el concepto del yoga afirma que siempre estamos en el estado de dicha original virginal: la consciencia. Sin embargo, este estado natural no tiene forma; la mente con su tendencia a apegarse a cualquier cosa que se le presente nos hace olvidar nuestra verdadera naturaleza. El replegar de los sentidos significa aceptar que cualquier estímulo exterior nunca puede satisfacernos de verdad. Una vez que lo aceptemos, seremos libres para darnos cuenta de que lo que buscábamos

---

25 *Yoga Sutra* I.2.

desesperadamente fuera, siempre estuvo presente en nuestro interior. Los *Upanishads* lo explican diciendo que, al igual que el fuego muere cuando se retira el combustible, la mente regresa a su fuente cuando se detiene el combustible de los sentidos. El método —o mejor aún, el conjunto de métodos— para conseguirlo es la abstracción de los sentidos (*pratyahara*).

Como ya se ha explicado, conseguimos abstraer el sentido auditivo escuchando nuestra propia respiración, y no los sonidos externos. La retracción o interiorización del sentido de la vista se practica mediante el *drishti*, situar la mirada en ciertos puntos de enfoque.

Estos puntos (son nueve) se sitúan en:
- La nariz (*Nasagre*).
- El entrecejo —tercer ojo (*Bhrumadhye*).
- El ombligo (*Nabhicakre*).
- La mano (*Hastagrahe*).
- Los dedos del pie (*Padayoragre*).
- El costado derecho y el costado izquierdo (*Parsva*).
- El pulgar (*Angusthamadhye*).
- Hacia arriba (*Urdhva*).

Cuando practicamos de este modo, evitamos mirar alrededor, impidiendo que la mente se vuelque hacia el exterior. Con la ayuda del *drishti*, la práctica se vuelve profundamente interior y meditativa.

El *drishti* es igualmente una práctica de concentración (*dharana*), la sexta rama del yoga de Patanjali. Si practicamos distraídos, acabamos escuchando a los pájaros de fuera y miran- do alrededor. Para poner en práctica todas estas acciones señaladas —*bandha, ujjayi, drishti* y conseguir un alineamiento correcto—, la mente debe estar totalmente concentrada. De otro modo, faltará cualquiera de estos elementos. Si lo hacemos así, la misma práctica nos indicará si estamos en *dharana*. Con el tiempo, dharana nos llevará a la meditación (*dhyana*).

El *Drishti* también tiene un componente energético. Según el *Yoga Yajnavalkya*, que contiene las enseñanzas de yoga del sabio Yajnavalkya, «debemos esforzarnos en retener el prana a través de la mente, en el ombligo, la punta de la nariz y los dedos gordos del pie. Centrándonos en la punta de la nariz conseguimos dominar totalmente el prana. Centrándonos en el ombligo, eliminamos las enfermedades. Si nos centramos en los dedos gordos de los pies, el cuerpo se vuelve más ligero».[26] Según A.G. Mohan, estudiante de T. Krishnamacharya y traductor del *Yoga Yajnavalkya*, el propósito del yoga consiste en concentrar el *prana* en el cuerpo, donde generalmente se encuentra disperso. Un *prana* disperso equivale a un estado mental disperso.

En el *Yoga Sutra*, este estado mental disperso se denomina *vikshipta*. Cuando el prana es llevado hacia el interior y se concentra en el cuerpo, corresponde al estado mental unidireccional (*ekagra*) y de cese (*nirodha*), que conduce hacia el *samadhi* con objeto (*samprajnata*) y sin objeto (*asamprajnata*). En el método Ashtanga Vinyasa, *drishti* es una de las técnicas fundamentales para llevar el prana hacia el interior.

Cualquiera que haya practicado frente a un espejo habrá experimentado cómo, al mirar hacia él, la conciencia se mueve del centro a la superficie. Ocurre exactamente lo mismo con el flujo del prana, que sigue a la conciencia. Practicar frente a un espejo puede ser útil de vez en cuando, sobre todo para comprobar nuestro alineamiento si no hay un profesor presente,

---

26 *Yoga-Yajnavalkya*, trans. A.G. Mohan, Ganesh & Co, Madras, pp. 81, 82.

pero es preferible desarrollar la conciencia propioceptiva —la conciencia que no depende de ninguna pista visual.

Esta conciencia lleva el prana hacia el interior, según los *Upanishads*, disuelve la mente en el corazón. Mantener de forma permanente el prana en el centro del cuerpo conduce al *samadhi* o liberación.

Más allá del entusiasmo expresado por algunos escritos sagrados respecto a técnicas como el *drishti*, debemos recordar que todavía actuamos en el contexto de una existencia condicionada. El maestro Shankara nos recuerda lo siguiente: «Cuando transformamos la visión ordinaria en una visión de conocimiento, el mundo debe percibirse como el mismo brahman (consciencia). Esta es la visión más noble, y no la que llevamos a la punta de la nariz».[27]

Vínyasa

El yoga Vinyasa es un sistema específicamente pensado para los cabezas de familia. La diferencia entre un jefe de familia (*grihasta*) y un renunciante (*sannyasi*) es que este último no tiene ninguna responsabilidad social y, por tanto, puede dedicar diez horas diarias o más a la práctica. De hecho, si cada día practicáramos las técnicas correspondientes a las ocho ramas, fácilmente podríamos dedicarle más de diez horas. Por ejemplo, un día maravilloso puede ser: práctica de ásana durante dos horas, pranayama durante dos horas, *mudra* y *japa* (repetición de mantras) cada uno una hora, lectura de escrituras durante una hora, canto de escrituras otra hora, reflexión y contemplación una hora, y meditación una hora.

---

27 *Aparokshanubhuti* de Sri Shankaracharya, trad. Sw. Vimuktananda, Advaita Ashrama, Kolkata, 1938, p. 63.

LAS BASES:

Un cabeza de familia, es decir, alguien que tiene familia, trabajo o un negocio que atender, no puede disponer de todo este tiempo para la práctica. En términos relativos, la idea de dar totalmente la espalda a la sociedad es bastante reciente. Gautama Buddha la introdujo y Shankar la desarrolló. Los *rishis* védicos y del *upanishad*, aunque pasaban mucho tiempo en el bosque, no se marginaban de la sociedad. *Rishis* como Yajnavalkya, Vasishta y Vishvamitra tenían mujer e hijos, y trabajaban como sacerdotes o consejeros reales.

Para adaptar la práctica de yoga al cabeza de familia, había que reducirla a dos horas manteniendo sus beneficios, de manera que las ocho ramas se practicaran de manera simultánea y no secuencial. El Rishi Vamana creó el yoga Vinyasa teniendo esto en cuenta. El *rishi* planteó una práctica en secuencias, de modo que las posturas potenciaran sus efectos, y las combinó con *mudra*, *pranayama* y meditación, consiguiendo reducir la práctica de diez horas a dos horas efectivas.

El yoga Vinyasa se caracteriza principalmente porque las posturas no se mantienen mucho tiempo. Una de las trampas más habituales en el yoga físico es acabar identificándonos y preocupándonos por el cuerpo. Uno puede pensar: «Ahora estoy sentado en *Padmasana*. ¡Estoy haciendo yoga!» No podríamos estar más equivocados. Percibir la conciencia testigo mientras estamos sentados en *Padmasana*, eso es yoga.

La idea central del yoga Vinyasa consiste en trasladar el énfasis de la postura a la respiración y, de esta manera, darnos cuenta de que las posturas, como cualquier forma, son impermanentes. Las formas —ásanas, cuerpos de formas de vida, estructuras, naciones, planetas, etc.— van y vienen. La búsqueda del yoga se encamina hacia la no forma, carencia de forma (la conciencia): hacia lo que existe antes de crearse la forma y lo que existe cuando la forma se extingue. Por ello, la práctica se diseñó para no aferrarse a lo efímero. El yoga Vinyasa es una meditación en lo impermanente.

El único aspecto permanente de la práctica es el enfoque constante en la respiración. Según el *Brahma Sutra*, «*ata eva pranah*»[28] —la respiración es realmente Brahman. La respiración corresponde a una metáfora del Brahman (esto es, la realidad profunda, la realidad última, la conciencia infinita). Esta afirmación se fundamenta en la autoridad del *Chandogya Upanishad*, donde se plantea la siguiente pregunta: «¿Qué es esa divinidad?».[29] Y se responde: «La respiración. Ciertamente, todos los seres llegan (a la vida) a través de la respiración y se van (de la vida) a través de ella también».[30]

Mediante el vinyasa las posturas se encadenan formando un mala. Un *mala* generalmente sirve para llevar la cuenta de los mantras en una meditación de mantras. En el yoga Vinyasa cada ásana equivale a una cuenta de este *mala* creado con posturas de yoga. Así pues, la práctica se convierte en una meditación en movimiento.

La práctica genera calor, lo que es necesario para quemar toxinas, que no solo son toxinas físicas, sino el veneno de la ignorancia y el engaño. La práctica del vinyasa completo, en la que regresamos de pie entre cada una de las posturas de suelo, tiene un efecto purgante, gracias a la repetición constante de la flexión. Se recomienda en casos de toxicidad fuerte y permanente y para recuperarse tras una enfermedad.

---

[28] *Brahma Sutra* I.I.23.
[29] *Chandogya Upanishad* I:II:5.
[30] G.C. Adams, Jr, trad. y coment., *Badarayana's Brahma Sutras*, Motilal Banarsidass, Delhi, 1993, p. 60.

La práctica de medio vinyasa, en la que saltamos entre el lado derecho e izquierdo de cada ásana, está diseñada para equilibrar la fuerza y la flexibilidad. Si solo practicamos ásanas, se puede desarrollar una flexibilidad excesiva y desestabilizar el cuerpo. La posición correcta de los huesos del cuerpo, sobre todo en la columna, se mantiene con cierta tensión en los músculos del centro. Si dicha tensión es insuficiente, puede hacerse necesario visitar con frecuencia a un quiropráctico u osteópata.

En el método vinyasa eliminamos esta posibilidad saltando hacia atrás entre ambos lados, lo que nos da la fuerza necesaria para soportar el aumento de flexibilidad que se genera. Es importante entender este concepto: el objetivo final no debe ser adquirir flexibilidad si no es con el soporte de la fuerza.

El principio subyacente es la «expansión simultánea en direcciones opuestas». Cuando nos expandimos en una dirección, debemos compensarlo haciéndolo en la dirección opuesta. De este modo, no quedamos atrapados en los extremos del cuerpo y de la mente. Patanjali afirma: «De esta manera, no somos víctimas de la dualidad».[31] Por ello, debemos dar la misma importancia al vinyasa que al ásana. Como estipuló el Rishi Vamana, «Yogui, no practiques ásana sin *vinyasa*».

Recuento de vinyasas

En lenguaje coloquial actual, el término vinyasa se refiere al salto hacia atrás entre lado derecho e izquierdo de la postura (medio vinyasa) y al movimiento que nos vuelve a poner de pie entre posturas (vinyasa completo).

En el antiguo tratado *Yoga Korunta*, el vinyasa se refiere a cada movimiento contado, acompañado de una respiración

---

31 *Yoga Sutra* II.48.

y un punto de enfoque. En el *Yoga Korunta*, el Rishi Vamana registró la práctica del Ashtanga según el formato de recuento de vinyasas.

Cada movimiento se cuenta al entrar y salir de cada postura según la forma tradicional. Las posturas no solo se diferencian mucho entre ellas, y en la forma en cómo se entra y se sale, sino también en el número de movimientos secuenciales necesarios para hacerlas (el número de vinyasas). Así pues, *Padangushtasana* solo tiene tres *vinyasas* (movimientos contados), mientras que *Supta Padangushtasana* tiene veintiocho. El vinyasa siempre es un movimiento fluido. El único que se mantiene es el vinyasa en el que estamos en el estado del ásana. Estar en estado de ásana significa estar en una postura y mantenerla. En *Padangushtasana*, por ejemplo, el estado es el vinyasa número tres. Este vinyasa generalmente se mantiene durante cinco respiraciones, aunque con fines terapéuticos se puede llegar a mantener durante veinticinco respiraciones o más. El hecho de que un vinyasa pueda contener hasta veinticinco respiraciones nos ayuda a entender que el número de vinyasas y el número de respiraciones —el recuento de estas últimas— no son iguales.

En el siguiente apartado describo las posturas según el recuento de medio vinyasa. Así lo aprendí en Mysore y hoy en día es, la práctica habitual. Con el fin de que los principiantes puedan entender bien este texto, he contado los vinyasas en castellano. Sin embargo, originariamente, el recuento de vinyasas se hace en sánscrito. Es importante mantener esta valiosa tradición. Por lo tanto, cuando guío una clase con recuento de vinyasas, lo hago en sánscrito. Para todos aquellos que deseen conocer el recuento de vinyasa con más detalle, recomiendo la obra *Yoga Mala* de K. Pattabhi Jois y *Ashtanga Yoga* de Lino Miele.

LAS BASES:

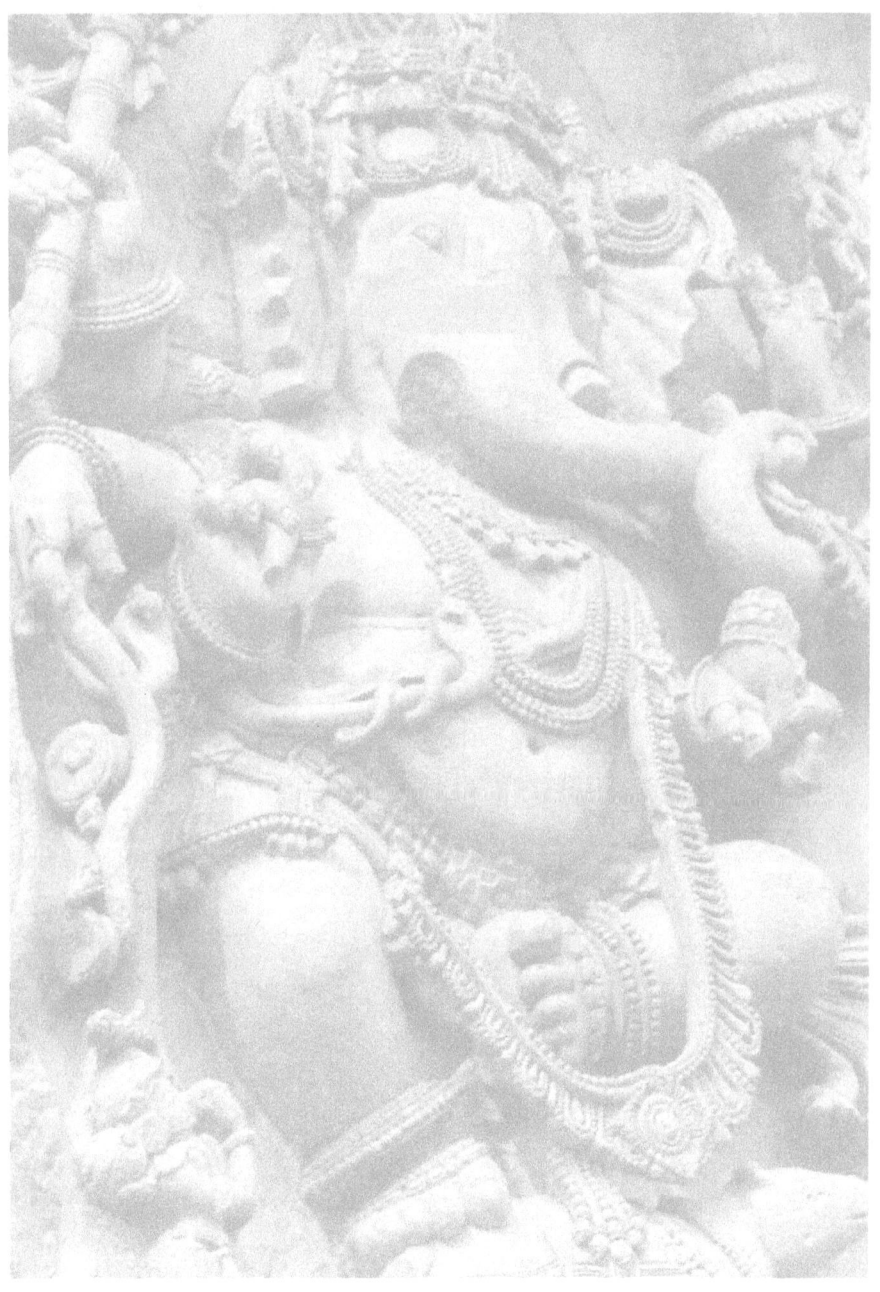

Asana
LA PRIMERA SERIE

Los nombres de los ásanas

Al igual que toda la creación, los tipos de ásanas pueden clasificarse en cuatro grupos: formas sin vida, formas de animales, formas humanas y formas divinas.

Ásanas como *Trikonasana* (Postura del triángulo) y *Navasana* (Postura del barco), que representan formas sin vida, aparecen en su mayoría en la Primera serie.

La serie Intermedia o Segunda serie básicamente incluye posturas que reciben sus nombres de animales, como por ejemplo *Shalabasana* (Postura de la langosta), *Kapotasana* (Postura de la paloma) y *Krounchasana* (Postura de la garza).

El género humano está representado por ásanas dedicados a los antiguos *rishis*. Algunos ejemplos son *Marichyasana* (Postura del Rishi Marichi), *Bharadvajasana* (Postura del Rishi Bharadvaja) y *Durvasasana* (Postura del Rishi Durvasa).

Ásanas que derivan su nombre de formas divinas —como por ejemplo *Natarajasana* (Postura del Señor de la Danza), *Hanumanasana* (Postura del Dios Simio) y *Skandasana* (Postura dedicada al Señor Kartikeya) —aparecen principalmente, al igual que aquellas dedicadas a rishis, en la serie Avanzada o Tercera serie.

El Enfoque Yóguico

La práctica de Ashtanga Vinyasa Yoga es una meditación en movimiento. Su finalidad es hacer de cada respiración un acto consciente. La secuencia preestablecida, el constante fluir, la activación interior de los *bandhas*, el drishti y escuchar el sonido del pranayama *Ujjayi*, son técnicas diseñadas para retraer los sentidos. Todo ello fomenta una atenta concentración, de modo que la meditación es posible. La ausencia del sonido *Ujjayi*, una respiración superficial o movimientos nerviosos, suelen indicar que la mente ha tomado el control y que se ha perdido la atención. En el *Yoga Sutra*, Patanjali nos ofrece tres aforismos sobre los ásanas.[32] Su simplicidad es profunda.

- La postura debe tener las dos cualidades de firmeza y comodidad.
- La postura se da cuando cesa el esfuerzo y se da la meditación sobre el infinito.
- En ásana no hay agresión por parte de los pares de opuestos.

La postura debe tener las dos cualidades de firmeza y comodidad.
Este aforismo describe las cualidades de la postura. Estabilidad implica esfuerzo y fortaleza. Comodidad implica relajar y soltar. Estos opuestos se complementan. El esfuerzo para lograr un cuerpo fuerte produce estabilidad y facilita la postura.

La postura sucede cuando cesa todo esfuerzo y la atención se fusiona con el infinito.
El propósito final de cada rama del yoga es experimentar nuestra verdadera naturaleza. En la práctica, y en las descripciones que

---

32 *Yoga Sutra* II. 46, 47 y 48.

siguen sobre cómo realizar cada postura, se requiere sensibilidad, consciencia y una elevada concentración. Finalmente, cuando se conoce bien la postura podemos abandonar los detalles y «ser» en la postura. Cuando cesa el esfuerzo, la postura se muestra desde el interior: la meditación sobre el infinito sucede. El infinito es una cualidad de nuestra verdadera naturaleza.

En ásana no hay agresión por parte de los pares de opuestos.
Firmeza y comodidad son por sí mismos un par de opuestos y, sin embargo, cuando se encuentran en equilibrio, cada uno apoya y permite al otro expresarse completamente. Bajo un esfuerzo excesivo el cuerpo se torna insensible y la mente se agita. Cuando la comodidad es excesiva, el cuerpo se vuelve pesado y lento y la mente torpe. Ambos aspectos de esta dualidad deben ser abrazados. En su libro *Autoconciencia por el movimiento*, Moshe Feldenkrais indica que, si uno levanta una barra de hierro y una mosca aterriza en ella, no detectaremos ninguna diferencia. En cambio, al sostener una pluma, sí notaremos si una mosca aterriza o despega de ella. Con esfuerzo excesivo no hay espacio para la mejora, ya que el mayor esfuerzo posible ya se ha ejercido. La sensibilidad abre espacio para observar las diferencias, para adaptar la postura y aprender. En el espacio entre opuestos la mente entra en quietud.

Acción y neutralización / postura y contrapostura

Estos opuestos existen igualmente como diferencias fundamentales entre las acciones que nos llevan a una postura y las que nos mantienen en ella. Como regla de oro, las acciones que nos llevan a una postura deben revertirse cuando estemos en la postura. Por ejemplo, cuando realizamos una flexión gracias a los flexores de la cadera, una vez en la postura, utilizamos los isquiotibiales, que actúan como extensores de la cadera.[33] La extensión de la columna se realiza gracias a los extensores del tronco, pero una vez estamos en la postura, contrarrestamos su acción utilizando los músculos abdominales. Para llegar a *Baddha Konasana* utilizamos los rotadores de la cadera externos; una vez en la postura, utilizamos los rotadores de la cadera internos.

El hecho de que cada acción realizada en el yoga no continúa indefinidamente, implica que automáticamente realizamos la acción opuesta para contrarrestarla y así alcanzar un estado de equilibrio. Del mismo modo que cada postura se equilibra con una contrapostura, cada acción, una vez en la postura, se equilibra por su acción opuesta hasta alcanzar una posición neutral.

La posición neutral es aquella en la que la acción inicial se ha equilibrado y se ha conseguido el alineamiento correcto. Un alineamiento correcto se logra cuando hay ligereza y estabilidad en la postura y se puede mantener sin esfuerzo, haciendo así posible la meditación. Este estado se alcanza cuando todas las acciones se han equilibrado con las acciones opuestas. La postura permanecerá viva y activa en la medida en que mantengamos de forma continua ese equilibrio entre opuestos.

Cómo realizar los estiramientos

Existen tres maneras de realizar estiramientos en una postura: estiramientos pasivos, activos y dinámicos/balísticos. Un

---

[33] Flexión implica acercar los huesos los unos hacia los otros; extensión es el regreso de una flexión. Una excepción es el movimien- to del húmero (el hueso del brazo), ya que la flexión se define como subir el brazo desde su posición de descanso hacia adelante y por encima de la cabeza. Los flexores y extensores son los músculos que, respectivamente, permiten estos movimientos.

ejemplo de estiramiento pasivo es cuando desde una postura erguida flexionas el torso hacia adelante y te cuelgas de la articulación de las caderas, con los brazos suspendidos o sujetándote los codos. El estiramiento pasivo es relativamente inefectivo, ya que se requiere mucho tiempo para conseguir resultados. Una persona con mucha tensión muscular puede permanecer en un estiramiento pasivo durante media hora sin llegar muy lejos.

Este tipo de estiramiento tiene la desventaja adicional de no proteger el músculo estirado. Por ejemplo, si en la postura previamente descrita nos sujetamos los dedos del pie y tiramos el torso hacia abajo con los brazos, el estiramiento se producirá fundamentalmente en el origen de los isquiotibiales, las tuberosidades de los isquiones. Esto puede acabar en una rotura de las fibras musculares, también conocida como el «desgarro» de los isquiotibiales. Otra desventaja de un estiramiento pasivo es que no desarrolla la fuerza necesaria para dar soporte a la flexibilidad adquirida.

La técnica empleada en Ashtanga Yoga es la del estiramiento activo. En este tipo de estiramiento utilizamos un reflejo inherente sin el cual el cuerpo no podría desplazarse. Siempre que un músculo se contrae, su antagonista (el músculo que realiza la acción opuesta) se relaja. Para comprender este reflejo podemos observar, por ejemplo, la articulación del codo. Cuando el bíceps (*biceps brachii*) se contrae, el tríceps (*triceps brachii*) se relaja, de modo que el codo puede flexionar. Si el tríceps también se contrajese, el codo no se podría mover. Asimismo, cuando el tríceps se contrae, el sistema nervioso, simultáneamente, envía una señal al bíceps para que se relaje permitiendo que el codo se extienda.

Un músculo que se estira recibe una señal de relajación cuando el músculo opuesto se activa. De esta forma, además de la acción que ejerce la fuerza de la gravedad, el estiramiento se ve favorecido por la fuerza del músculo opuesto. Al mismo tiempo, el músculo opuesto se ejercita y se fortalece. Gracias a este método podremos cerrar una articulación —hacer una flexión— hasta aproximadamente el 85%. Para cubrir el 15% restante, utilizaremos una técnica denominada «liberación activa», de la que hablaremos más adelante.

La otra forma de estiramiento es el estiramiento dinámico, utilizado sobre todo en las artes marciales, gimnasia rítmica y en calistenia. Aquí se utiliza el impulso para estirar. Durante la práctica de yoga no se utiliza, ya que se considera que fuerza en exceso. Existen algunas excepciones en Yoga Vinyasa, como, por ejemplo, *Supta Konasana* en la Primera serie y *Supta Vajrasana* en la serie Intermedia, dejándose caer hacia atrás en una flexión dorsal, (el pino sobre las manos) o *Viparita Chakrasana*, son otros ejemplos de estiramientos dinámicos.

Durante toda la práctica de Ashtanga Yoga utilizaremos el estiramiento activo.

Vinyasa completo vs medio vinyasa

En el sistema de vinyasa completo, regresamos a *Samasthiti* (la postura de pie básica) entre todos y cada uno de los ásanas. La forma que aprendí de Sri K. Pattabhi Jois en Mysore fue el sistema de medio vinyasa. En este se vuelve a *Samashiti* entre cada una de las diferentes posturas de pie. En cambio, en las del suelo nos movemos de una postura a otra sin volver a la postura de pie. Este enfoque parece ser el más empleado hoy en día.

Puede ser conveniente practicar el vinyasa completo durante cierto tiempo para adquirir fuerza y resistencia, por ejemplo, tras una enfermedad o para acelerar el metabolismo. El enfoque del sistema completo de vinyasa tiene un efecto intenso de limpieza y puede estimular un hígado lento. A pesar de que el vinyasa completo implica más trabajo, también le da tiempo al practicante a tomar un descanso y, así, suavizar la práctica. Sin duda, acaba compensando la energía invertida. Sin embargo, como práctica a largo plazo puede ser difícil de mantener.

Temperatura

Si practicas en un país cálido, entrarás en calor rápidamente. Esto es aún más cierto para los hombres. Hay que prestar atención no sobrecalentarse si hacemos una práctica intensa en un lugar con temperatura elevada. Sudar es saludable, pero si el sudor cae a gotas por el cuerpo es un signo de que este no es capaz de enfriarse por sí mismo de forma adecuada. Sudar de este modo diariamente consume la fuerza vital del cuerpo. Una temperatura de 20°C es ideal para la práctica, con un margen de 15oC por encima y por debajo, y adaptando adecuadamente la práctica: más rápida cuando hace frío para incrementar el calor y más lenta cuando hace calor para reducir la temperatura. En un día caluroso, el enfoque debe ponerse en la cualidad refrescante de la respiración.

Calentar la sala de yoga por encima de los 25°C puede implicar una mayor flexibilidad, pero disminuye la fuerza, la resistencia y la concentración. Si el yoga tratase únicamente de flexibilidad, los contorsionistas serían los mejores yoguis. Vale la pena recalcar que una flexibilidad extrema suele ser el resultado de un desequilibrio biomecánico. La verdadera postura tiene más que ver con la capacidad de concentrarse profundamente.

La práctica de Ashtanga Vinyasa equilibra flexibilidad y fuerza. Un yoga verdadero «caminará al límite entre extremos opuestos».[34] En lugar de colocarnos desesperadamente en una dirección específica en una postura, nos expandimos simultáneamente en todas las direcciones. El primer par de opuestos que encontramos en el yoga físico es el de fuerza/flexibilidad. Una flexibilidad excesiva es un obstáculo porque significa pérdida de fuerza, y viceversa. No debemos llegar a un grado de flexibilidad que no esté bien equiparado por el necesario soporte de fuerza. De igual modo, conseguir mucha fuerza sin aumentar la flexibilidad necesaria limita el margen de movimiento de las articulaciones.

Una sala de yoga calentada favorece una mayor flexibilidad, ya que aumenta las cualidades *vata* y *pitta*. Una sala de yoga fría favorece la fuerza, pues aumenta el *kapha*.[35] Una sala de yoga fría, igualmente, aumenta el grado de conciencia y la atención al detalle. Deberemos estudiar la postura con más profundidad para llegar al mismo punto en una sala fría, pero vale la pena en cuanto a los beneficios. Se aprende más cuando la temperatura es baja, y el cuerpo se fortalece al despertar la inteligencia física. Podemos evitar este proceso aumentando el termostato, pero cualquiera que haya trabajado durante un par de inviernos con una calefacción moderada, sin duda, valorará los beneficios en cuanto a refinamiento.

Si la temperatura es elevada, es necesaria una ventilación adecuada. La costumbre occidental de mantener todas las ventanas cerradas a temperaturas demasiado altas, donde

---

34 *Yoga Sutra* II.48.

35 *Vata, pitta and kapha* son los tres humores o tipos de constituciones del cuerpo. Son los términos utilizados en Ayurveda, el antiguo sistema de medicina hindú. Se suelen traducir como viento, bilis y flema, pero como se trata de conceptos complejos, es mejor utilizar el término sánscrito.

se forman charcos de sudor en el suelo, es sorprendente, considerando el hecho de que en India jamás he visto una sala de yoga que tuviera ventanas que se pudieran cerrar. El *Hatha Yoga Pradipika* nos advierte en diferentes partes de los peligros de un calor excesivo, como el estar muy cerca del fuego, por ejemplo, así como también nos previene de ejercer demasiado esfuerzo físico. Tampoco se recomienda el frío extremo como, por ejemplo, con duchas frías por la mañana. La idea es buscar la moderación, evitar los extremos y permanecer en el centro. No obstante, una vez que la práctica del yogui sea sólida, los extremos no serán una gran preocupación para él.

Samasthiti
POSTURA DE PIE EQUILIBRADA
Drishti Nariz

Samasthiti es la postura básica de pie. Ponte de pie con la base de los dedos gordos en contacto y los talones ligeramente separados, con los pies paralelos. La línea recta del pie va desde el segundo dedo del pie hasta el centro del talón. Si juntáramos los talones, los huesos de los muslos (fémures) harían una ligera rotación hacia el exterior.

Empezamos estableciendo la respiración *Ujjayi* con un sonido suave y uniforme. La caja torácica se expande de forma uniforme en las cuatro direcciones y los bandhas se activan de forma consciente, en el caso de que no lo hayan hecho ya automáticamente por la propia respiración. La inhalación desciende por delante de la columna y conecta con el suelo pélvico, creando una sensación de elevación desde el centro del perineo (*Mula Bandha*). Al mismo tiempo, la pared abdominal inferior, entre el ombligo y el hueso del pubis, se retrae ligeramente hacia la columna. El movimiento natural del diafragma, de arriba abajo, y el consecuente movimiento de la parte superior del abdomen o área del vientre, se mantiene sin restricción.

Separamos los dedos del pie como separamos los de la mano, para despertar los pies completamente. El peso del cuerpo debe estar sobre los tobillos y distribuido de forma uniforme entre las cuatro esquinas del pie —la base de los dedos gordos y pequeños, e interior y exterior de los talones. El peso del cuerpo está uniformemente repartido entre los arcos interior y exterior del pie, los cuales se activan y se elevan. La acción de los dedos del pie influye en el hueso del pubis, mientras que los talones tienen una relación directa con el cóccix.

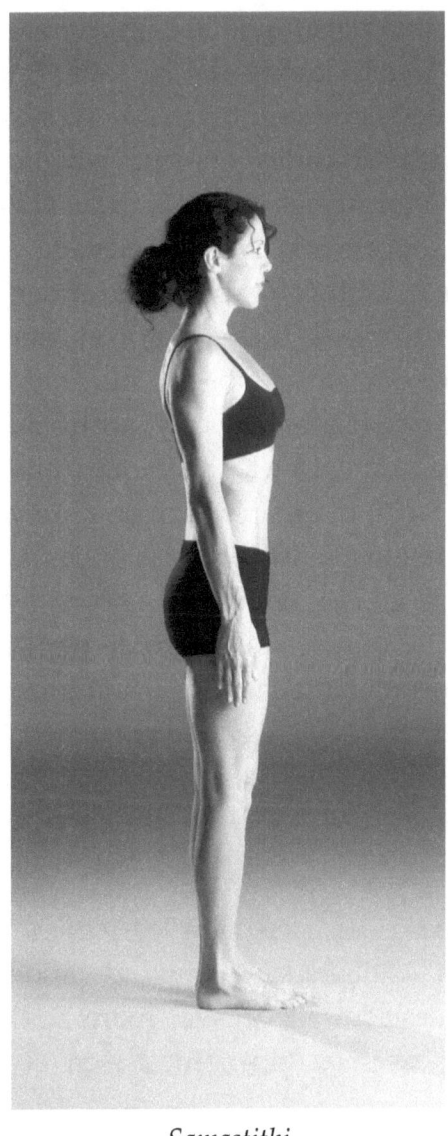

Samastithi

La parte anterior de los muslos se contrae, con los cuádriceps elevando las rótulas. Cuádriceps significa cuatro cabezas y hace referencia a los cuatro puntos de origen de este largo grupo muscular. Las cuatro cabezas se unen en un mismo tendón: el tendón del cuádriceps, que prosigue hacia abajo, hasta las espinillas. La rótula (*patella*) es un hueso flotante, que se encuentra envuelta en este tendón. Muchos alumnos tendrán que realizar una retroversión (hacia atrás) de la pelvis, lo cual reduce el exceso de curvatura en la parte inferior de la espalda y eleva la postura. Este movimiento se consigue activando los músculos abdominales, lo cual eleva el hueso púbico y desciende el cóccix.

La fuerza de las piernas crea un vector de energía cuya resonancia se siente a lo largo del centro del cuerpo.

La parte anterior de la caja torácica, el esternón, se eleva. Como muchos otros profesores, me referiré a esta región como el corazón. Una forma de conseguirlo es juntar las escápulas, lo cual eleva el pecho, al igual que una postura militar firme. Esto lleva a endurecer y a cerrar el área de detrás del corazón. En cambio, al elevar el corazón, se amplía el área de la espalda, detrás de los riñones, y se expanden las escápulas, que suavemente se hunden en la espalda. De esta forma, las escápulas planas y anchas detrás del pecho darán soporte a la posición elevada y abierta del corazón. Las costillas flotantes en el pecho se retraen suavemente hacia el cuerpo. Posiblemente sea necesario ajustar los brazos en los hombros, haciendo un «loop»[36] o bucle, de forma que la cabeza del húmero quede asentada en el centro de la articulación del hombro. La caja torácica y los pulmones, que quedan libres para expandirse, facilitan una respiración libre y completa. El mentón cae ligeramente mientras que las orejas se desplazan hacia atrás alineándose con los hombros.

Una postura común, cuando se observa el cuerpo de perfil, donde las orejas se encuentran más adelantadas que los hombros, se corrige colocando las orejas en línea con los hombros.

ENFOQUE ANATÓMICO
Equilibrio postural

La distribución uniforme del peso del cuerpo en los pies es fundamental para una postura equilibrada. Cuando el peso del cuerpo se encuentra demasiado adelantado sobre los pies, se produce una lordosis excesiva (hiperlordosis) en la

---

[36] El término «loop» o bucle significa rodar hacia atrás en un movimiento circular. En forma de secuencia es un movimiento hacia adelante, luego hacia arriba, luego hacia atrás y finalmente hacia abajo.

espalda lumbar, al elevarse el sacro y el cóccix. Esto supone una compresión excesiva de los discos intervertebrales lumbares y la contracción de la musculatura correspondiente, los músculos erector de la columna y cuadrado lumbar (*erector spinae y quadratus lumborum*). Del mismo modo esta posición de la pelvis hace que los músculos abdominales se relajen y debiliten, y que las costillas se abran completamente. La zona de la espalda, detrás de los riñones, se tensa y contrae. El cuello se endereza perdiendo su curvatura lordótica natural para compensar la curvatura excesiva en la región lumbar y la cabeza se inclina hacia atrás con el fin de alinearse con el centro de gravedad del cuerpo.

Por otro lado, si el peso en los pies se encuentra demasiado atrás, los músculos isquiotibiales se tensarán forzando la pelvis y el cóccix hacia abajo, provocando que el hueso púbico se eleve en la parte frontal de la pelvis. Como el cuerpo siempre busca el equilibrio, esta postura conlleva a menudo un exceso de curvatura en el pecho o en la columna torácica (hipercifosis). La región del corazón se colapsa y los abdominales se contraen. En un intento por mantener el centro de gravedad sobre los pies, el cuerpo compensa redondeando los hombros y llevando la cabeza hacia adelante.

Si hay peso excesivo en el interior de los pies, se colapsan los arcos interiores, generando a su vez estrés en el menisco medial de las rodillas. Esto suele conducir a una inclinación anterior de la pelvis, provocando una excesiva curvatura lumbar.

Esta falta de alineamiento, que en algunos casos puede superar los 10 centímetros, suele indicar una mente que va más rápida que las propias acciones. En el extremo opuesto, aquellos que permanecen en el pasado en sus pensamientos más bien se reclinan hacia atrás cuando se encuentran de pie.

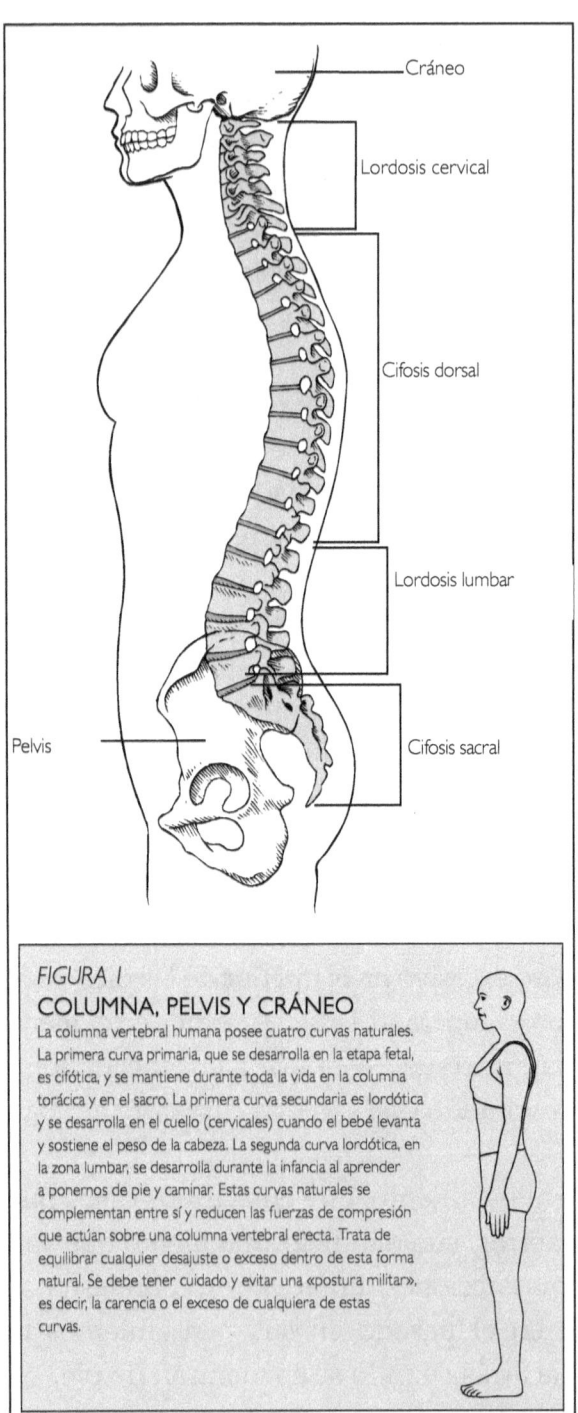

FIGURA 1

COLUMNA, PELVIS Y CRÁNEO

La columna vertebral humana posee cuatro curvas naturales. La primera curva primaria, que se desarrolla en la etapa fetal, es cifótica, y se mantiene durante toda la vida en la columna torácica y en el sacro. La primera curva secundaria es lordótica y se desarrolla en el cuello (cervicales) cuando el bebé levanta y sostiene el peso de la cabeza. La segunda curva lordótica, en la zona lumbar, se desarrolla durante la infancia al aprender a ponernos de pie y caminar. Estas curvas naturales se complementan entre sí y reducen las fuerzas de compresión que actúan sobre una columna vertebral erecta. Trata de equilibrar cualquier desajuste o exceso dentro de esta forma natural. Se debe tener cuidado y evitar una «postura militar», es decir, la carencia o el exceso de cualquiera de estas curvas.

ASANA

Para completar la imagen, elevar el punto más alto de la parte trasera de la cabeza hacia el techo sin perder el contacto de los pies con la tierra. Esta acción alarga y despierta toda la columna. Los yoguis hindús poseen la tendencia ejemplar de bajar la mirada humildemente en *Samasthiti*. T. Krishnamacharya sugirió que el hecho de no mirar hacia abajo era perder la cabeza.

El alineamiento ideal en *Samasthiti* se consigue cuando las articulaciones principales del cuerpo —tobillos, rodillas, pelvis y hombros— están alineadas una sobre la otra, creando una línea vertical que pasa igualmente por las orejas. Esta postura opone la menor resistencia posible a la fuerza de la gravedad, de forma que es posible mantenerse erguido sin esfuerzo alguno. *Samasthiti* es la base de todas las otras posturas. Permite que la ligereza y el equilibrio sean tus guías.

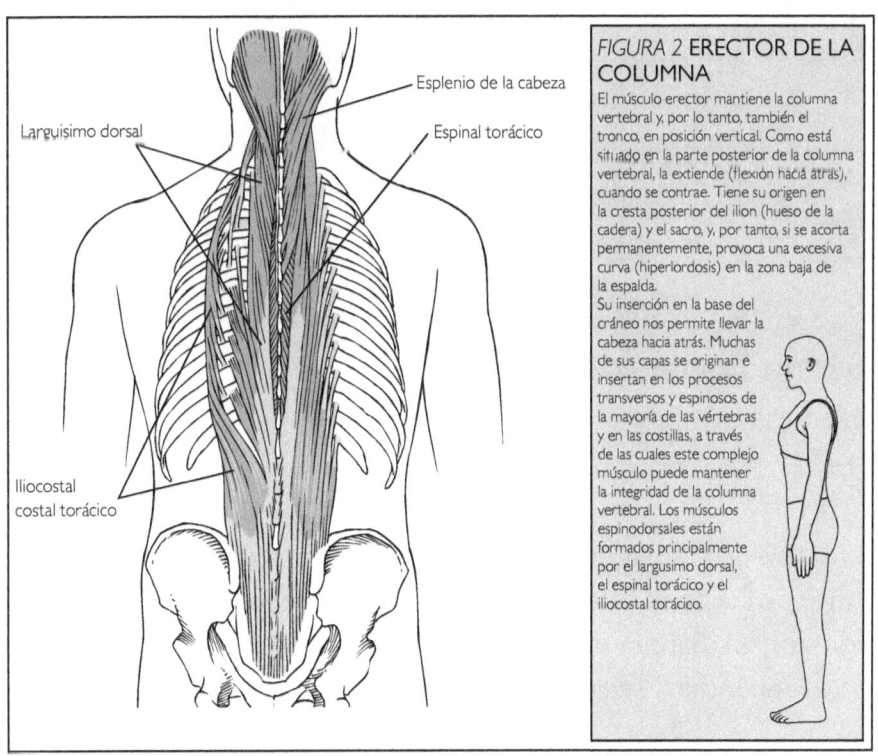

FIGURA 2 **ERECTOR DE LA COLUMNA**

El músculo erector mantiene la columna vertebral y, por lo tanto, también el tronco, en posición vertical. Como está situado en la parte posterior de la columna vertebral, la extiende (flexión hacia atrás), cuando se contrae. Tiene su origen en la cresta posterior del ilion (hueso de la cadera) y el sacro, y, por tanto, si se acorta permanentemente, provoca una excesiva curva (hiperlordosis) en la zona baja de la espalda.

Su inserción en la base del cráneo nos permite llevar la cabeza hacia atrás. Muchas de sus capas se originan e insertan en los procesos transversos y espinosos de la mayoría de las vértebras y en las costillas, a través de las cuales este complejo músculo puede mantener la integridad de la columna vertebral. Los músculos espinodorsales están formados principalmente por el larguísimo dorsal, el espinal torácico y el iliocostal torácico.

Labels: Esplenio de la cabeza; Espinal torácico; Larguísimo dorsal; Iliocostal costal torácico

ENFOQUE ANATÓMICO
Integridad Interna
La parte ósea de la columna vertebral alberga la médula espinal y la salida de sus terminaciones nerviosas entre cada cuerpo vertebral. La forma externa de cada postura da soporte a la columna, favoreciendo que esta fluya y se extienda libremente. El sistema nervioso permanece intacto. Esta es la integridad interna que debemos mantener en cada postura.

Muchas enfermedades crónicas, dolencias y afecciones culturales, no provienen de órganos enfermos sino más bien de una mala postura, que tiene como resultado una compresión de la columna vertebral y deterioro de los nervios espinales. Recuperar el estado original de la columna puede aliviar esos síntomas.

La columna se debilita por falta de ejercicio y acaba perdiendo su alineamiento debido al debilitamiento de los músculos que forman el llamado núcleo del cuerpo. En muchos casos, la columna inclusive se acorta. El método vinyasa es una herramienta ideal para fortalecer la columna y restablecer su elasticidad natural. Cualquier endurecimiento, o inhabilidad de extender la columna en una postura es señal de sobreesfuerzo.

Surya Namaskara A
SALUDO AL SOL A
Dristhi Pulgares, Nariz, Ombligo

Surya Namaskara significa Saludo al Sol. Se realiza tradicionalmente mirando hacia el este, para saludar al amanecer. *Surya*, el sol, es adorado en distintas culturas como el proveedor de vida, lo mismo ocurre en India. El saludo al sol es un ejercicio de calentamiento que se repite un cierto número de veces para mejorar el estado físico cardiovascular. *Surya Namaskara* A se repite normalmente cinco veces, aunque se puede realizar más veces en días fríos, o menos, bajo calores extremos —hasta que el cuerpo se sienta despierto y en equilibrio. Esta secuencia de ásanas también se practica para mitigar la depresión. Se dice que aporta salud y vitalidad al cuerpo y luz solar al espíritu.

Vinyasa uno
Al iniciar la inhalación lleva las palmas hacia afuera extendiendo los brazos hacia los lados y hacia arriba, abarcando tanto espacio como sea posible, hasta juntar las palmas por encima de la cabeza. El cuello siempre debe moverse como extensión de la columna. La mirada sube al mismo ritmo que los brazos. Cuando las palmas se juntan mira hacia los pulgares. El movimiento de los brazos, el cambio de dirección de la mirada y el movimiento de la respiración deben estar en perfecta sincronía. Esto debe ser plenamente comprendido, pues este principio se aplica a toda la práctica.

La elevación de los brazos se origina en lo profundo del abdomen. Esto se logra anclando la respiración al abdomen y permitiendo que el poder de la inspiración sea el que eleve los brazos. Todos los movimientos de elevación se hacen al inhalar. La respiración inicia cada movimiento y confiere inteligencia, gracia y facilidad al movimiento y a la postura.

Al elevar los brazos, evita llevar los hombros a las orejas, dirigiendo activamente las escápulas hacia abajo. Esto no sólo se ve más elegante, sino que previene igualmente el bloqueo de las vértebras del cuello (cervicales) y establece el patrón adecuado para las posturas de equilibrio sobre las manos y flexiones dorsales.

ASHTANGA YOGA PRIMERA SERIE

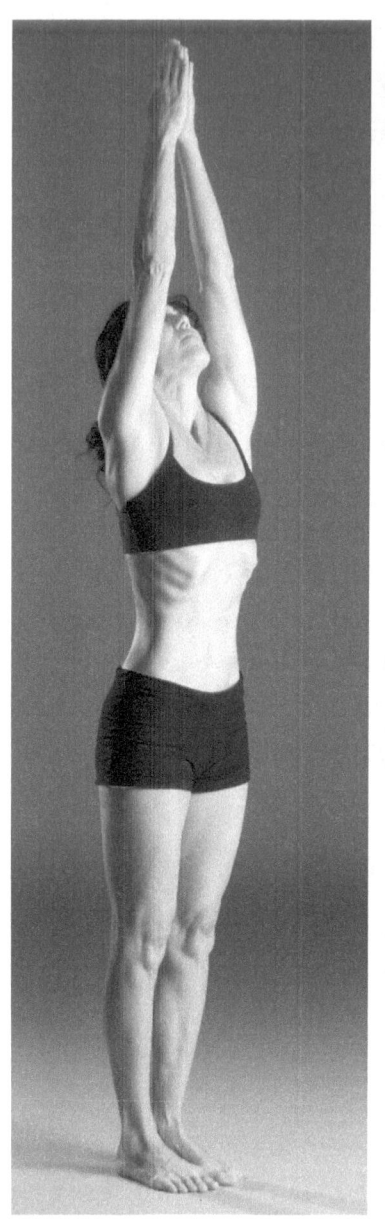

*Surya Namaskara A vinyasa 1
posición correcta de los hombros*

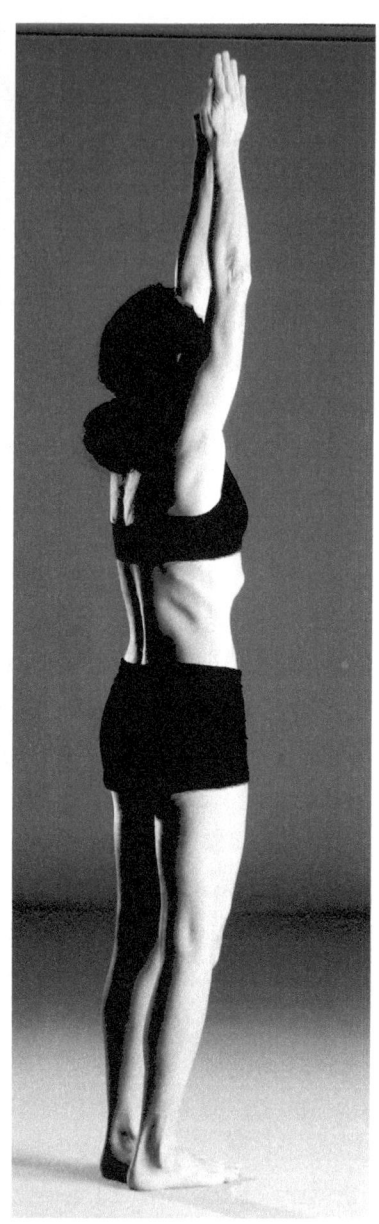

*Surya Namaskara A vinyasa 1
posición incorrecta de los hombros*

Al mirar hacia arriba, no lleves la cabeza hacia atrás poniendo el rostro paralelo al techo. Esto puede ocurrir ya sea colapsando la parte posterior del cuello o contrayendo en exceso el músculo del trapecio en esa zona del cuello. En ambos casos, no proporciona más fuerza ni da ningún soporte a la nuca. En cambio, eleva el mentón, alarga el cuello y el trapecio activando el gran dorsal (el músculo que lleva las escápulas hacia abajo), dando de este modo soporte a la parte posterior del cuello.

La cabeza se inclina suavemente sobre el atlas, la primera vértebra del cuello. En la mitología griega, Atlas era el dios que cargaba el mundo a sus espaldas. Esta vértebra también es llamada C1, por ser la primera de las siete vértebras cervicales.

ENFOQUE ANATÓMICO
Gran dorsal

La acción que realiza el gran dorsal al llevar las escápulas hacia las caderas se denomina en el lenguaje anatómico depresión de la cintura escapular. Situado en la capa superficial muscular del cuerpo, es un músculo difícil de trabajar en exceso – de hecho, fortalecer y tonificar el gran dorsal alivia la carga que a menudo se sitúa en el trapecio u otros músculos que elevan las escápulas –. El enfoque ideal es empezar a entrenar este músculo desde el principio.

ASHTANGA YOGA PRIMERA SERIE

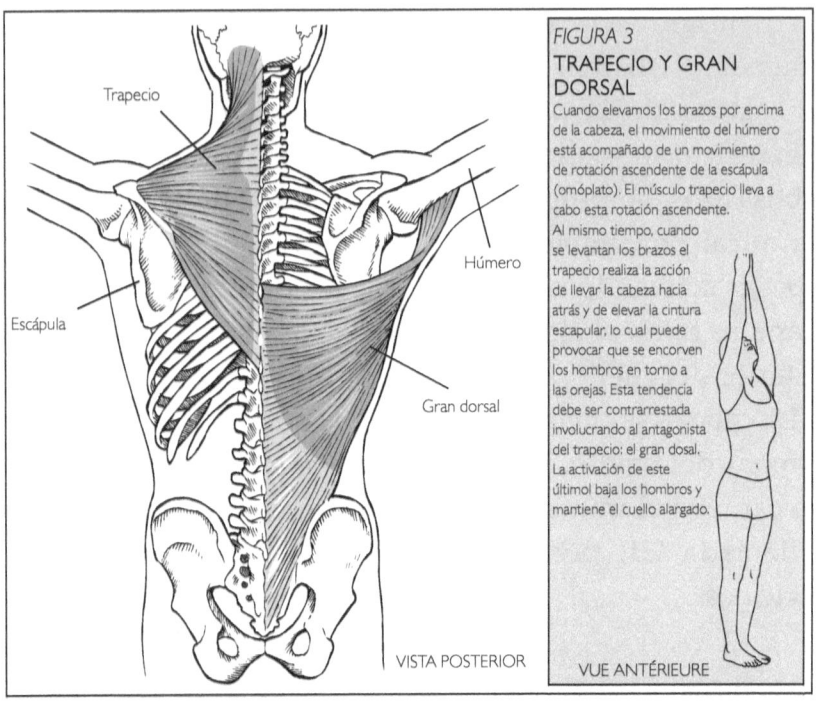

FIGURA 3
TRAPECIO Y GRAN DORSAL

Cuando elevamos los brazos por encima de la cabeza, el movimiento del húmero está acompañado de un movimiento de rotación ascendente de la escápula (omóplato). El músculo trapecio lleva a cabo esta rotación ascendente. Al mismo tiempo, cuando se levantan los brazos el trapecio realiza la acción de llevar la cabeza hacia atrás y de elevar la cintura escapular, lo cual puede provocar que se encorven los hombros en torno a las orejas. Esta tendencia debe ser contrarrestada involucrando al antagonista del trapecio: el gran dorsal. La activación de este último baja los hombros y mantiene el cuello alargado.

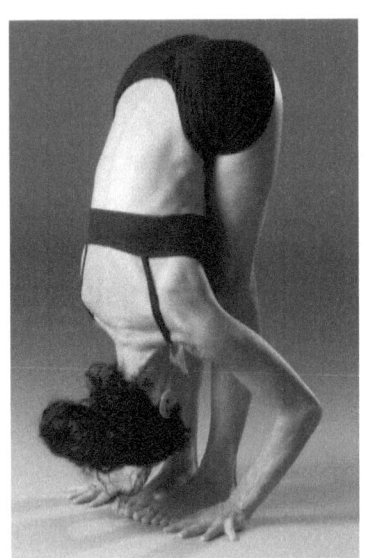

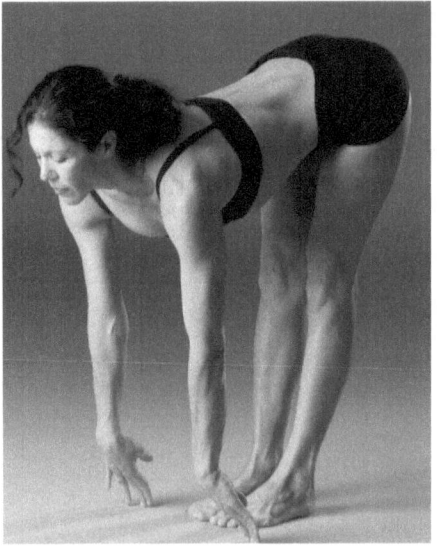

Surya Namaskara A vinyasa 2   *Surya Namaskara A vinyasa 3*

ASANA

Vinyasa dos
Al iniciar la exhalación, la pelvis se inclina hacia adelante. Al descender, guía la acción con el corazón. La zona del corazón permanece elevada y abierta, sin colapsar el pecho. Los brazos descienden a ambos lados hasta que finalmente las manos se colocan en el suelo, con los dedos de manos y pies alineados. Los principiantes y personas con músculos isquiotibiales acortados y contraídos deben mantener la zona lumbar recta. Si es necesario, pueden doblar las rodillas en el momento en que la pelvis deja de flexionar y la zona lumbar empieza a redondearse. Redondear la zona lumbar implica poner tensión en los discos de la espina dorsal, anulando la acción que buscamos: estirar los isquiotibiales. Inclusive con las rodillas dobladas, hay que sentir un estiramiento en los isquiotibiales.

CONTEXTO YÓGUICO
Sentir la respiración
Cada estiramiento debe realizarse con sensibilidad y conciencia. De este modo trabajamos con, y no contra, el cuerpo. La respiración es una excelente herramienta sensorial que lleva en sí la inteligencia natural del cuerpo. Nos permite sensibilizar a nuestra conciencia y así poder regular la intensidad del estiramiento. Cuando inhalamos, exploramos el nuevo territorio creado. Este es el lado creativo de la postura. Con la exhalación, soltamos y nos relajamos en el nuevo espacio conseguido. Si no puedes respirar libremente y extender la espalda durante la exhalación, estás forzando. Todas las posturas deben trabajarse con conciencia, sensibilidad e inteligencia.

Los músculos abdominales deben permanecer firmes y dar soporte sin contraerse en exceso, ya que de este modo acortarían la columna. Al final de la exhalación la coronilla apunta hacia el suelo, alargando el cuello y utilizando el peso de la cabeza para alargar toda la espalda.

Los pies siempre se mantienen activos, con las piernas fuertes y estiradas que dan soporte. Las ingles se mantienen profundas y relajadas (para más detalles ver *Padangushtasana*). La columna permanece pasiva mientras cuelga de las caderas, solo los hombros permanecen activos y lejos de las orejas.

Vinyasa tres

Al inhalar, eleva todo el tronco, creando una cavidad, o al menos aplanando la zona lumbar mientras la mirada se dirige al entrecejo. Si no se es extremadamente flexible, es recomendable levantar las manos del suelo dejando en contacto únicamente las puntas de los dedos. Las piernas se mantienen activas y el tronco se sostiene gracias al soporte de los músculos extensores de la espalda. Con el corazón elevado y los hombros separados, llevar las escápulas hacia abajo y firmes contra la espalda. Esta posición de los hombros los prepara para sostener el peso del cuerpo en el salto hacia atrás a *Chaturanga Dandasana*.

> **CONSEJO PRÁCTICO**
> *La distancia para los principiantes*
> Los principiantes pueden adoptar una postura más larga en *Chaturanga Dandasana* de modo que, al bajar, los hombros se sitúen directamente encima de las manos. Los practicantes

experimentados, al descender, pueden concentrarse en mantener los antebrazos en vertical, alineando los codos con las muñecas. De este modo, cuando entremos en el Perro boca arriba, los hombros deben estar en línea con las muñecas. Visto desde el lado, los brazos están perpendiculares al suelo.

Vinyasa cuatro (*Chaturanga Dandasana*)
Al iniciar la exhalación, coloca las manos firmemente en el suelo. Las manos a la altura de los hombros, con los dedos corazón paralelos y el resto separados. Continuando la exhalación, salta hacia atrás de modo que el cuerpo quede en línea recta de pies a cabeza. Cae con los pies separados en el ancho de las caderas y flexiónalos. Completa la exhalación doblando los brazos descendiendo hasta que el cuerpo esté a ras del suelo. Mantén los codos cerca del cuerpo, no deben abrirse hacia los lados, ya que contraerán los hombros y crearán tensión en el músculo pectoral menor. Al descender, el movimiento debe ser homogéneo y guiado por el corazón. Aleja la cabeza del suelo para dar fuerza y soporte a la parte posterior del cuello. Si alargamos desde los talones, el cóccix desciende, lo cual crea espacio en la zona lumbar, y sitúa a la pelvis correctamente para la siguiente postura: el Perro boca arriba. Esta acción se equilibra con una extensión uniforme del pecho hacia adelante. Toda la columna vertebral se alarga y la parte inferior del abdomen se aleja del suelo para dar soporte a la columna lumbar.

ASHTANGA YOGA PRIMERA SERIE

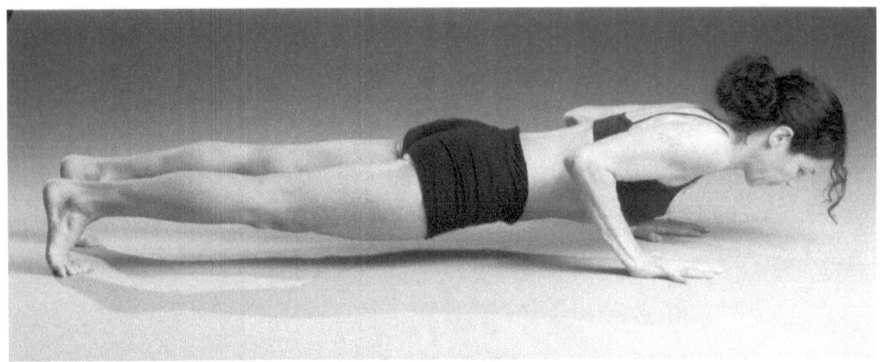

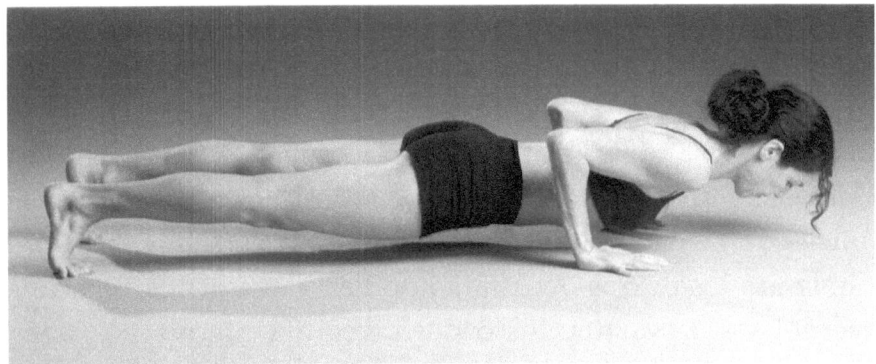

Surya Namaskara A vinyasa 4 (Chaturanga Dandasana) —Posición principiante (arriba), posición final (abajo)

Vinyasa cinco (*Urdhva Mukha Shvanasana* – Perro Boca Arriba)

Inicia el movimiento con una inhalación, estira los brazos y lleva el pecho hacia adelan- te rodando sobre los dedos del pie. Presiona los empeines contra el suelo a modo de freno, resistiendo la acción de los brazos que empujan el cuerpo hacia adelante. Al combinar estas dos acciones se crea una tracción en la espalda que estira la columna dorsal.

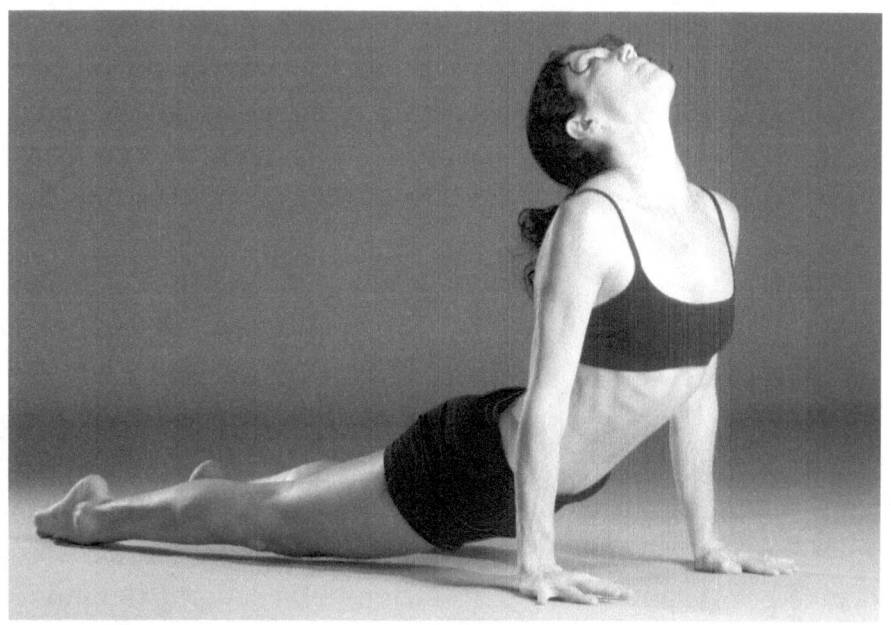

*Surya Namaskara A vinyasa 5 (Urdhva Mukha Shvanasana
—Perro boca arriba)*

En lugar de rodar los hombros hacia atrás (lo cual comprime las escápulas al contraer los romboides, cerrando el corazón por detrás), mantén el espacio entre las escápulas (el músculo serrato anterior) y llévalas hacia abajo (gran dorsal). Llevar los hombros hacia atrás libera el pecho, que se ensancha orgullosamente, como el pecho de un león. Imagina los brazos como el soporte de un columpio, la articulación del hombro es la bisagra y el pecho, el asiento del columpio. Desliza el corazón entre los brazos para estirar aún más la columna vertebral. Las costillas más bajas avanzan y empujan hacia arriba.

Eleva el mentón hacia el techo, mantén espacio en la nuca y lleva la cabeza hacia atrás. Las personas que han padecido anteriormente un latigazo cervical deben evitar este movimiento y mantener el cuello recto, mirando hacia la punta de la nariz: de esta manera, se evita una contracción excesiva de la parte posterior del cuello. Aquellos alumnos que necesiten un punto de apoyo para lograr una mayor extensión hacia atrás pueden mirar hacia el entrecejo. No limites la extensión exclusivamente al cuello.

Esta postura se confunde a menudo con *Bhujangasana* (Cobra), una postura del Hatha Yoga, y no es raro observar un híbrido de ambas posturas. El Perro boca arriba es bien di- ferente. Tanto los brazos como las piernas se mantienen estirados y fuertes, de modo que las rodillas se elevan del suelo. La fuerza en las piernas aporta el soporte necesario a la zona lumbar. Al mantener las piernas rectas, el estiramiento ocurre por delante de la articulación de la cadera, alargando sus músculos flexores, esencial para todas las posturas de extensión. Es imprescindible presionar hacia adelante con los brazos y alargar toda la espalda, en lugar de colapsar y hundirse en la espalda baja. Si esta postura no se hace correctamente, puede provocar lumbalgia. Realizada de forma correcta, puede aliviar el dolor de espalda causado por largas horas sentados en un escritorio o al volante.

Urdhva Mukha Shvanasana es una postura esencial en la secuencia, ya que es la única postura en la Primera Serie que realmente nos prepara para las extensiones. Cada vez que se haga dentro de la serie, debe sentirse profundamente con el fin de despertar la columna para las extensiones hacia atrás. Tómate tu tiempo, con inhalaciones profundas y conscientes, no utilices una respiración corta, moviéndote rápidamente al entrar y salir de la postura.

ASANA

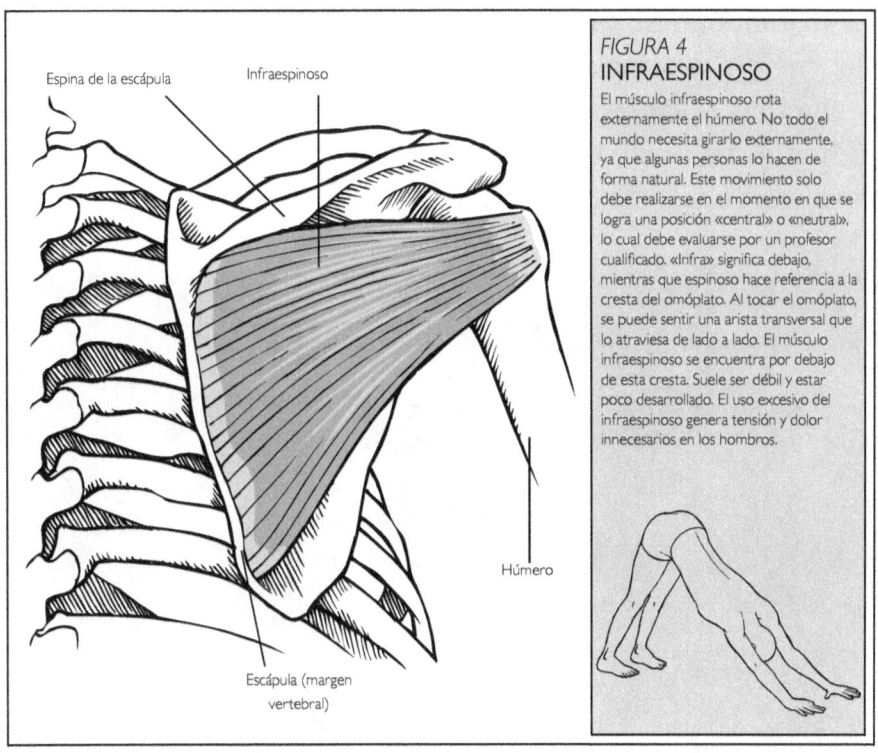

FIGURA 4
INFRAESPINOSO

El músculo infraespinoso rota externamente el húmero. No todo el mundo necesita girarlo externamente, ya que algunas personas lo hacen de forma natural. Este movimiento solo debe realizarse en el momento en que se logra una posición «central» o «neutral», lo cual debe evaluarse por un profesor cualificado. «Infra» significa debajo, mientras que espinoso hace referencia a la cresta del omóplato. Al tocar el omóplato, se puede sentir una arista transversal que lo atraviesa de lado a lado. El músculo infraespinoso se encuentra por debajo de esta cresta. Suele ser débil y estar poco desarrollado. El uso excesivo del infraespinoso genera tensión y dolor innecesarios en los hombros.

Vinyasa seis (*Adho Mukha Shvanasana*– Perro Boca Abajo)
Al inicio de la exhalación, flexiona y rueda sobre los pies hasta colocar la planta de los pies en el suelo. Lleva los talones hacia el suelo. Eleva los glúteos hacia el cielo como si fuesen una montaña, mientras activas los flexores de la cadera y las piernas trabajan para estirarse. Al mismo tiempo, activa las manos contra el suelo para llevar más peso hacia los pies. Mantén los hombros separados, con las axilas mirando hacia abajo. Si los hombros se elevan hacia las orejas, las axilas girarán hacia los costados; esta acción hará que el músculo del trapecio se contraiga en exceso provocando a su vez que la postura genere tensión en cuello y hombros. La posición correcta de los hombros debe aprenderse

en este momento, ya que ayudará a fortalecer la parte superior del cuerpo necesaria más tarde en las extensiones de espalda y equilibrios sobre brazos. Si las axilas miran hacia los lados, el hueso del brazo (el húmero), debe rotar lateralmente hasta conseguir el resultado deseado.

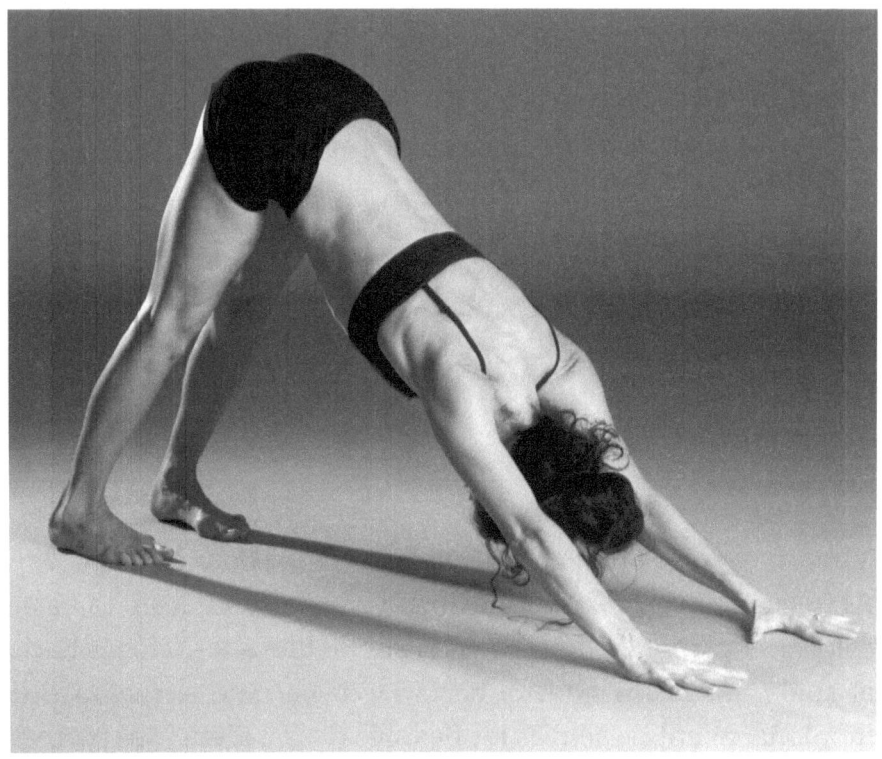

Surya Namaskara A vinyasa 6 (Adho Mukha Shvanasana — Perro boca abajo)

Desde los pies, las piernas trabajan intensamente en el Perro boca abajo. Trata de llevar los talones al suelo con el mismo peso que naturalmente cae sobre la base de los dedos del pie. La acción potente de las piernas y los flexores de las caderas sirve para llevar la pelvis hacia adelante, inclinando los isquiones de modo que apunten hacia el techo. Para los que tienen facilidad en la flexión hacia adelante, se debe resistir la tentación de hundir la parte baja de la espalda para dar soporte a la unión de la T12/L1. La articulación de la T1/C7 también recibe apoyo, evitando que el interior de los hombros y la cabeza colapsen hacia el suelo. En cambio, la parte superior de la parte trasera de la cabeza se extiende hacia las manos. Mantén el mentón siempre bajo y cuando esto no suponga una constricción de la garganta. Los brazos trabajan como si intentaran levantar las manos del suelo. El peso en las manos se reparte de manera que solo un 40% del peso recae sobre las muñecas, mientras que la base de los dedos soporta el 60% restante. Asegúrate de que las bases del meñique y del anular cargan el mismo peso que el pulgar y el índice.

Los brazos y las piernas funcionan como robustos soportes, de forma que la columna se puede extender totalmente. Los flexores y extensores del tronco se fortalecen, se estiran, se activan y sostienen una columna que se ha alargado.

En el Perro boca abajo, si se siente rigidez en las flexiones o se observa un tendón de aquiles corto, se necesita menos distancia. Si los talones están a más de 3 o 4 centímetros del suelo, el ángulo de las piernas al suelo no permitirá que estas trabajen para alcanzar un estiramiento suficiente en los gemelos y los tendones de Aquiles. En este caso, debemos adelantar los pies y acortar la postura. Por otro lado, si la distancia es demasiado corta, el efecto de fortalecimiento y alargamiento de la espalda y hombros será menor. Para maximizar este efecto, se recomienda realizar una postura con más distancia. Para principiantes, sin embargo, una postura larga creará una tensión innecesaria en hombros y muñecas. Una vez que los talones lleguen al suelo, debemos aumentar la distancia en el Perro Boca Abajo. Un profesor experimentado puede valorar la distancia apropiada.

El Perro boca abajo se mantiene durante cinco respiraciones, y aunque la mirada debe dirigirse idealmente al ombligo, para la mayoría de los principiantes esto puede provocar un colapso de los hombros, evitando así el estiramiento deseado de la columna. Por ello, se recomienda a los principiantes mirar hacia los pies o las rodillas, ya que puede llevar años conseguir la flexibilidad y la fuerza necesarias para dar el soporte que nos permita el drishti final, el ombligo. Para un principiante, empezar con esta mirada puede afectar la integridad interior de esta magnífica postura.

CONSEJO PRÁCTICO
Variaciones en las distancias en las posturas de los perros
Las posturas del Perro boca arriba y Perro boca abajo poseen sus distancias intrínsecas, que difieren de persona a persona y pueden cambiar en nuestra propia práctica a lo largo de nuestra vida. En el Perro boca arriba, una persona rígida en las extensiones hacia atrás, necesitará más distancia. Si la distancia es demasiado corta, las lumbares o los músculos del cuello pueden sufrir un espasmo. Un principiante consigue más apertura y está más seguro con más distancia. Cuando la espalda adquiera flexibilidad en las extensiones, podremos acortar la postura del Perro boca arriba.

Asimismo, tratar de llevar la cabeza hacia el suelo implica un endurecimiento y un cierre detrás del corazón, la apertura de las costillas inferiores al relajarse los músculos abdominales, y un colapso alrededor de la unión entre la C7 / T1. El Perro Boca Abajo es como la postura sobre las manos, pero con el soporte de las piernas y, por ello, requiere un equilibrio entre extensión y flexión del tronco. En cualquiera de estos dos extremos se pierde el punto de equilibrio inmóvil.

Vinyasa siete
Al final de la exhalación, dobla las piernas ligeramente y al inhalar salta para caer con los pies entre las manos. Al caer, los pies se tocan, el tronco se eleva y la mirada se dirige al tercer ojo (*Brumadhaya Drishti*). Es una repetición del tercer vinyasa.

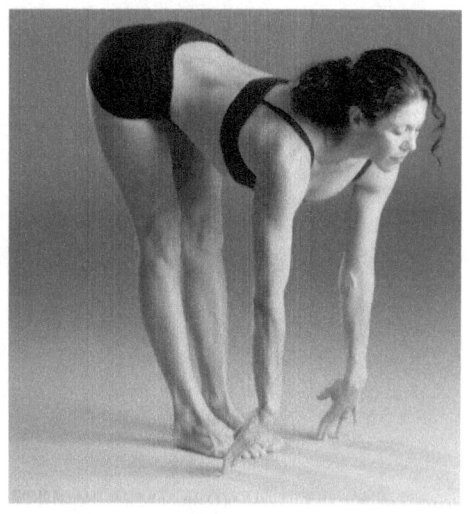

Surya Namaskara A vinyasa 7

Vinyasa ocho
La exhalación nos lleva a la flexión, los dedos de las manos en línea con los dedos de los pies. Es una repetición del segundo vinyasa.

Vinyasa nueve
La inhalación eleva el corazón y la espalda permanece recta mientras el torso se eleva y los brazos se extienden hacia los lados.
La siguiente exhalación nos lleva de nuevo a *Samasthiti*.

ASHTANGA YOGA PRIMERA SERIE

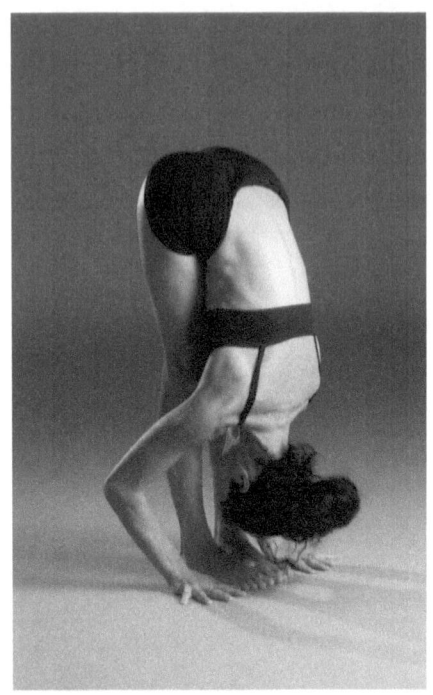
Surya Namaskara A vinyasa 8

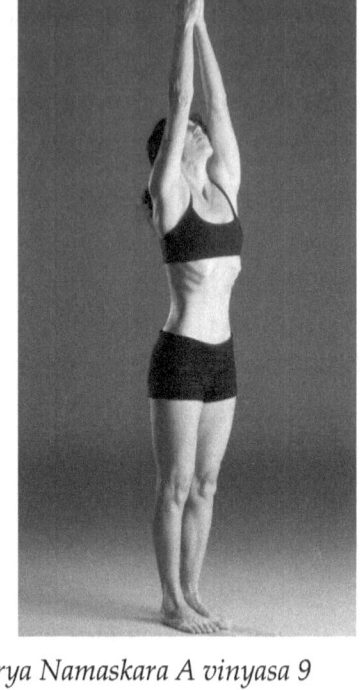
Surya Namaskara A vinyasa 9

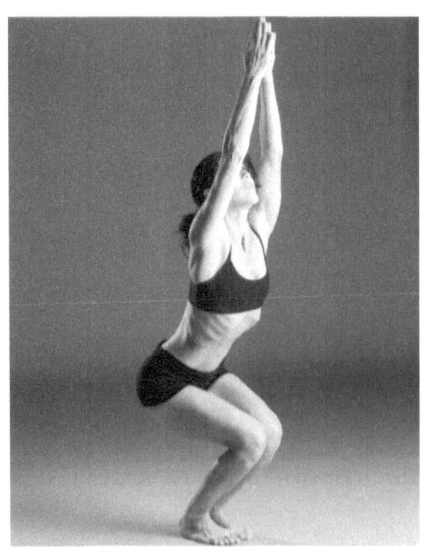
Surya Namaskara B vinyasa 1

Surya Namaskara B
Saludo al Sol B
Dristhi Pulgares, nariz, ombligo

Vinyasa uno
Desde *Samasthiti* inhala y dobla las rodillas sin levantar los talones del suelo. Al mismo tiempo levanta los brazos por encima de la cabeza, llevándolos hacia las orejas y junta las palmas. La mirada va más allá de las palmas juntas. Esta postura es *Utkatasana*.

Utkatasana es un buen ejemplo del principio de expansión simultánea en direcciones opuestas. Lo ideal aquí es colocarse en cuclillas hasta que los muslos queden paralelos al suelo, mientras el tronco y los brazos se inclinan hacia adelante, permitiendo al cuerpo recuperar su centro de gravedad. Ejecutar la postura hasta este extremo ofrece un efecto óptimo para fortalecer los músculos de las piernas y los glúteos. El otro extremo es mantener la espalda completamente recta, sin doblar las rodillas lo suficiente. En este caso, perderíamos el intenso trabajo de piernas y glúteos, que solo se produce en una sentadilla profunda. Lo ideal es encontrar el equilibrio entre estas dos acciones, trabajando simultáneamente en ambas direcciones.

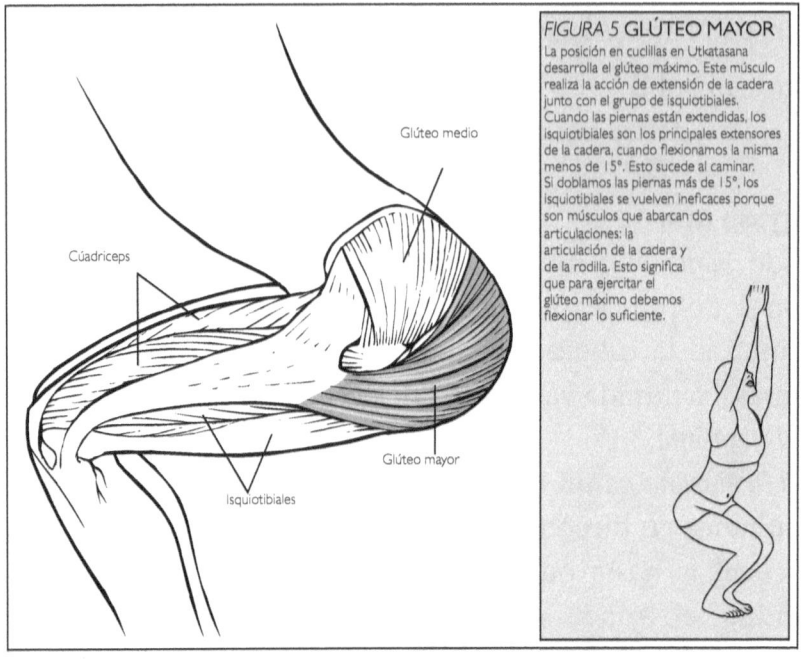

FIGURA 5 GLÚTEO MAYOR

La posición en cuclillas en Utkatasana desarrolla el glúteo máximo. Este músculo realiza la acción de extensión de la cadera junto con el grupo de isquiotibiales. Cuando las piernas están extendidas, los isquiotibiales son los principales extensores de la cadera, cuando flexionamos la misma menos de 15°. Esto sucede al caminar. Si doblamos las piernas más de 15°, los isquiotibiales se vuelven ineficaces porque son músculos que abarcan dos articulaciones: la articulación de la cadera y de la rodilla. Esto significa que para ejercitar el glúteo máximo debemos flexionar lo suficiente.

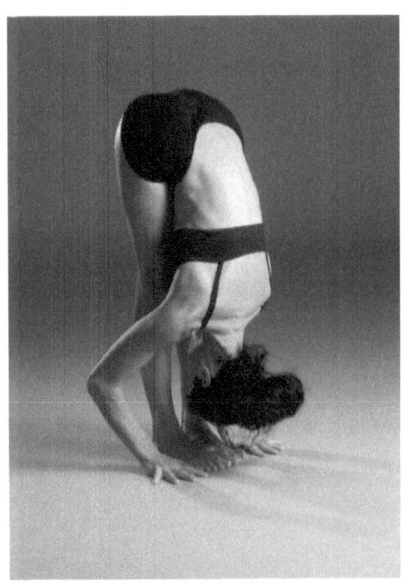

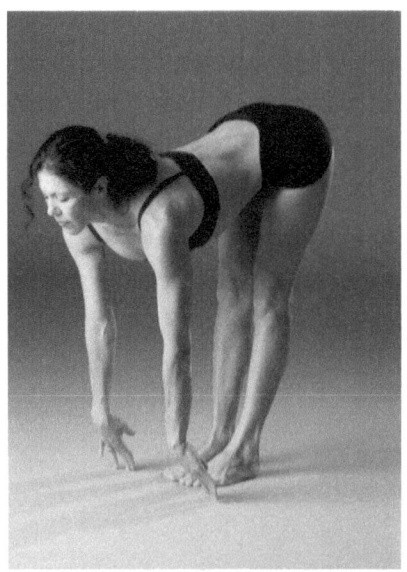

Surya Namaskara B vinyasa 2   *Surya Namaskara B vinyasa 3*

Al agacharte, llega lentamente al límite de tu flexibilidad, dando tiempo a los ligamentos a fortalecerse y alargarse. Al doblar las rodillas no inclines la pelvis hacia adelante o hacia atrás, permite que se mantenga en una posición neutra y que la zona lumbar conserve su curvatura natural. Las rodillas se mantienen juntas. Los brazos van hacia atrás en la articulación de los hombros para mantener las escápulas y el cuello sin tensión excesiva. Si sientes el síntoma de un latigazo cervical, mira hacia delante.

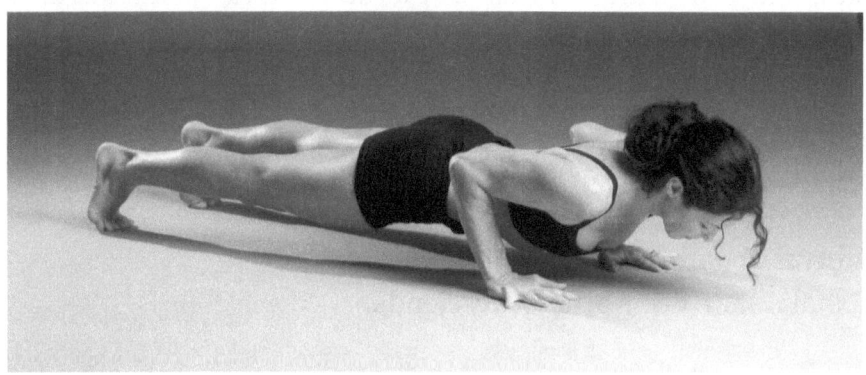

Surya Namaskara B vinyasa 4

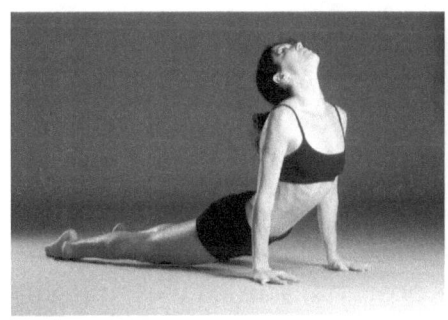 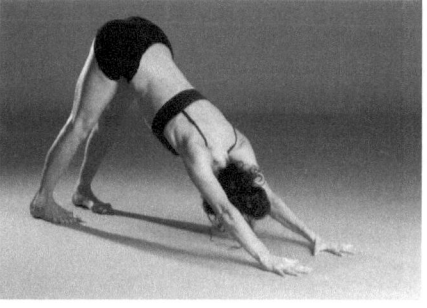

Surya Namaskara B vinyasa 5   Surya Namaskara B vinyasa 6

Se recomienda a los principiantes elevar los brazos rectos hacia delante. Esta acción evita hiperextender la espalda baja. La opción más difícil de elevación de brazos por los costados puede añadirse cuando se haya desarrollado la suficiente fuerza y conciencia.

Vinyasa dos

Con la exhalación, junta las palmas en posición de plegaria y tocando el pecho (el centro del corazón), flexiona el tronco hacia adelante y, mientras estiras las piernas, coloca las manos en el suelo al lado de cada pie.

Vinyasa tres
Al inhalar, levanta el pecho.

Vinyasa cuatro
Exhala, salta hacia atrás y desciende.

Vinyasa cinco
Inhala hacia Perro boca arriba.

Vinyasa seis
Inhala hacia Perro boca abajo.

CONSEJO PRÁCTICO
La importancia de la posición correcta del pie
En las posturas de pie, todas las posiciones de los pies reflejan la dirección de la rodilla en la postura final. En *Virabhadrasana* A, intentamos colocar las caderas en un ángulo recto respecto al pie que está delante. La rodilla izquierda en el vinyasa 7

> quedará finalmente en un ángulo de 45° hacia delante. Si el pie posterior, por ejemplo, está colocado en un ángulo de 90o, la rodilla mediará entre un fémur que gira medialmente y una tibia que gira lateralmente. Dicho de otra manera, será la articulación de la rodilla la que hará la rotación necesaria para acomodar la posición del pie. Un ángulo de 45° es indispensable en el pie posterior para colocar la cadera en la posición deseada. Colocar el pie dirigido hacia la misma dirección de la rodilla protege la articulación ante una fuerza rotacional excesiva.

Vinyasa siete (Virabhadrasana A)

Al iniciar la inhalación, gira tu pie izquierdo sobre la base de los dedos y coloca el talón en una línea central imaginaria en la esterilla. El pie izquierdo forma un ángulo de 45°.

Llevamos el pie derecho hacia adelante en una línea recta que pasa por el segundo dedo del pie, el talón del pie derecho y el talón del pie izquierdo. La colocación del pie derecho es esencial. Incluso, si se trata de un giro mínimo hacia fuera, la tibia hará una rotación externa, alterando la sutilidad del equilibrio de la postura. La rodilla delantera está doblada y debe mantenerse alineada con el tobillo. Si se adelanta a este, el fémur se desplaza por delante de la tibia. Aunque el ligamento cruzado posterior contrarresta este movimiento, puede comportar una tensión del mismo, lo cual debe evitarse. Asimismo, dejar caer la rodilla hacia un lado u otro de la línea del tobillo, mientras se carga peso, añade un estrés innecesario en los ligamentos colaterales interior (medial) y exterior (lateral) de la articulación de la rodilla.

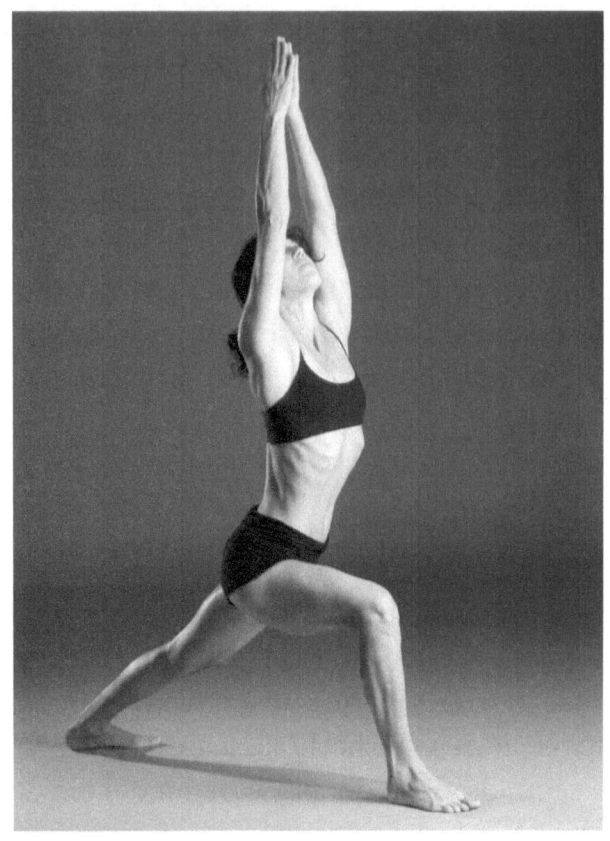

Surya Namaskara B vinyasa 7

Trabaja para alinear totalmente las caderas (ángulo recto respecto al pie anterior). Esto permite estirar el grupo muscular de flexión de la cadera, que se encuentra delante de la articulación de la misma. Coloca el torso en vertical de modo que los hombros estén sobre las caderas. Activa los músculos abdominales para llevar las costillas inferiores hacia adentro, mientras que la parte posterior del pecho por debajo de las escápulas se mantiene ensanchada. Los isquiones pesan y descienden hacia el suelo.

La fuerza de la pierna posterior (extendida) es esencial para dar un soporte a la suavidad necesaria para flexionar más profundamente la parte anterior de la cadera. Esto se consigue activando bien el pie posterior, ampliando la base de los dedos y manteniendo el arco exterior bien conectado a la tierra. Extendiendo a través del talón, el pie se colocará automáticamente en un ángulo perfecto en la misma dirección de la rodilla de la misma pierna. Esto mejora la espiral interior (medial) necesaria en la pierna posterior de esta postura. La pierna flexionada realiza una espiral externa (lateral) acompañando a la otra pierna, hasta alcanzar una posición neutra —es decir, cuando las caderas quedan alineadas. Existe una tendencia obvia a que la mayor parte del peso recaiga en la pierna anterior, así que intenta llevar peso hacia atrás enraizando el talón del pie izquierdo en la tierra. Esto creará equilibrio y la acción fluirá entre las piernas. Una base fuerte crea un vector de energía que da soporte a la base de la columna y activa los bandhas, favoreciendo que se active el centro del cuerpo.

Al llegar a la posición final, los brazos se elevan por encima de la cabeza. Mira hacia arriba, más allá de las manos.

Vinyasa ocho

Con la exhalación, levanta el talón izquierdo, baja los brazos hacia los costados, desciende un poco más los isquiones y, finalmente, coloca las manos a cada lado del pie derecho. Cuando las manos toquen el suelo, lleva el pie derecho hacia la posición del pie izquierdo, separados ambos a la distancia de la cadera y flexiona hasta *Chaturanga Dandasana*.

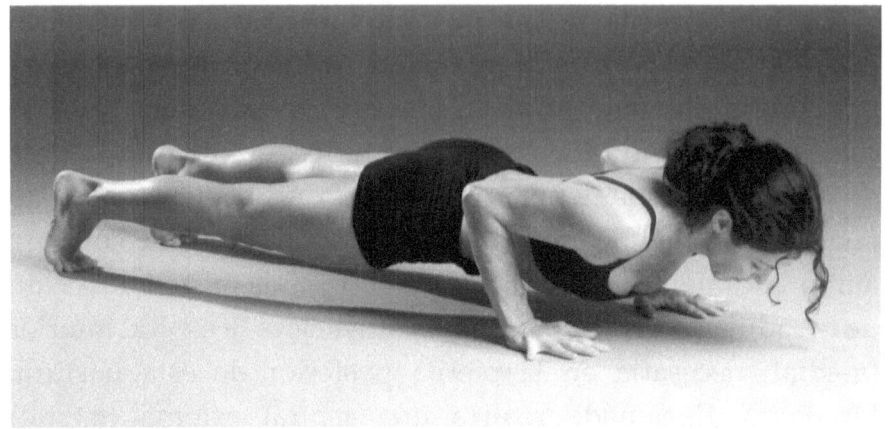

Surya Namaskara B vinyasa 8

Vinyasa nueve

Inhala hacia Perro Boca Arriba.

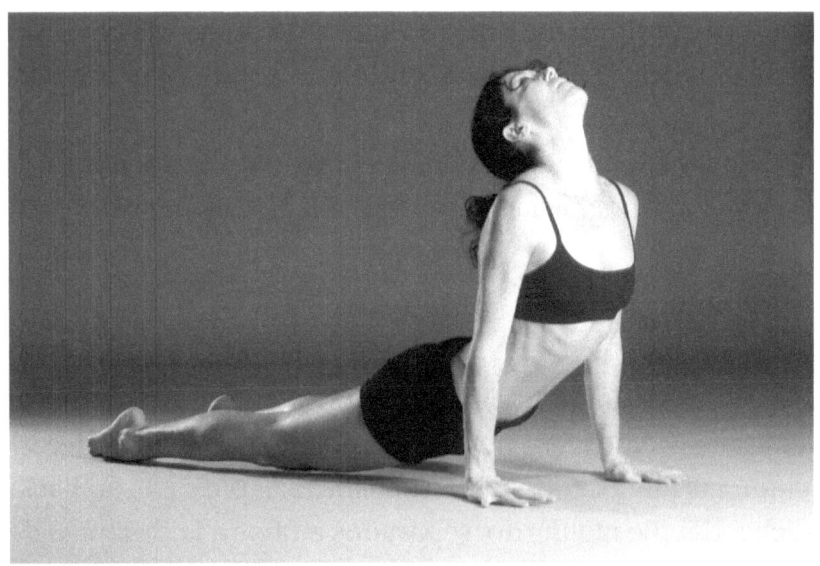

Surya Namaskara B vinyasa 9

ASANA

Vinyasa diez

Exhala hacia Perro Boca Abajo.

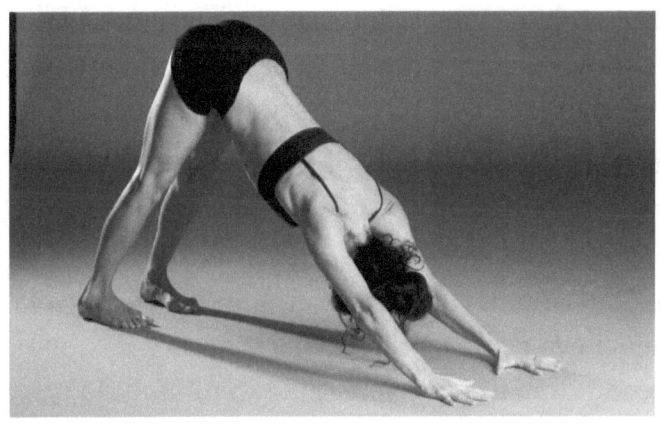

Surya Namaskara B vinyasa 10

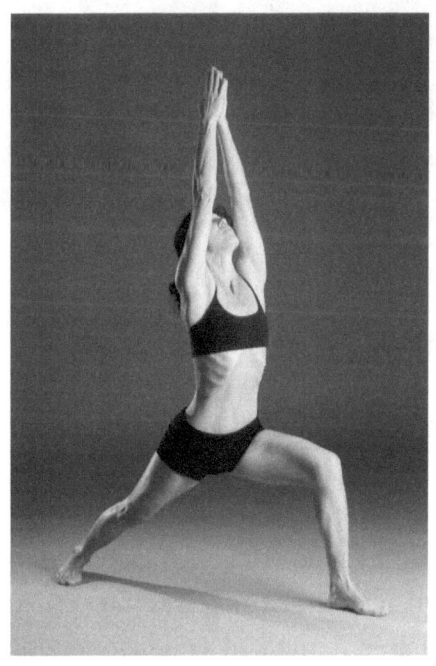

Surya Namaskara B vinyasa 11

Vinyasa once (Virabhadrasana A)

Gira el talón derecho hacia dentro, lleva el pie izquierdo hacia adelante y repite *Virabhadrasana* con el lado izquierdo. El complejo movimiento de adelantar el pie, elevar el tronco y subir los brazos, debe realizarse con una única inhalación, sin prisas. Es una gran herramienta para aprender a alargar la respiración.

Vinyasa doce

Con la exhalación, levanta el talón derecho y coloca las manos en el suelo, lleva el pie izquierdo hacia atrás y flexiona. Una vez más, este movimiento requiere que extendamos la respiración.

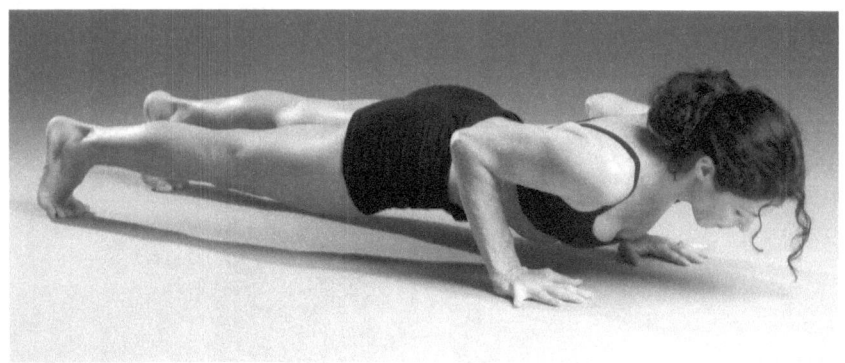

Surya Namaskara B vinyasa 12

Si te falta el aire cuando subes, no retengas la respiración. Los principiantes quizás deban colocar el pie derecho al final de la exhalación del Perro Boca Abajo. También se puede realizar una respiración adicional más corta. En poco tiempo podrás hacer el movimiento en una única respiración. En Ashtanga Yoga, el movimiento nunca se realiza en una fase de *khumbaka* (retención de la respiración).

Vinyasa trece

Inhala hacia Perro boca arriba.

Vinyasa catorce

Exhala hacia Perro boca abajo. Este último Perro boca abajo se mantiene durante cinco respiraciones, mientras que los otros dos solo son de transición.

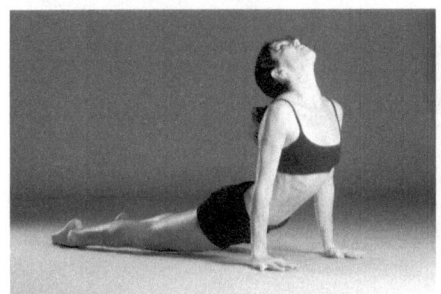 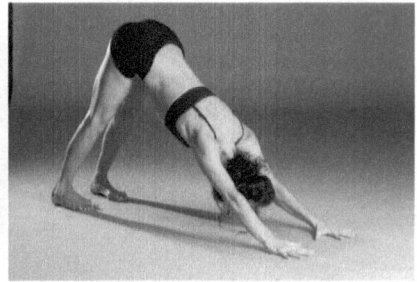

Surya Namaskara B vinyasa 13   Surya Namaskara B vinyasa 14

Vinyasa quince

Con la inhalación, salta hacia adelante, aterrizando con los pies juntos, levanta el pecho y mira hacia arriba (como en el *vinyasa* tres).

Vinyasa dieciséis

Al exhalar, flexiona hacia adelante, estira las piernas y coloca la punta de los dedos de manos y pies alineados (como en el *vinyasa* dos).

Vinyasa diecisiete

Inhala, dobla las rodillas, extiende los brazos por encima de la cabeza y mira hacia arriba en *Utkatasana* (como el *vinyasa* uno).

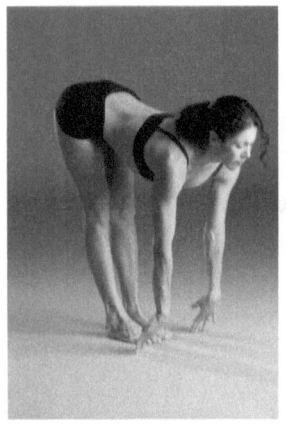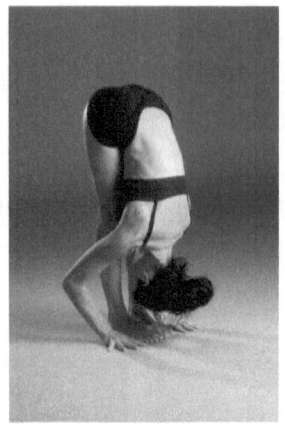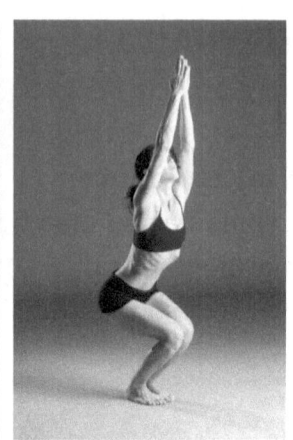

Surya Namaskara B vinyasa 15, 16 y 17

Samasthiti

Con la exhalación, estira las piernas, baja los brazos y suaviza la mirada.

Repite *Surya Namaskara* B hasta que empieces a sudar. Cinco rondas deben ser suficientes en condiciones normales, tres en zonas tropicales, y hasta diez en regiones más frías.

Las posturas de pie nos enseñan la base del alineamiento y desarrollan fortaleza y equilibrio.

Padangushtasana
POSTURA DEL DEDO DEL PIE
Dristhi Nariz, ombligo

Vinyasa uno

Desde *Samasthiti*, salta con la inhalación y, al exhalar, cae con los pies paralelos, separados el ancho de la cadera, con las manos en las caderas. El «ancho de la cadera» significa que la articulación de los tobillos está debajo de la articulación de las caderas.

ENFOQUE ANATÓMICO
Protrusiones discales
Una protrusión discal puede ocurrir cuando se eleva un peso del suelo con la espalda flexionada. La presión sobre los discos situados entre las vértebras los deforma en forma de cuña y favorece una protrusión. Los discos intervertebrales funcionan como amortiguadores para las vértebras. Estos están formados por una banda fibrosa que contiene líquido en su núcleo. Cuando este cojín lleno de líquido se empuja más allá del límite de la vértebra, se produce una protrusión discal. A menudo, el disco hará presión contra la médula espinal causando mucho dolor. Los músculos adyacentes se contraen protegiendo la columna, e imposibilitan la flexión. Una protrusión discal normalmente se cura en pocas semanas. Una hernia discal es diferente, ya que parte del contenido fibroso del núcleo va más allá de los límites de la vértebra. La medicina alopática,[37] el sistema de medicina basado en la ciencia occidental, considera que esta afección no sana por sí sola. Por ello, es importante evitar redondear la espalda baja al flexionar, ya que en esta postura la espalda carga el peso del cuerpo. En cambio, deben doblarse las rodillas mientras se mantiene un estiramiento suave en los músculos isquiotiables.

---

37 El sistema de medicina basado en la ciencia occidental.

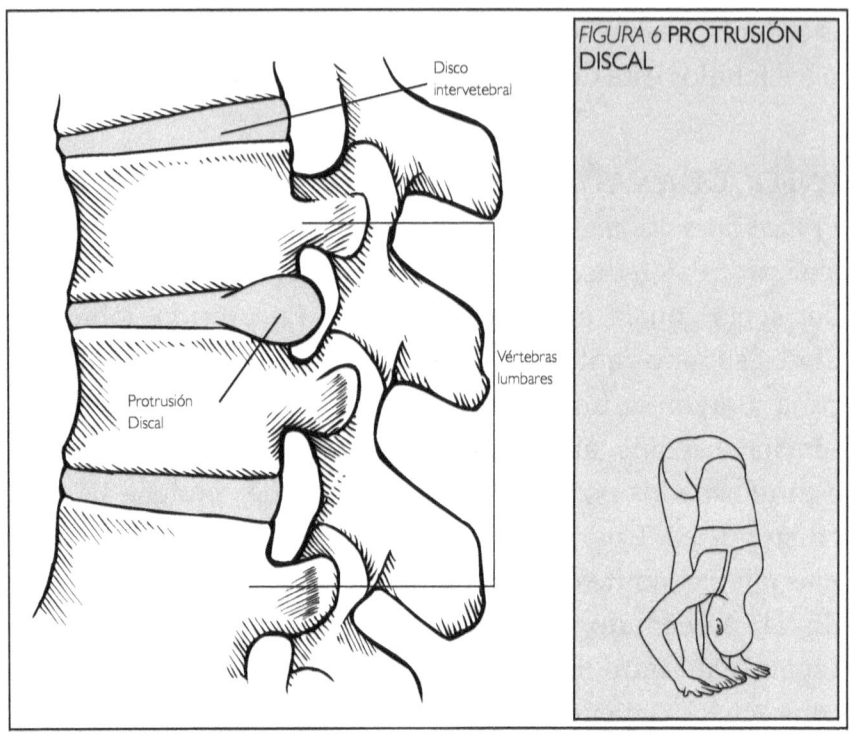

FIGURA 6 PROTRUSIÓN DISCAL

Inhala, estira y activa las piernas, y eleva el torso alejándolo de las caderas. Exhalando, flexiona desde las caderas, manteniendo la espalda recta y el corazón abierto. Sujeta los dedos gordos del pie con el dedo índice y corazón, las palmas hacia dentro, y cierra el broche de los dedos con el pulgar. Los alumnos que no puedan llegar hasta los dedos del pie pueden doblar las rodillas. No es recomendable curvar la zona lumbar para llegar a los dedos, ya que ejerce una fuerte presión en los discos de las vértebras lumbares y puede causar una protrusión discal.

Durante la próxima inhalación, mientras mantienes los dedos de los pies sujetos, levanta la cabeza y mira hacia el entrecejo.

Vinyasa dos

Con la exhalación, flexiona profundamente, levantando las rótulas. Las rótulas se elevan al accionar el cuádriceps, el músculo antagonista de los isquiotibiales. De este modo se realiza un estiramiento activo, enviando una señal a los isquiotibiales y permitiendo que se alarguen. Relaja las ingles para estirar los músculos flexores de la cadera y respira hacia los isquiotibiales para descargarlos.

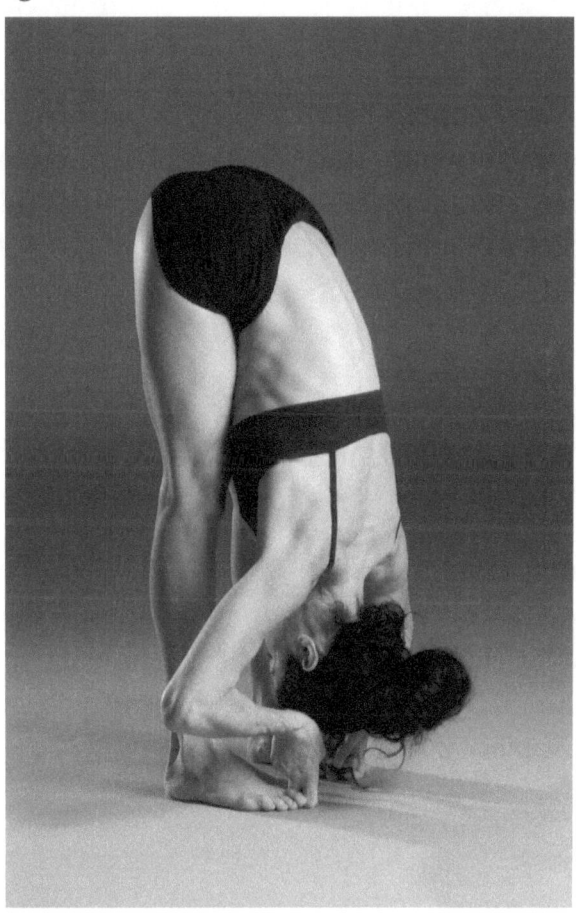

Padangushtasana vinyasa 2

Los codos apuntan hacia los lados, las escápulas se elevan hacia las caderas y la coronilla se dirige hacia el suelo. Permite que el peso de la cabeza alargue la columna y el cuello. El soporte a la postura se debe a la acción de las piernas, mientras la espalda se relaja y se mantiene pasiva. El drishti se dirige hacia la punta de la nariz. En este vinyasa estamos en *Padangushtasana*. Permanece en la postura durante cinco respiraciones.

Vinyasa tres
Al inhalar, eleva el pecho y mira hacia la punta de la nariz. Al exhalar, coloca las manos debajo de los pies, pisando los dedos y, finalmente, toda la palma de la mano, con los dedos de los pies tocando las muñecas.

Pada Hastasana
POSTURA DE PIES SOBRE LA MANO
Dristhi Nariz, Ombligo

Vinyasa uno
Partiendo del vinyasa tres de *Padangushtasana*, al inhalar, eleva cabeza y el pecho y mira hacia arriba. Intenta mantener la curvatura lumbar y mantén las piernas firmes, con las manos debajo de los pies.

ASANA

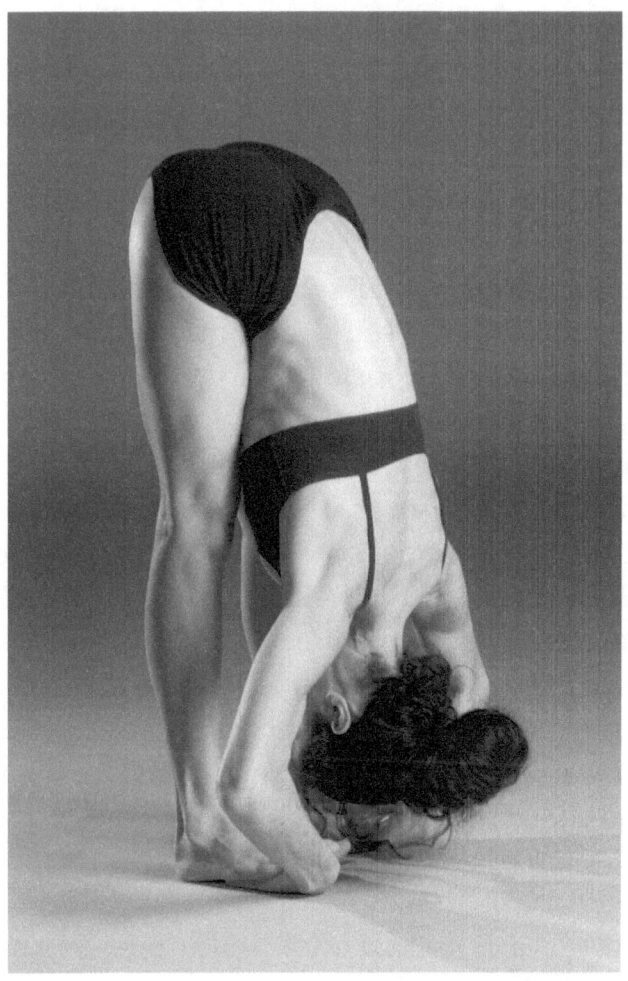

Pada Hastasana vinyasa 2

Vinyasa dos

Exhalando, flexiona. Estás en la postura de *Pada Hastasana*. Mantenla durante cinco respiraciones. Como en la postura anterior, mantén la curva lumbar y, solo cuando lo hayas logrado, trabaja para estirar las piernas. La mirada se dirige hacia la nariz. Esta postura es más intensa que la anterior. El estiramiento puede ser aún más profundo si se lleva el peso hacia delante hacia los dedos de los pies.

Los músculos abdominales —esta terminología se refiere principalmente al recto abdominal— se activan para proteger las lumbares. *Uddiyana Bandha* (la parte baja del transverso del abdomen) impide que la respiración distienda el abdomen, lo cual desestabilizaría la espalda baja. Un uso excesivo de los músculos abdominales, sin embargo, acorta la espalda y aleja la cabeza del suelo, ya que éstos actúan fundamentalmente como flexores del tronco. Únicamente un trabajo cuidadoso de piernas, junto con la flexión y extensión del tronco, alargará la columna. Esto se siente sobre todo a nivel de la cintura. Un trabajo sutil, inteligente, creará espacio entre las costillas más bajas y las crestas de la pelvis, los bordes superiores de la cadera. Los dos grupos musculares del tronco trabajan isométricamente (bajo tensión pero sin acortarse) y, por tanto, ambos se fortalecen. Se trata de un equilibrio activo.

Vinyasa tres

Inhalando, eleva la cabeza y el tronco mientras estiras los brazos. Al exhalar, coloca las manos en las caderas y vuelve a *Samasthiti*.

Volver a *Samasthiti* en una única inhalación es un movimiento complejo. Los principiantes pueden descomponerlo para conservar la integridad del movimiento. Recuento de las respiraciones para principiantes: exhala, coloca las manos en las caderas, deja caer el cóccix, con las piernas fuertes. Inhala y ponte de pie, dirigiendo el movimiento con el corazón. Exhala y salta a *Samasthiti*.

ENFOQUE ANATÓMICO
Uniones en la columna vertebral

El lugar en que la columna vertebral se une con la cabeza (el cráneo) es una de sus uniones más importantes. Las otras son la última vértebra cervical (C7) y la primera vértebra torácica (T1); la última vértebra torácica (T12) y la primera vértebra lumbar (L1); y el punto donde la última vértebra lumbar (L5) se articula con el sacro (S1-5). El sacro se articula lateralmente con la pelvis: la articulación sacroilíaca. Estos son los puntos donde la columna recibe más estrés. Estas zonas poseen inserciones musculares que actúan en direcciones opuestas para permitirnos un mayor rango de movimiento. Por tanto, es indispensable trabajar estas zonas con conciencia y respeto, teniendo en cuenta sus limitaciones estructurales y sus vulnerabilidades. Asimismo, el músculo recto abdominal (denominado "six-pack" o tableta de chocolate) debe activarse para anclar las costillas flotantes impidiendo que se abran. Abrir las costillas inferiores acentúa la curvatura de la zona lumbar. El recto abdominal igualmente elevará el hueso del pubis permitiendo que el cóccix descienda. Esto favorece el poder mantener una columna elevada y alargada en todas las posturas.

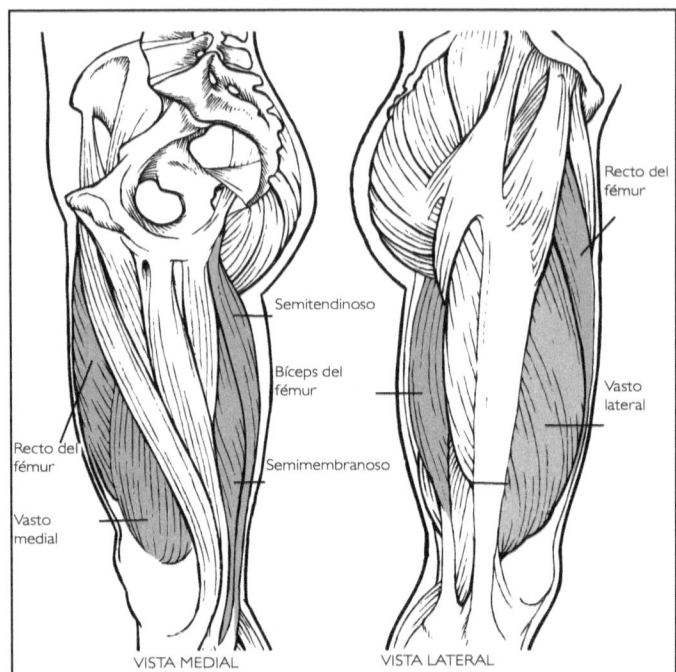

FIGURA 7 ISQUIOTIBIALES Y CUÁDRICEPS

Inclinarse hacia adelante debe llevar a flexionar la articulación de las caderas y no la columna vertebral. La flexión de la articulación de las caderas está limitada por el grupo muscular de los isquiotibiales, que realiza la acción de la extensión de la cadera y la flexión de la rodilla. El grupo de los isquiotibiales consiste en tres músculos individuales. De estos, el bíceps femoral rota externamente, el fémur extiende la cadera, mientras que el semitendinoso y el semimembranoso rotan internamente el fémur al extender la cadera. Nos encontraremos con estos músculos más adelante en su función secundaria como rotadores del fémur.

La acción de colgarnos pasivamente en Padangushtasana puede desencadenar dolor en las tuberosidades isquiáticas (el abultamiento óseo del isquion), que son el origen de los isquiotibiales. Para evitar esto, debemos involucrar a los antagonistas de los isquiotibiales: los cuádriceps.

El cuádriceps se activa al elevar la rótula y se compone de cuatro músculos separados que se insertan conjuntamente, a través del tendón de la rótula, en la tibia. Las cuatro cabezas del cuádriceps son el recto femoral, el vasto lateral, el vasto intermedio y el vasto interno. El recto femoral es el único músculo de dos articulaciones del grupo. Se origina en la parte frontal del hueso de la cadera y, por lo tanto, no solo puede extender la pierna en la rodilla sino también flexionar la articulación de la cadera. Los tres vastos se originan en las superficies lateral, anterior y medial del fémur, respectivamente, y solo realizan la extensión de la articulación de la rodilla.

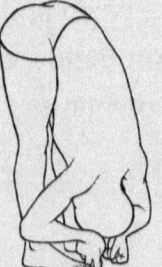

Utthita Trikonasana
POSTURA DEL TRIÁNGULO EXTENDIDO
Dristhi **mano**

Vinyasa uno
Inhalando, gira hacia la derecha y coloca los pies paralelos a una distancia de un metro. Los brazos extendidos hacia los lados, a la altura de los hombros. No hay una «distancia igual para todos», más bien una distancia ideal para cada nivel de flexibilidad. Es un aspecto esencial y debe ser valorado por cada profesor de manera individual. Si la distancia es demasiado grande, la integridad de la postura se pierde y su ejecución proporcionará escasos beneficios. Si es demasiado corta, no se consigue el soporte, la fortaleza y el estiramiento de la espalda. A medida que la flexibilidad aumenta con el tiempo y la práctica, la distancia también puede aumentarse.

Vinyasa dos
Al exhalar, gira el pie 90°. Para una mayor precisión, dibuja una línea imaginaria a lo largo de tu esterilla y divídela por la mitad. Coloca el segundo dedo del pie exactamente en esa línea y comprueba que el centro del talón está sobre esta misma línea. Un desvío de 2° puede ser significativo. Los principiantes a menudo giran el pie en exceso para tener estabilidad. Este movimiento comporta una rotación lateral (exterior) de la tibia, compensada por una rotación medial (interior del fémur), añadiendo tensión a la rodilla. Los bailarines, por ejemplo, desgastan mucho las rodillas al girar los pies de esta manera.

Gira el pie izquierdo unos 5° aproximadamente, situando el talón en la misma línea central de la esterilla. Esta posición del pie garantiza que pie, tibia y fémur apuntan en una misma dirección, siendo esta la posición óptima de la rodilla. Mantener el pie en ángulo recto, o girarlo hacia el exterior, suma estrés en la articulación de la rodilla. Por otro lado, si giras el pie demasiado hacia dentro, por ejemplo unos 30°, no consigues una buena apertura de las ingles.

Vinyasa tres
Inhalando, vuelve a la posición del centro como en el *vinyasa* uno.

Vinyasa cuatro
Exhalando, repite *Trikonasana* en el lado izquierdo y mantén la postura durante cinco respiraciones.

Vinyasa cinco
Con la inhalación, vuelve a la posición en el centro. Como no volvemos a *Samasthiti* entre *Utthita* y *Parivrta Trikonasana*, el primer vinyasa de *Parivrta Trikonasana* no se cuenta y empezamos el recuento con el vinyasa dos.

ASANA

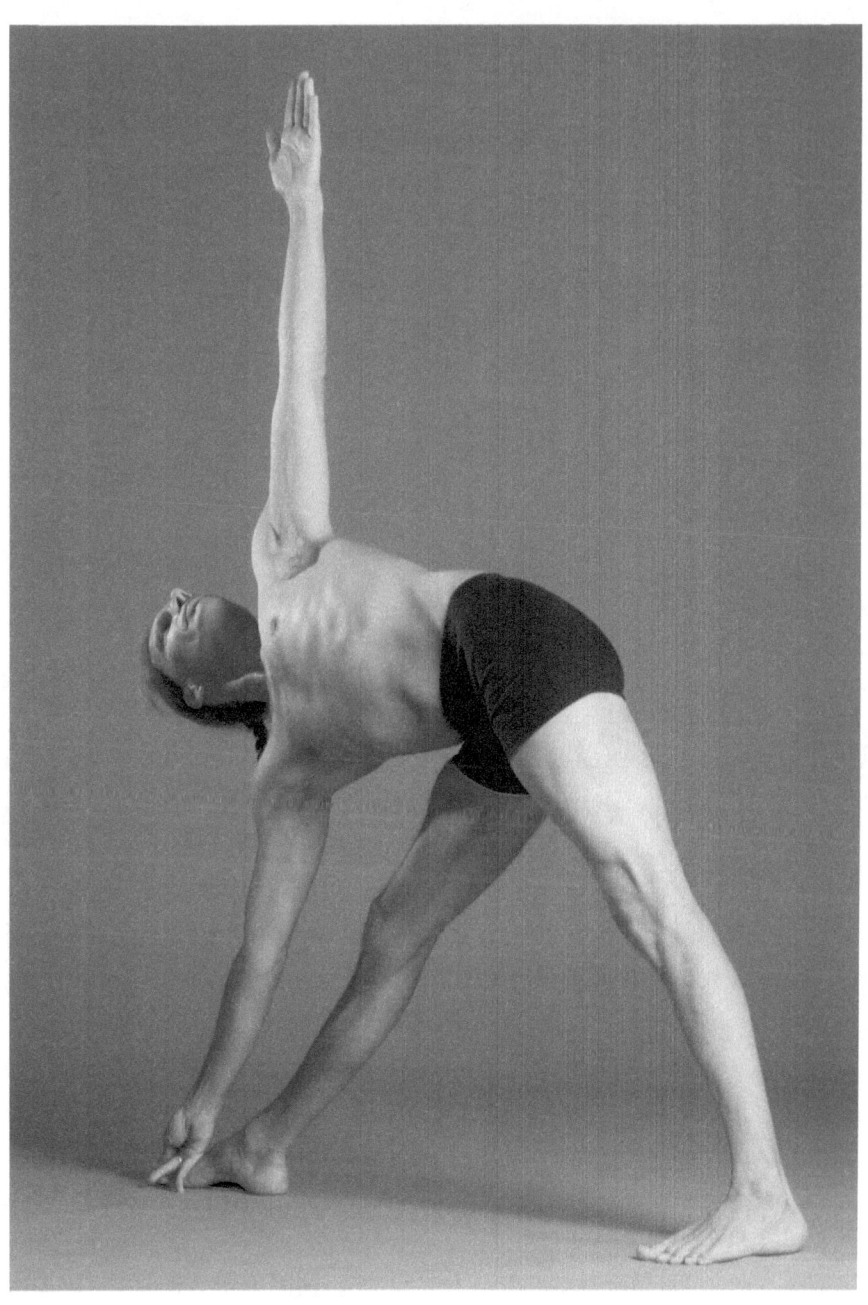

Utthita Trikonasana vinyasa 2

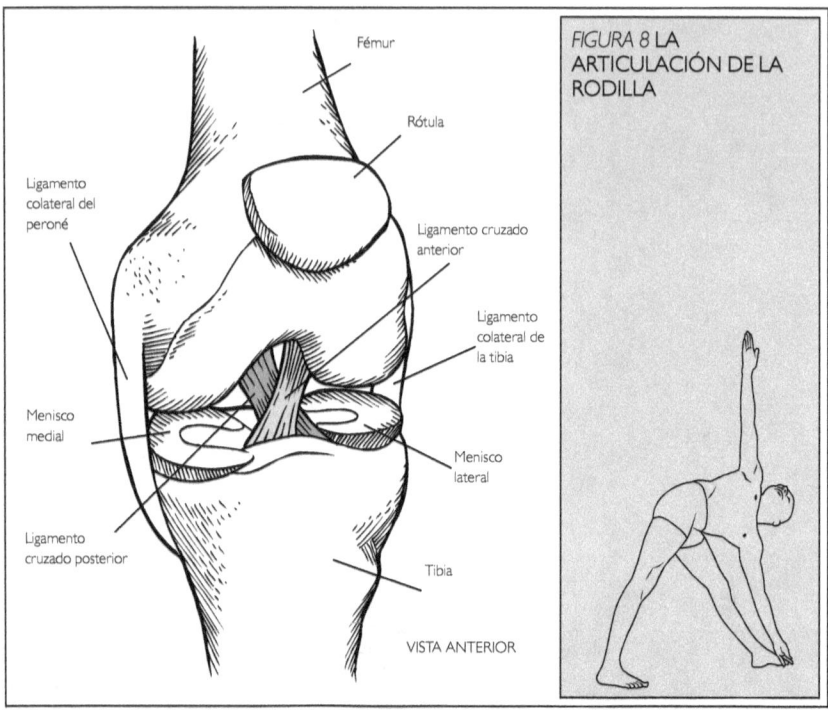

FIGURA 8 LA ARTICULACIÓN DE LA RODILLA

Una articulación bisagra solo puede moverse en un plano. La acción de estirar la pierna en primer lugar se realiza por el músculo del cuádricep femoral (quadriceps femoris, frontal del muslo), mientras que los isquiotibiales, los principales flexores de la pierna, llevan el talón hacia los glúteos. Pero si nos sentamos en una silla y mantenemos los muslos estáticos, podremos observar que, al girar los pies hacia la izquierda y hacia la derecha, las tibias acompañan el movimiento: la rodilla es una articulación bisagra modificada lo que le permite cierta rotación además de la extensión y de la flexión.

Se trata de una articulación compleja, ya que el fémur y la tibia no articulan bien entre sí. La parte inferior del fémur se compone de dos protuberancias redondeadas llamadas cóndilos, similar a dos ruedas que ruedan – y también se deslizan – sobre la parte superior de la tibia. Para amortiguar y asegurar el movimiento, entre estos huesos hay dos cartílagos en forma de media luna: el menisco medial y el lateral. Su función es similar a los rieles de un tren: el tren es el fémur, y las ruedas, los cóndilos. La diferencia es que los meniscos acompañan el movimiento del fémur permitiendo que ruede y se deslice.

Si hacemos una extensión precipitada de la pierna bajo presión, puede suceder que los meniscos no tengan tiempo de reaccionar con la misma rapidez y se opriman. Si intentamos girar la articulación de la rodilla y a la vez estiramos la pierna bajo presión, nos podemos causar un daño importante, como sucede en muchos deportes. La articulación de la rodilla jamás debe rotar bajo presión o cargando peso.

Un desgarro de menisco tarda mucho en curarse y los médicos normalmente recomiendan cirugía. Sin embargo, en muchos casos, las lesiones de los meniscos pueden curarse con ayuda del yoga entre seis y dieciocho meses. El cartílago tiene pocos vasos sanguíneos y, como consecuencia, poco suministro de nutrientes, indispensable para el proceso de curación. El yoga acelera la curación, ya que las posturas y las transiciones, cuando se realizan con precisión, estimulan el intercambio de nutrientes. Curar una rodilla lesionada requiere perseverancia y paciencia, y sobre todo una gran precisión. Quien haya trabajado con un menisco lesionado sabe que un cambio de solo 2° al colocar el pie en las posturas de pie puede marcar la diferencia entre comodidad y curación o dolor y empeoramiento.

Asimismo, con posicionamientos menos exactos del pie y en rodillas sanas y sin dolor, no quiere decir que el daño no esté ocurriendo. Los mismos errores repetidos una y otra vez tarde o temprano provocarán una lesión.

Sin embargo, la mayoría de los problemas de rodillas no empieza en los meniscos, sino más bien por una sobrecarga en los ligamentos cruzados. El ligamento cruzado posterior evita que el fémur se disloque avanzando demasiado sobre la tibia, mientras que el ligamento cruzado anterior previene una dislocación posterior. Estos ligamentos reciben su nombre de su punto de inserción en la tibia, en la parte anterior y posterior, respectivamente. Cuando los ligamentos cruzados se sobrecargan, la rodilla se vuelve débil e inestable. Un mal movimiento del fémur sobre la tibia comporta desgaste en el menisco.

El ligamento cruzado se fuerza cuando se hace una hiperextensión de la pierna; en otras palabras, cuando la extensión supera los 180°. Los ligamentos anterior y posterior y el músculo poplíteo impiden la hiperextensión de la pierna, pero aún así esta ocurrirá si se ejerce mucho estrés. Una hiperextensión continuada de la pierna debilitará y creará tensión en los ligamentos cruzados.

La hiperextensión de la rodilla puede observarse a menudo en *Trikonasana*. Generalmente los alumnos con baja tensión muscular tienden a ello. Al elevar la rodilla del suelo y activar isométricamente los isquiotibiales se neutraliza esta tendencia. Los isquiotibiales pueden activarse arrastrando o deslizando el pie anterior hacia el posterior. Por supuesto, el pie no se moverá, ya que está cargando peso, pero los músculos que realizan dicha acción —los isquiotibiales—, se activarán. Esta acción es importante y debe realizarse en todas aquellas posturas en las que la pierna anterior se mantiene estirada.

Si el dolor en la parte posterior de la rodilla persiste, esta deberá doblarse ligeramente.

CONTEXTO YÓGUICO
Equilibrio activo
Equilibrar el cuerpo de forma activa en cada postura quiere decir que es necesario aislar los músculos que deben

contraerse de los que se han de relajar y estirar. Con demasiada frecuencia se ven practicantes que contraen todo el cuerpo. Un equilibrio activo fortalece tanto los músculos profundos como los superficiales. Esto crea un vehículo ligero, ya que la estructura ósea se mueve con más eficacia. Pada Hastasana es una buena postura para sentir estos principios en acción.

Parívrta Trikonasana
POSTURA DEL TRIÁNGULO INVERTIDO
Dristhi Mano

Vinyasa dos
Se recomienda entrar en esta postura con una única exhalación. Por la complejidad de su entrada, los principiantes deben dividir este movimiento en varias partes.

Desde la posición del medio, primero reduce la distancia entre los pies unos diez o veinte centímetros, a no ser que tengas unos isquiotibiales realmente largos. Esta distancia que restamos es la diferencia entre las articulaciones de la cadera, en la que esta se coloca paralela al lado largo de la esterilla en *Utthita Trikonasana*, respecto a la posición de la misma en *Parivrta Trikonasana*, en la que se encuentra alineada con el lado corto de la esterilla. De otro modo, la posición del sacro se verá comprometida —ya que debería estar paralelo al suelo— afectando la posición de la columna. Algunos sentirán que se está consiguiendo un mayor estiramiento, creando una sensación más emocionante, pero en realidad se está interfiriendo en la circulación de prana hacia *sushumma* (el canal de energía del cuerpo sutil) y del líquido cefalorraquídeo en el cuerpo burdo, algo que puede estar, o no, relacionado entre sí. El flujo ininterrumpido de estos canales es uno de los objetivos de la práctica yóguica. Si los principios científicos subyacentes a la práctica no se entienden, el yoga será de poca utilidad.

Con la distancia más corta, gira el pie derecho a 90° y el pie izquierdo hacia el interior unos 45°. Si giramos el pie izquierdo más de 90°, se puede perder fácilmente el equilibrio, mientras que si no se gira lo suficiente será muy difícil conseguir que las caderas queden alineadas con el ancho de la esterilla —o si se alinean, habrá demasiada tensión en la rodilla izquierda, ya que la tibia gira externamente y el fémur, siguiendo el movimiento de la pelvis, rota medialmente. Ahora, mantén la cadera recta en su sitio, presionando la base del dedo gordo del pie en el suelo, y lleva la cadera izquierda hacia adelante, presionando la parte externa del pie izquierdo en el suelo, hasta que las caderas queden alineadas.

Extiende la mano izquierda más allá del pie derecho. Exhalando, baja la mano y colócala en el borde externo del pie derecho, con los dedos pequeños del pie y de la mano juntos. Los dedos de las manos extendidos apuntan en la misma dirección que los dedos del pie. Mantén la elevación del corazón sin flexionar, más bien alarga el tronco. Lleva las escápulas hacia abajo y el corazón hacia adelante entre los hombros. Si no puedes colocar la mano en el suelo, colócala sobre el pie o la tibia. La mano izquierda empuja contra el suelo. La punta de los dedos de la mano derecha se elevan hacia el techo, donde se dirige la mirada. Los principiantes pueden mirar hacia el suelo si mirar hacia arriba les hace perder el equilibrio.

Es importante mantener las dos articulaciones de la cadera equidistantes al suelo. Así se evita poner el peso en el pie anterior. Retén la cadera derecha en su sitio, activando la base de los dedos del pie derecho y contrae los abductores de la cadera del lado derecho. Estas acciones evitan que la cadera izquierda colapse.

Coloca la cabeza encima del pie delantero y sigue alargando la columna y el cuello en esta dirección. Manos y hombros se alinean con la plomada, que se consigue al rotar la columna torácica 90°.

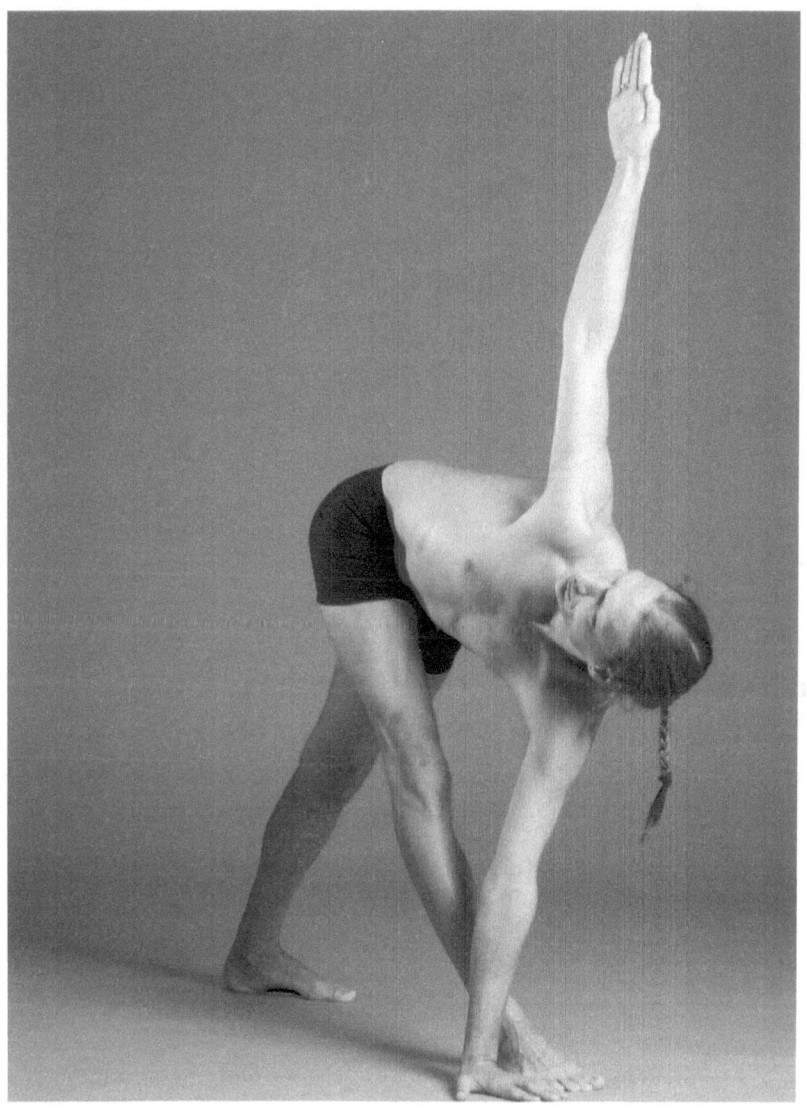

Parivrta Trikonasana vinyasa 2

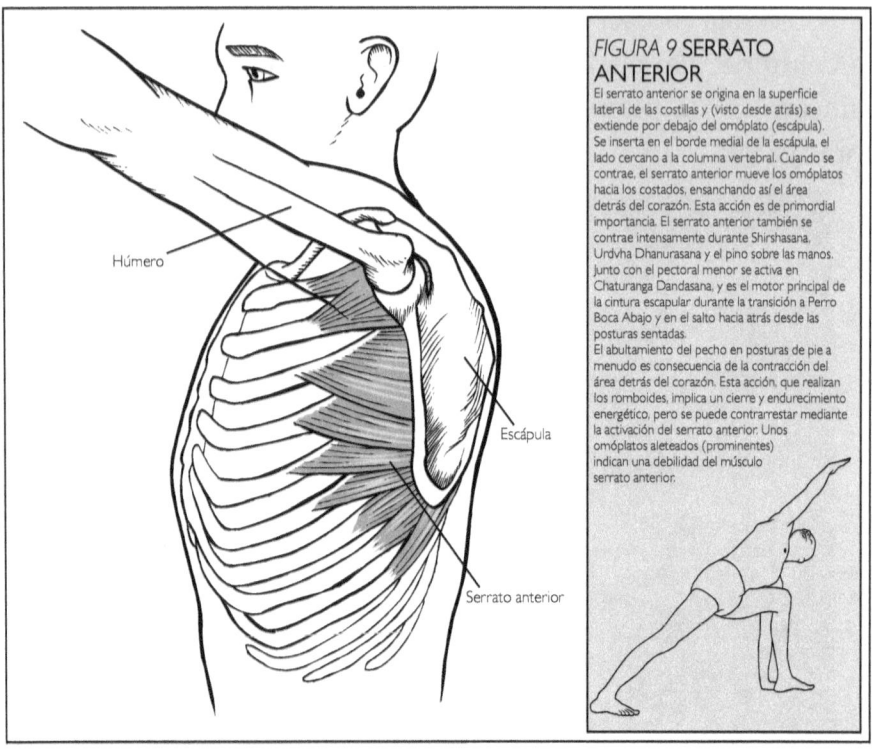

FIGURA 9 **SERRATO ANTERIOR**

El serrato anterior se origina en la superficie lateral de las costillas y (visto desde atrás) se extiende por debajo del omóplato (escápula). Se inserta en el borde medial de la escápula, el lado cercano a la columna vertebral. Cuando se contrae, el serrato anterior mueve los omóplatos hacia los costados, ensanchando así el área detrás del corazón. Esta acción es de primordial importancia. El serrato anterior también se contrae intensamente durante Shirshasana, Urdvha Dhanurasana y el pino sobre las manos. Junto con el pectoral menor se activa en Chaturanga Dandasana, y es el motor principal de la cintura escapular durante la transición a Perro Boca Abajo y en el salto hacia atrás desde las posturas sentadas.

El abultamiento del pecho en posturas de pie a menudo es consecuencia de la contracción del área detrás del corazón. Esta acción, que realizan los romboides, implica un cierre y endurecimiento energético, pero se puede contrarrestar mediante la activación del serrato anterior. Unos omóplatos aleteados (prominentes) indican una debilidad del músculo serrato anterior.

Permanecemos en esta postura durante cinco respiraciones, con las piernas activas para dar soporte al tronco y la columna. Extiende a través del dedo gordo del pie y, al mismo tiempo, crea una succión en el muslo asentándolo en la cadera. Contrarresta la tendencia hacia delante de la postura, manteniendo el talón del pie posterior pesado. Compensa la flexión de la cadera en la pierna anterior presionando el pie que está delante hacia atrás. Cuando los pies se activan hacia abajo se crea una línea continua de energía desde los pies hacia las caderas pasando por la espalda hasta la coronilla. Así, la postura se conecta a tierra y la energía asciende.

ASANA

Vinyasa tres
Inhalando, vuelve a la posición en el centro.

Vinyasa cuatro
Repite *Parivrta Trikonasana* durante cinco respiraciones en el lado izquierdo.

Vinyasa cinco
Inhalando, vuelve a la posición en el centro. En la siguiente exhalación, vuelve a *Samasthiti*.

TRASFONDO MITOLÓGICO
Un mundo perfecto
El Señor Subramaniam, segundo hijo del Señor Shiva, también conocido como Skanda, el feroz señor de la guerra, una vez fue a visitar al Señor Shiva y se quejó de que el mundo actual, creado por el Señor Brahma, era imperfecto —lleno de corrupción, crimen e injusticia. Shiva le sugirió que crease un mundo mejor. Subramaniam entonces venció, hizo prisionero a Brahma y destruyó su mundo. Luego creó su propio mundo mejorado.

Pasado un tiempo el Señor Shiva visitó a Subramaniam y observó su mundo perfecto. En él, nada se movía, vivía o cambiaba, pues todo estaba detenido, congelado en el estado estático de la perfección. No existían ni siquiera seres sensibles, pues su esencia natural es buscar la perfección y, si la perfección es alcanzada, la vida ha llegado a su término. Los seres liberados no renacen. El Buddha, tras alcanzar Mahaparinirvana, nunca regresó. Esa es la razón por la cual los bodhisattvas evitan la perfección: así pueden seguir sirviendo a los demás.

Según el pensamiento indio, el estado de perfección existe únicamente como consciencia, denominado purusha o atman, el asiento de la misma. Lo que cambia es el mundo transitorio de lo manifestado, el cual incluye cuerpo, mente, ego, y todos aquellos objetos compuestos de elementos burdos y partículas sutiles elementales.

Shiva hizo ver a Subramaniam que ese mundo no era en absoluto un mundo, sino única- mente una imagen congelada de la perfección. La razón de un mundo manifestado es la de proporcionar a los seres el cóctel adecuado de placer y dolor, que finalmente conduzca al autoconocimiento. Para ello debe estar en un flujo constante y, por ello, es imperfecto. Viendo el fallo en su mundo, Subramaniam liberó a Brahma para que rehiciese su viejo mundo imperfecto.

Utthita Parshvakonasana
POSTURA DEL ÁNGULO LATERAL INVERTIDO
Drishti Mano

Vinyasa uno
Inhalando, gira hacia la derecha, y saltando cae con bastante separación entre los pies (es la más amplia de entre las posturas de pie).

Vinyasa dos
Exhalando, abre el pie derecho 90° y gira el pie izquierdo 5°. Flexiona la pierna derecha hasta que la rodilla esté exactamente

sobre el tobillo, de forma que la tibia quede perpendicular al suelo (ver *Virabhadrasana* en *Suryanamaskara* B). En esta postura no es indispensable mantener el fémur paralelo al suelo: esto se consigue cuando se ha desarrollado la fuerza necesaria para dar soporte a esa flexibilidad. Coloca la mano derecha en el suelo al lado del borde exterior del pie, con los dedos de manos y pies apuntando en la misma dirección. Mantén la base del dedo gordo del pie en el suelo, y la rodilla derecha presiona contra el hombro derecho. Esta acción contrae los abductores de la cadera derecha. Asimismo, lleva el brazo izquierdo por encima de la cabeza formando una diagonal desde el pie izquierdo hasta la mano izquierda. Los principiantes deberán aumentar la distancia entre los pies en este momento para alcanzar esta línea.

En esta postura es importante no colapsar las caderas y, al contrario, darles el soporte necesario. Debe haber una sensación de ligereza en las caderas y las piernas, que se elevan desde el suelo. Activa el arco externo del pie izquierdo y utilízalo como ancla para establecer una rotación externa en el muslo izquierdo, lo que a su vez elevará la cadera izquierda sobre la derecha. Anticipando las posturas de loto y medio loto que se harán más adelante,[38] la cadera derecha se hunde bajo la cadera izquierda para estirar el grupo aductor derecho (ver figura 17). El muslo derecho gira internamente hasta que la rotación lateral que nos ha llevado hasta la postura se neutralice. Mantén la tensión entre la rodilla flexionada y la cadera contraria para trabajar la

---

[38] Los términos «aduct» y «abduc» derivan del Latín. Ad—- significa hacia y ab— alejar (en el sentido opuesto), mientras que *ducere* significa tirar o llevar. Los aductores son músculos que llevan los huesos hacia el centro del cuerpo y los abductores los alejan del centro del cuerpo.

apertura de las ingles. La palma mira hacia el suelo, y la axila izquierda mira hacia el costado (y no hacia el techo). Esto se consigue activando el músculo infraespinoso (*infraspinatus*), cuya acción gira lateralmente el húmero (hueso del brazo). Este movimiento no deben hacerlo aquellas personas cuyo brazo se coloca así de manera natural. Debe ser evaluado por un profesor cualificado. Una rotación externa incorrecta puede provocar una inflamación de los rotadores del hombro y una contracción crónica del infraespinoso.

Separa los hombros de las orejas, baja la cintura escapular y activa el gran dorsal (*latissimus dorsi*). El hombro se mantiene lejos del cuello, con una abducción de las escápulas gracias a la acción del músculo serrato anterior (serratus anterior, ver figura 9). Permanece en *Utthita Parshvakonasana* durante cinco respiraciones.

La cabeza gira y se dirige hacia el brazo que se eleva, mirando a lo largo del brazo hacia la palma de la mano sin contorsionar el cuello. Si hasta ahora se han seguido las instrucciones de forma precisa, el rostro tendrá una expresión de serena felicidad. Si el rostro muestra tensión, esfuerzo o ambición, es probable que nos hayamos perdido en alguno de los extremos de la postura y sea el momento de revisar algún paso. Al conseguir el sutil equilibrio a través de los músculos activados, hallaremos: libertad, ligereza y silencio interior. Esto es yoga.

Parshvakonasana es una bella maestra para aprender a equilibrar y abrazar opuestos, como muchas otras posturas. La complejidad de las posturas de pie supone una llamada especial a la conciencia en todas las direcciones. Como dice Shankara, «la verdadera postura es la que lleva a la meditación espontánea en *Brahman*».

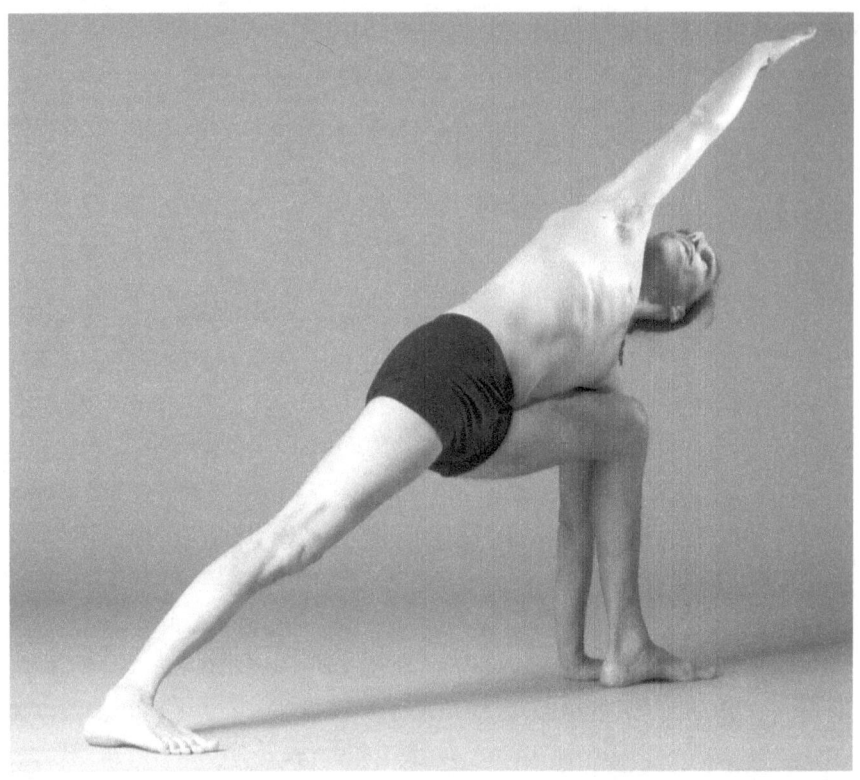

Utthita Parsvakonasana vinyasa 2

Solo cuando el esfuerzo que nos ha llevado a la postura correcta (y no a la postura perfecta, ya que todo lo que es perfecto es estático y, por ende, muerto) se reconoce como vacío en su naturaleza, puede experimentarse ese momento de silencio y ligereza.

Vinyasa tres
La inhalación nos devuelve a la postura en el centro.

Vinyasa cuatro
Exhalando, repetimos la postura en el lado izquierdo.

Vinyasa cinco
Con la inhalación, vuelve a la posición en el centro.

ENFOQUE ANATÓMICO
El movimiento de la columna
Desde un punto de vista estructural, la columna, en la zona lumbar, no está diseñada para rotar debido a la orientación de las articulaciones facetarias (L1-L5). Aunque los movimientos de rotación son limitados en la zona lumbar, en términos de flexión y extensión poseen un mayor rango de movimiento (hacia delante y hacia atrás, respectivamente). En cambio, la orientación de las articulaciones facetarias en la zona torácica (T1 –T12) permite una rotación amplia pero limitada en extensión. La extensión se ve igualmente limitada debido a la fijación de las costillas al cuerpo vertebral y a las apófisis de las vértebras (doce pares de costillas se adhieren a las doce vértebras torácicas).

Permanecemos en esta postura durante cinco respiraciones, con las piernas activas para dar soporte al tronco y la columna. Extiende a través del dedo gordo del pie y, al mismo tiempo crea una succión en el muslo asentándolo en la cadera. Contrarresta la tendencia hacia delante de la postura, manteniendo el talón del pie posterior pesado. Compensa la flexión de la cadera en la pierna anterior presionando el pie que está delante hacia atrás. Cuando los pies se activan hacia abajo se crea una línea continua de energía desde los pies hacia las caderas pasando por la espalda hasta la coronilla. Así, la postura se conecta a tierra y la energía asciende.

Parívrta Parshvakonasana
POSTURA DEL ÁNGULO LATERAL INVERTIDO
Drishti Mano

Parivrta Parshvakonasana en realidad no es una postura para principiantes, pero puede ser añadida una vez que se logre cierta experiencia en *Marichyasana* C.

Puesto que no volvemos a *Samasthiti* entre *Utthita* y *Parivrta Parshvakonasana*, el primer *vinyasa* de *Parivrta Parshvakonasana* no se cuenta.

Vinyasa dos

Al exhalar acorta la distancia y gira el pie posterior 45°, tal como hacemos en todas las posturas de pie en las que mantenemos las caderas alineadas frontalmente. El pie derecho gira 90°. Manteniendo la pierna izquierda recta, coloca de nuevo la rodilla derecha a la altura del tobillo derecho. Manteniendo las caderas alineadas, encaja el hombro izquierdo por fuera de la rodilla derecha (cuanto más vacíos estén los pulmones, más fácil será). Te puedes ayudar presionando el muslo derecho hacia el centro con la mano derecha. Coloca la mano izquierda en el suelo al lado del pie, separando bien los dedos.

Ahora lleva el brazo sobre la cabeza formando una línea diagonal desde el pie izquierdo hasta la mano derecha. La palma mira hacia abajo, gira el rostro hacia el brazo derecho y la mirada hacia la palma. Separa la base de los dedos del pie posterior de modo que la pierna se mantenga fuerte y estirada. Una abducción potente de la rodilla derecha contrarrestada por el brazo izquierdo ayudará a la columna a rotar en espiral. No hagas una falsa torsión de la columna dejando que la cadera derecha colapse hacia el suelo, sino que más bien busca que las caderas estén niveladas y alineadas. Separa las escápulas de las orejas, alejándolas del cuello. Mantén la parte inferior del abdomen firme y respira profundamente para alargar la espalda. Crea espacio entre el hombro izquierdo y la cadera derecha. Extiende al mismo tiempo los isquiones y la coronilla en sentidos opuestos. Mantén *Parivrta Parshvakonasana* durante cinco respiraciones.

Para los principiantes que no pueden entrar en la postura en una sola respiración, esta puede abordarse en varias fases:

- Gira mirando hacia la pierna derecha y coloca la rodilla izquierda en el suelo. Mantén la pierna doblada, coloca el hombro izquierdo por fuera de la rodilla y haz presión en el suelo con la mano izquierda.
- Mantén la rodilla encima del tobillo y el hombro encajado por fuera de la rodilla, levanta la rodilla posterior y estira la pierna.
- Manteniendo todo lo mencionado hasta ahora, trata de presionar el talón izquierdo hasta el suelo, colocando el pie en un ángulo de 45°.
- Eleva el brazo derecho y mira hacia la palma.

Permanece en cualquiera de estas etapas el tiempo necesario hasta lograr cada fase. De este modo, la integridad de la postura no será sacrificada. Una vez que logres hacer la postura completa, intenta entrar en ella en una sola respiración.

Vinyasa tres
Al inhalar, regresa a la posición en el centro.

Vinyasa cuatro
Exhalando, repite la postura en el otro lado.

ASANA

Vinyasa cinco
Inhalando, vuelve al centro, y en la exhalación regresa a *Samasthiti*.

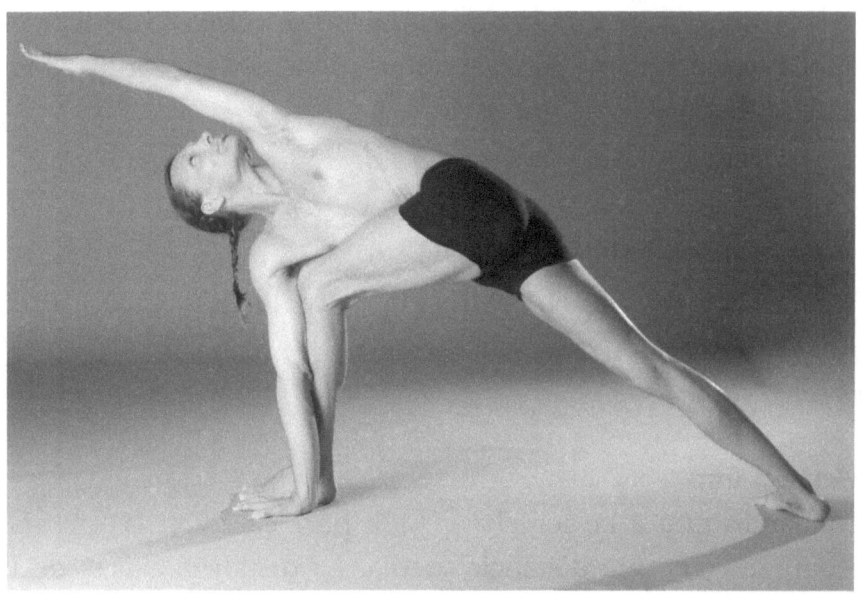

Parivrta Parsvakonasana vinyasa 2

CONTEXTO YÓGUICO
Acción inteligente
Cualquier movimiento en una postura puede excederse y, en todo momento, debería poder iniciarse su movimiento contrario, lo que equivale a retraer su acción. Eso es la acción inteligente.

La mayoría de los músculos realizan más de una acción. Por ejemplo, la acción principal del gran dorsal es extender el húmero[39] y rotarlo medialmente. La primera de estas dos acciones causa indirectamente que el codo se doble. Esto se ve contrarrestado por el deltoides, que flexiona el húmero (eleva el brazo por encima de la cabeza). La rotación medial del húmero hace que el infraespinoso se active. Una acción juega con la opuesta para así conseguir la postura equilibrada que se desea.

Prasarita Padottanasana A
POSTURA DE ESTIRAMIENTO INTENSO CON PIES SEPARADOS A
Drishti Nariz

Vinyasa uno
Inhalando gira a la derecha y salta para caer con las piernas separadas con una distancia media. La distancia exacta de la postura debe estar en proporción al largo de la espalda y al largo de las piernas de cada practicante.

Los cantos externos de los pies deben estar paralelos manteniendo las rodillas alineadas, ya que los muslos tienden a girar medialmente cuando hacemos una flexión. Comprueba que los pies no se hayan girado hacia afuera después de cada una de las cuatro versiones de esta postura. Las manos se colocan firmemente en las caderas. Mientras las caderas se hunden hacia el suelo, estira toda la espalda, incluyendo el sacro, separándolo de las caderas. El corazón se abre y dirige la flexión del tronco hacia delante.

---

39 Se define extensión como el retorno de la flexión, y la flexión del húmero consiste en elevar el brazo hacia delante.

Vinyasa dos

Exhalando, flexiona desde la articulación de las caderas y coloca las manos en el suelo. Separa los dedos y esfuérzate por colocar poco a poco los dedos de manos y pies alineados. Las manos están separadas a la distancia de los hombros.

Inhalando, eleva el pecho, estira los brazos y lleva la zona lumbar a una posición cóncava. Las piernas trabajan con intensidad para dar soporte al estiramiento pasivo de la espalda. Mira hacia la nariz.

Vinyasa tres

Exhalando, flexiona. Contrarresta la rotación medial de los muslos manteniéndolos en rotación lateral. Sitúa el tronco entre los muslos y «cierra la puerta» rotando medialmente los muslos hasta que las rodillas miren hacia delante. Los estudiantes flexibles pueden colocar la coronilla (el punto más alto de la cabeza) en el suelo. Alumnos con torsos largos en comparación con el largo de sus piernas pueden reducir la distancia entre los pies para mantener el estiramiento del cuello, mientras que los alumnos con un torso relativamente corto deberán aumentar la distancia para conseguir el mismo efecto. Si la coronilla toca el suelo, se producirá un efecto de drenaje en las glándulas cerebrales (la pineal y pituitaria). Con el fin de aumentar este efecto purificador, se proponen cuatro versiones distintas de la postura. Es una postura muy sutil. En un principio, se piensa que contraer los abdominales y los flexores de las caderas, tanto como sea posible, ayuda a entrar más profundamente en la postura. Sin embargo, tanto el recto abdominal, el mayor músculo abdominal, como el psoas, el flexor de la cadera más importante, acortan el torso y, por tanto, alejan la cabeza del suelo. Ver *Padangustasana* y *Pada Hastasana* para entender las sutilezas de la flexión. Con las manos ayudamos a llevar el tronco entre las piernas, mientras que llevamos las escápulas hacia el techo. Mantén el ásana durante cinco respiraciones.

Contraindicaciones: si hay dolor en el tobillo exterior, enraíza el interior del pie. Si el dolor es en el tobillo interior, enraíza el exterior del pie. La tendencia de los abductores de la cadera a contraerse durante estas posturas (dolor en el exterior de la cadera por encima del trocánter mayor) es una señal de que estos músculos no están lo suficientemente desarrollados. En ese caso, reduce la distancia entre los pies.

Vinyasa cuatro
Inhalando, levanta la cabeza y estira los brazos. Exhalando, lleva las manos hacia las caderas.

Vinyasa cinco
Con la inhalación, levántate y exhala.

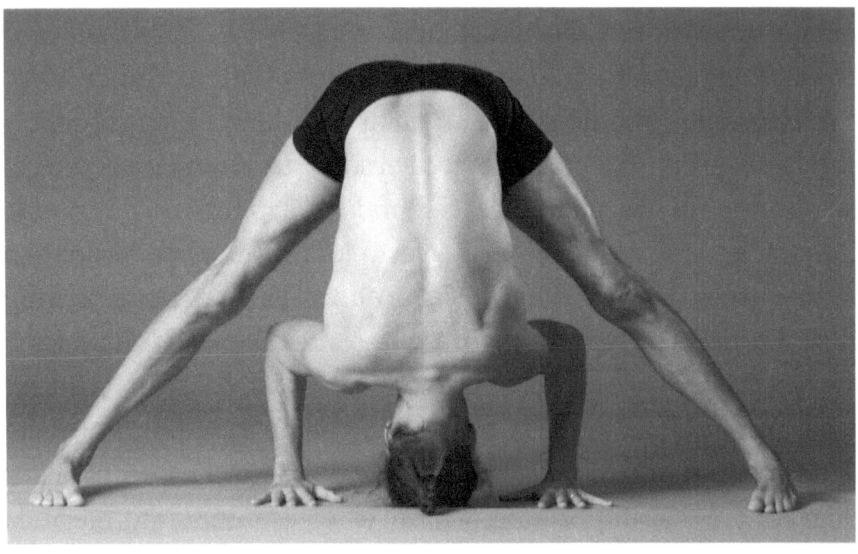

Prasarita Padottanasana A vinyasa 3

Prasarita Padottanasana B
POSTURA DE ESTIRAMIENTO INTENSO CON PIES SEPARADOS B
Drishti Nariz

Vinyasa uno
Inhalando, levanta los brazos a la altura de los hombros y abre pecho y hombros.

Vinyasa dos
Exhalando, coloca las manos de nuevo en las caderas. Inhalando, eleva el corazón y alarga desde la cintura.

Vinyasa tres
Exhalando, flexiona desde la articulación de las caderas, manteniendo las manos en las caderas con los dedos presionando en el abdomen para mantener *Uddiyana Bandha* activo. Mantén las ingles hundidas y el psoas largo para mantener el estiramiento del torso en el vinyasa dos. Mantén la postura durante cinco respiraciones.

Vinyasa cuatro
Inhalando, eleva el tronco y exhala.

ASHTANGA YOGA PRIMERA SERIE

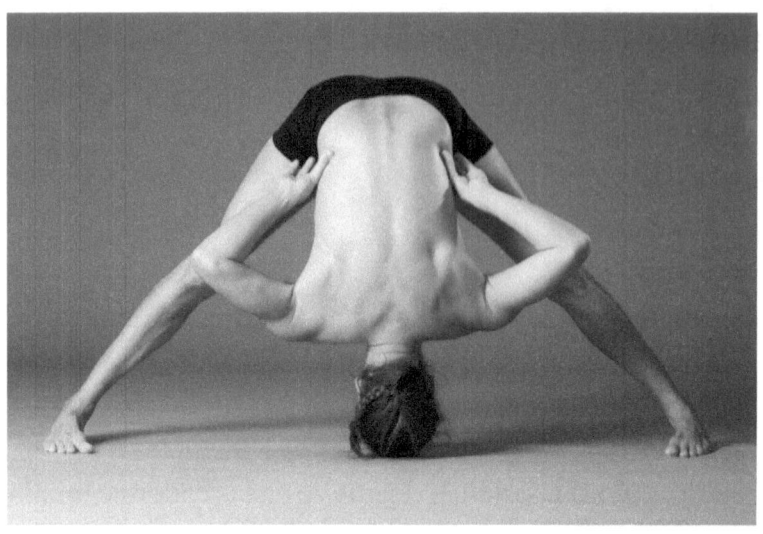

Prasarita Padottanasana B vinyasa 3

Prasarita Padottanasana C
POSTURA DE ESTIRAMIENTO INTENSO CON PIES SEPARADOS B
Drishti Nariz

Vinyasa uno
Inhalando, extiende los brazos hacia los lados.

Vinyasa dos
Exhalando, lleva los brazos por detrás de la espalda y entrelaza los dedos. Aquí es importante llevar los brazos hacia atrás en la articulación de los hombros y estirarlos. Si los brazos se mantienen delante de la articulación, será incómodo e imposible abrir la articulación de los hombros. Inhala y eleva el corazón.

Vinyasa tres

Exhalando flexiona, dejando caer la cabeza. Mantén la postura durante cinco respiraciones.

En esta postura hay dos posiciones para las manos. La primera es con las palmas una contra la otra y los pulgares apuntando hacia abajo cuando estamos de pie. Es la misma posición de las manos que *Halasana* y *Karnapidasana*. Presionar las muñecas para intensificar el estiramiento, esto no es recomendable en estudiantes con hiperextensión de codos. Si es el caso, el profesor no debe ejercer presión en las manos del estudiante para entrar más profundamente en la postura, ya que agravaría ese estado.

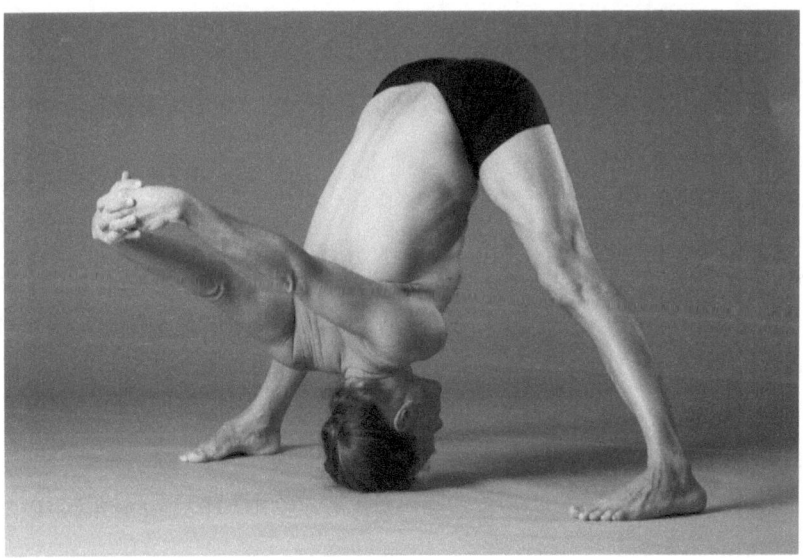

Prasarita Padottanasana C vinyasa 3

Una vez que se domina la primera posición de las manos, podemos pasar a la segunda posición, que es más exigente. En esta, giramos medialmente el húmero (hueso del brazo). Al flexionar las palmas hacia delante, miran hacia el frente, con los pulgares apuntando hacia el suelo. Exceptuando la posición de los brazos, las instrucciones para *Prasarita Padottanasana* C son las mismas que para la B, con el añadido del peso de los brazos, que ayuda a abrir la articulación de los hombros y utiliza la fuerza de la gravedad para favorecer el estiramiento de los isquiotibiales.

Vinyasa cuatro
Inhalando, vuelve a la posición inicial. Exhalando, coloca las manos en las caderas.

Prasaríta Padottanasana D
POSTURA DE ESTIRAMIENTO INTENSO CON PIES SEPARADOS B
Drishti Nariz

Vinyasa uno
Inhalando, eleva la parte anterior del pecho, manteniendo las manos en la cadera.

Vinyasa dos
Exhalando, flexiona y sujeta los dedos gordos de pies como en *Padangushtasana*.
   Inhalando, eleva el corazón, mira suavemente hacia arriba, y estira los brazos.

Vinyasa tres
Con la exhalación, flexiona y sitúa el tronco entre las caderas y, si es posible, la coronilla en el suelo. Lleva el peso hacia los dedos

de los pies para intensificar el estiramiento. Mantén separados los dedos de los pies. Las muñecas y los codos apuntan hacia los lados. Las escápulas y el cóccix se elevan hacia el techo. La coronilla y el corazón van hacia el suelo. Permanece durante cinco respiraciones.

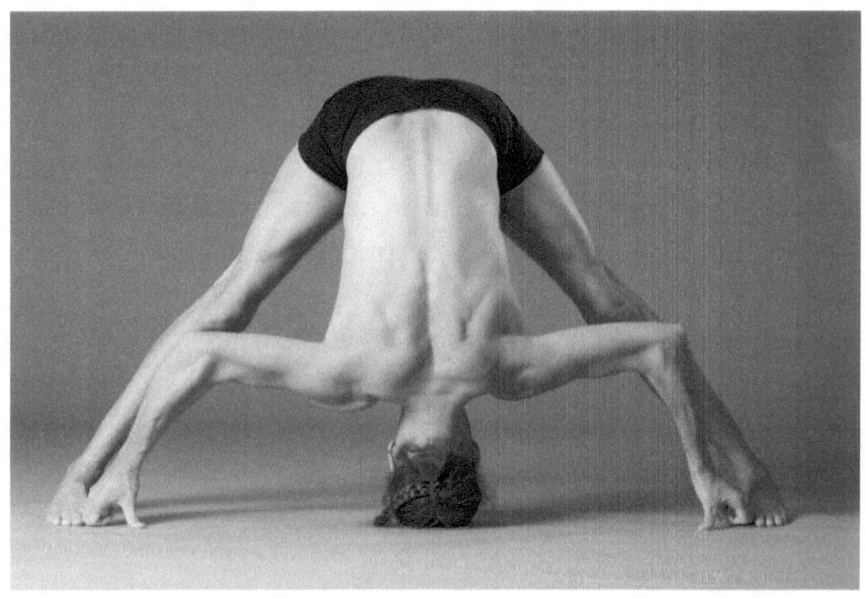

Prasarita Padottanasana D vinyasa 3

Vinyasa cuatro
Inhalando, eleva el tronco, estira los brazos y mira hacia arriba.
Exhalando, coloca las manos de nuevo en las caderas.

Vinyasa cinco
Inhalando, vuelve a la posición vertical.
Exhalando vuelve a *Samasthiti*.

Parsvottanasana
POSTURA DEL ESTIRAMIENTO LATERAL INTENSO
Drishti Nariz

Vinyasa uno
Inhalando, gira a la derecha y salta manteniendo una distancia relativamente corta entre los pies. Esta postura mantiene las caderas alineadas como *Parivrta Trikonasana*. El recuento del vinyasa nos invita a girar hacia el pie derecho y colocar las manos en posición de oración en la espalda, todo ello en una misma inhalación.

Para una mayor precisión, los principiantes pueden separar estos movimientos. Para ello, gira a la derecha en la exhalación, de cara a la parte posterior de la esterilla. El pie izquierdo debe girar 45°. Coloca las palmas juntas en la espalda y elévalas tanto como sea posible entre las escápulas. Con la próxima inhalación separa los dedos de los pies y eleva el torso, envolviendo las manos dobladas.

Vinyasa dos
Al exhalar, flexiona hacia la pierna derecha. En esta postura, el sutil alineamiento del pie delantero es quizás más importante que en cualquiera de las otras posturas de pie. Es indispensable mantener una línea recta que pase por el segundo dedo, por el centro de la tibia y el fémur, con ambos huesos en rotación neutral. La tendencia común consiste en girar el pie delantero demasiado, lo que hace que tibia y fémur roten en direcciones opuestas. Activa contra el suelo el dedo gordo del pie derecho para llevar la cadera derecha hacia atrás. El muslo de la pierna frontal se hunde hacia la cadera activando cuádriceps e isquiotibiales. Sin levantar el talón del suelo, alarga los dedos del pie. Esta acción activa los isquiotibiales, lo cual a su vez los protege en este intenso estiramiento.

En esta postura hay una fuerte tendencia a llevar el peso sobre el pie derecho, lo que hace que la cadera izquierda colapse hacia el suelo. Esto impide el estiramiento de los isquiotibiales de la pierna delantera. Contrarresta esta tendencia llevando el peso hacia el pie izquierdo, clavando el talón trasero. Mantén las caderas alineadas a una distancia equidistante del suelo. La pierna trasera está recta y activa, poniendo énfasis en activar el arco externo. Todos los movimientos con rotación deben ser evaluados individualmente por un profesor con conocimientos de anatomía, ya que fácilmente pueden ser excesivos.

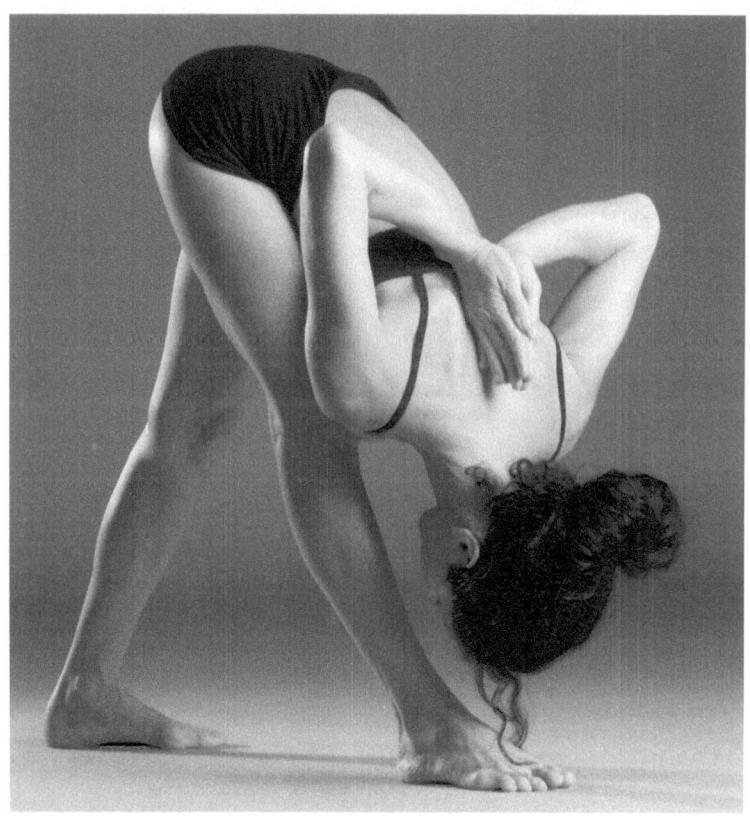

Parsvottanasana vinyasa 2

Los codos y los hombros tienden a colgar y deben elevarse con la acción de los romboides, músculos situados entre las escápulas. Las palmas y, en particular la base de los dedos, presionan la una contra la otra. Todo el tronco se encuentra en *Samasthiti*, con la columna, cuello y parte trasera de la cabeza alineadas como si estuviésemos de pie. La frente no debe colapsar contra la tibia, ni el mentón debe apuntarse hacia ella. En cambio, la coronilla y el corazón se dirigen hacia el dedo gordo, mientras que las escápulas y los isquiones descienden, creando así una tracción en toda la columna. Mantén durante cinco respiraciones.

Vinyasa tres
Inhalando, vuelve a la posición vertical y gira hacia la izquierda.

Vinyasa cuatro
Exhalando, repite la postura en el lado izquierdo.

Vinyasa cinco
Inhalando, levántate y disfruta del estiramiento de los brazos al relajar los hombros. La exhalación nos devuelve a *Samasthiti*.

Utthita Hasta Padangushtasana
POSTURA DE LA MANO HACIA EL DEDO GORDO DEL PIE
Drishti Dedos Del Pie, Hacia El Costado

Vinyasa uno
Desde *Samasthiti*, con la inhalación, pon todo el peso en el pie izquierdo y lleva la rodilla derecha al pecho con las dos manos.

Esta posición intermedia es una oportunidad para prepararse para la postura. Ayuda a estirar los isquiotibiales por encima de las caderas —comprueba aquí que la cadera derecha no se eleva al levantar la pierna y se hunde la ingle relajando el psoas. Establece el soporte de la pierna del suelo conectando la base del dedo gordo en el suelo. La sutil espiral medial en la pierna indica la activación de los músculos abductores. Cuando nos mantenemos sobre una sola pierna, estos músculos son esenciales para dar soporte a la cadera y a la pierna que están en suspensión.

La mano derecha baja por el exterior de la rodilla derecha y ciñe el dedo gordo, es decir, lo enlaza con el índice y el corazón. Coloca la mano izquierda en la cadera. Estira la pierna derecha, pero solo hasta el punto en que la espalda permanezca erguida. Sacrificar el alineamiento de la columna contradice los principios yóguicos. Con la pierna estirada, eleva y alarga desde el tiro[40] de la entrepierna. Si el hombro derecho se ha movido hacia adelante por el peso de la pierna, llévalo hacia atrás de forma que los hombros estén alineados.

Asegúrate de que las caderas se encuentran equidistantes del suelo. A menudo, la cadera se eleva para evitar el estiramiento de los isquiotibiales. Comprueba que la pierna de apoyo sigue recta.

Estira y alarga la columna hacia arriba mientras llevas los isquiones hacia el suelo. La columna tiende a comprimirse al cargar con el peso adicional de la pierna suspendida.

---

40 Una línea imaginaria que, a grosso modo, corresponde al tiro de la entrepierna de un pantalón.

Vinyasa dos
Una vez realizado todo lo anterior, flexiona con la exhalación. Mantén el torso alineado a lo largo de la pierna, sin alterar su posición. Inicialmente, esta posición puede ser incómoda, pero es una poderosa herramienta para acceder a *Uddiyana Bandha*. Solo es efectiva si el alineamiento se ha estudiado detenidamente y hemos adquirido la flexibilidad necesaria. Mantén este vinyasa durante cinco respiraciones.

Vinyasa tres
Inhalando, eleva el tronco.

Vinyasa cuatro
Exhalando, lleva la pierna hacia la derecha mientras diriges la mirada hacia la izquierda. Es esencial hacer este movimiento sin elevar la cadera derecha. Los principiantes pueden hacerlo rotando lateralmente el muslo primero, de manera que la cadera desciende y el talón derecho se eleva hacia el centro. Cuando la pierna esté a un lado, el muslo puede girarse medialmente para que el talón vuelva a descender. Hay que llevar el pie al costado lo máximo posible para abrir la articulación de la cadera derecha. La finalidad es situar ambas caderas y el pie derecho en un mismo plano, lo que permitirá el estiramiento máximo del grupo de aductores derechos. Es un excelente calentamiento para la siguiente postura: *Ardha Baddha Padmottanasana*.

ASANA

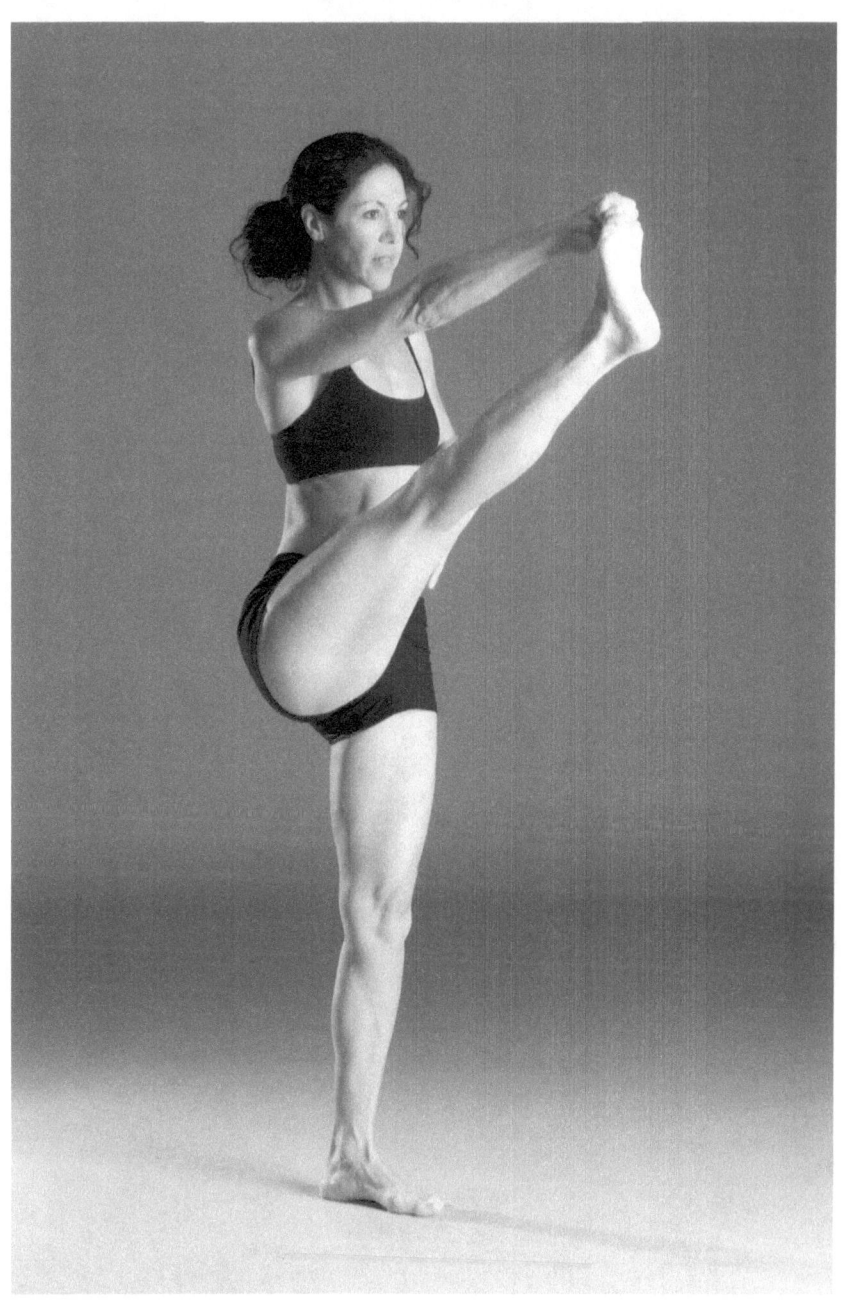

Utthita Hasta Padangushtasana vinyasa 1

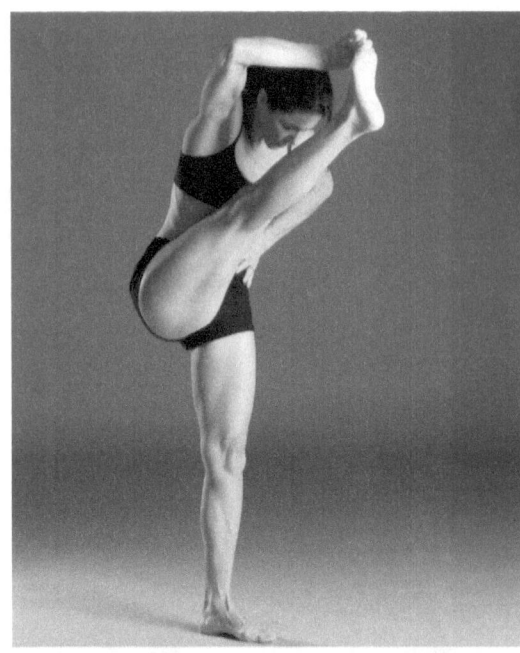

Utthita Hasta Padangushtasana vinyasa 2

Utthita Hasta Padangushtasana vinyasa 4

Utthita Hasta Padangushtasana vinyasa 7

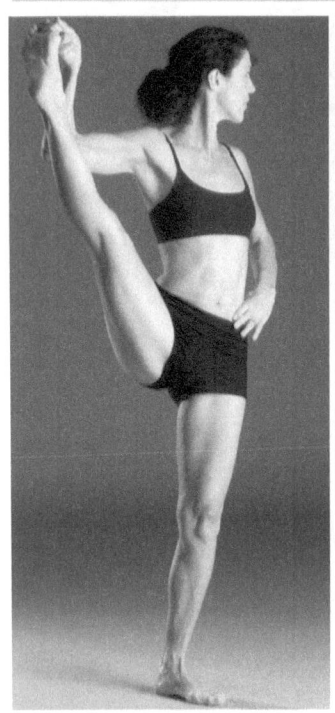
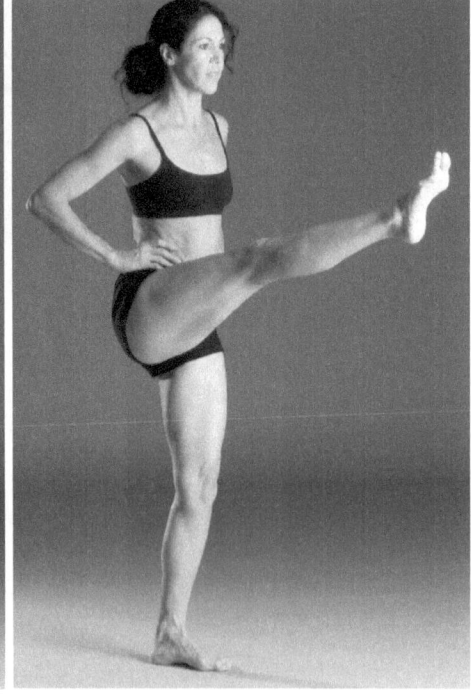

El estiramiento de los aductores es una medida de precaución para las rodillas, indispensable en todas las posturas de loto y medio loto. Mantén el vinyasa durante cinco respiraciones.

Vinyasa cinco
Inhalando, lleva la pierna hasta el centro.

Vinyasa seis
Con la exhalación, flexiona el tronco sobre la pierna derecha.

Vinyasa siete
Inhalando, vuelve a la posición vertical. Suelta el pie y mantén la pierna elevada. Es un buen ejercicio para fortalecer el músculo del psoas (ver figura 12). El psoas inicia la acción, completada por el músculo recto del fémur (flexor de la cadera). Este último, debido a su origen (espina ilíaca anterior superior), suele hacer una anteversión de la pelvis (hacia delante). Por su parte, un psoas contraído/débil suele acentuar la lordosis lumbar. Estas dos tendencias deben contrarrestrarse con el músculo recto abdominal (ver figura 16), que lleva el hueso púbico hacia arriba e inclina la pelvis posteriormente.

Si los músculos abdominales no trabajan, la pierna no puede elevarse mucho. *Utthita Hasta Padangushtasana* es un ejercicio excelente para los músculos flexores de la cadera y para los abdominales.

Con la exhalación, baja la pierna derecha.

Vinyasa ocho a catorce
Repite en el lado izquierdo.

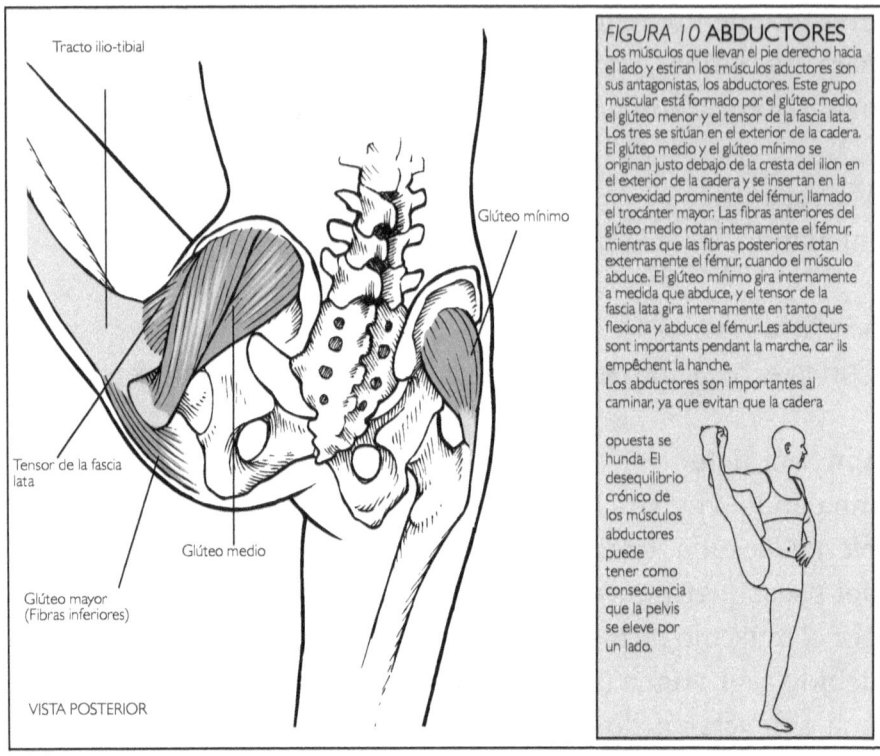

FIGURA 10 **ABDUCTORES**
Los músculos que llevan el pie derecho hacia el lado y estiran los músculos aductores son sus antagonistas, los abductores. Este grupo muscular está formado por el glúteo medio, el glúteo menor y el tensor de la fascia lata. Los tres se sitúan en el exterior de la cadera. El glúteo medio y el glúteo mínimo se originan justo debajo de la cresta del ilion en el exterior de la cadera y se insertan en la convexidad prominente del fémur, llamado el trocánter mayor. Las fibras anteriores del glúteo medio rotan internamente el fémur, mientras que las fibras posteriores rotan externamente el fémur, cuando el músculo abduce. El glúteo mínimo gira internamente a medida que abduce, y el tensor de la fascia lata gira internamente en tanto que flexiona y abduce el fémur. Les abducteurs sont importants pendant la marche, car ils empêchent la hanche.
Los abductores son importantes al caminar, ya que evitan que la cadera opuesta se hunda. El desequilibrio crónico de los músculos abductores puede tener como consecuencia que la pelvis se eleve por un lado.

ENFOQUE ANATÓMICO

Fortalecimiento del pie

Los principiantes a menudo tienen calambres en los pies, sobre todo si tienen los arcos caídos. Esto no debería ser motivo para desmoralizarse. Los calambres indican debilidad en el pie, algo que puede corregirse rápidamente con la postura si se ejecuta de forma adecuada. Es importante, ya que los arcos caídos suman estrés al menisco medial y, consecuentemente, debilitan la articulación de la rodilla. Para corregir esto debemos elevar del suelo el arco interno y transverso. La terminología anatómica para estos movimientos es, respectivamente, flexión plantar (pies de punta) e inversión

> del pie (girar la planta del pie hacia arriba). Volveremos a estas acciones una y otra vez, ya que este mismo movimiento protege la rodilla cuando entramos en el loto o medio loto. Los músculos que realizan estas dos acciones son el tibial posterior, el flexor largo de los dedos y el flexor del dedo gordo. Los tres tienen su origen en la tibia y la fíbula y se insertan en la parte inferior del pie.

Ardha Baddha Padmottanasana
POSTURA DEL ESTIRAMIENTO INTENSO EN MEDIO LOTO ATADO
Drishti Nariz

Vinyasa uno
Al tratarse de una postura compleja, la descompondremos en varias fases. Los principiantes deben estudiarlas con atención.

FASE 1
Inhalando, eleva la rodilla derecha a la altura del pecho y lleva el talón hacia el isquión derecho. Para hacer la postura de forma segura, debemos ser capaces de tocar el hueso del isquión con el talón. Esto significa que podemos cerrar completamente el espacio entre el fémur y la tibia. Solo así los dos huesos pueden moverse como una unidad en la postura, lo que evita la tensión en la articulación de la rodilla. Si no puedes hacer este movimiento, no intentes hacer la postura completa, concéntrate en su preparación. Si no puedes cerrar la articulación de la rodilla totalmente, debes estirar el cuádriceps. Un cuádriceps largo es una gran ventaja para las flexiones dorsales.

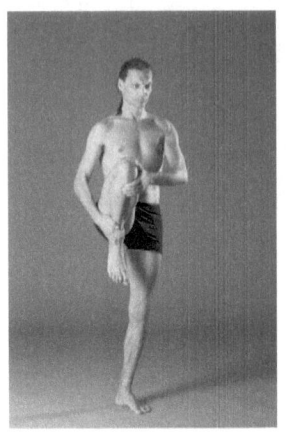 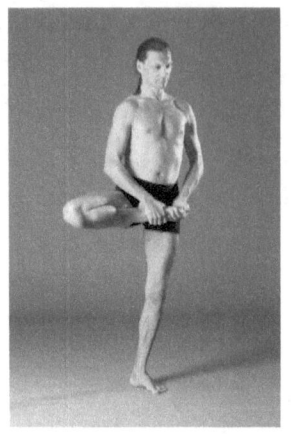 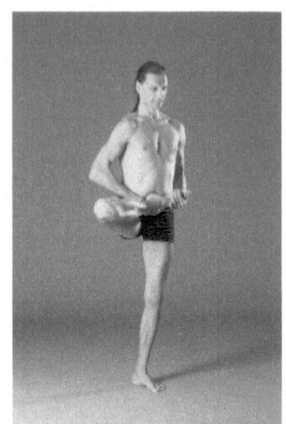

Fase 1   *Fase 2*   *Fase 3*

FASE 2

Sujeta el pie derecho y agárralo con ambas manos; pon el pie de punta y haz una inversión. Ahora, lleva la rodilla lejos hacia el lado. Suavemente, lleva el pie hacia la ingle derecha, con la rodilla apuntando hacia el lado. Esto permite que la cadera haga una rotación lateral.

El principal requisito para las posturas de loto y medio loto es la capacidad de rotar el fémur en la articulación de la cadera y, en este punto, podemos encontrar resistencia. Es importante saber que las posturas de loto y medio loto pertenecen al grupo de posturas que requieren rotación de cadera y no de rodilla. Si no abrimos la articulación de la cadera (que es una articulación esférica y con movilidad en todas direcciones), la apertura se desplazará hacia la articulación de la rodilla. Al ser una articulación bisagra, diseñada para moverse en una sola dirección, la apertura será más bien una desestabilización.

Los antiguos yoguis no sufrían por ello, ya que solían sentarse en el suelo, lo que mantiene las articulaciones de la cadera móviles y flexibles. En nuestra sociedad, nos sentamos en sillas, lejos del suelo, con las caderas flexionadas. Por ello, debemos invertir más tiempo en las posturas que nos preparan para la Primera serie.

FASE 3

Desde la posición en la que la rodilla apunta hacia la derecha y el talón derecho se coloca en la ingle derecha, elevamos el talón hacia el ombligo, manteniendo el pie y la rodilla a la misma distancia del suelo. Si has cerrado el espacio entre la tibia y el fémur, los dos huesos se moverán ahora como una única unidad, evitando la tensión en la articulación de la rodilla. Me gusta denominar esta posición de la rodilla como «sellada». Así nos aseguramos de que la rotación se realiza entre el fémur y la cavidad de la cadera (acetabulum), y no entre el fémur y la tibia (articulación de la rodilla). Cuando consigas la rotación necesaria en la cadera podrás tocar el ombligo con el talón.

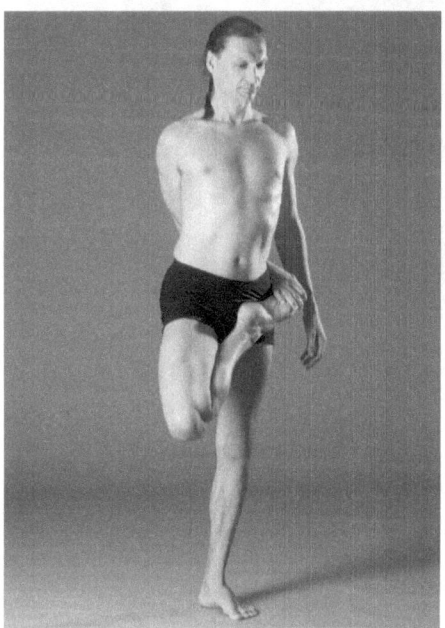

Fase 4, Ardha Baddha Padmottanasana vinyasa 1

FASE 4

Manteniendo el talón en línea con el ombligo, desliza la rodilla hacia el suelo. En este punto, rotaremos el fémur medialmente hasta un punto en que la rotación lateral inicial se anule y la planta del pie mire hacia delante y no hacia arriba. Eleva el pie derecho hacia la ingle contraria, comprobando que el talón sigue en línea con el ombligo. Agarra el pie con la mano izquierda mientras la mano derecha pasa por la espalda hacia el codo izquierdo. Enlaza el codo o, si es posible, el dedo gordo del pie derecho. Asegúrate de que no hay limitación en la elevación del hombro al extender el brazo hacia atrás. Ahora, lleva la escápula hacia abajo.

Solo cuando puedas sujetar el dedo gordo del pie con la mano opuesta, haz la flexión de forma segura. Si puedes enlazar el pie indica que la rodilla está en una posición segura para la flexión hacia delante. Si no podemos enlazar el dedo del pie, es probable que este no esté correctamente colocado en la ingle, sino más bien sobre el muslo. Esto indica que la articulación de la rodilla no está totalmente flexionada y el cartílago y las estructuras de los ligamentos están bajo estrés.

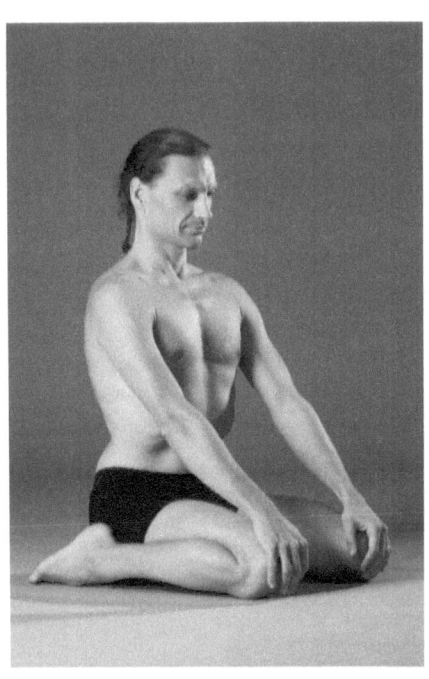

Virasana

CONSEJO PRÁCTICO

Estirar el cuádriceps

La forma más sencilla de alargar el cuádriceps es permanecer durante quince minutos o más cada día en *Virasana* y, más tarde, en *Supta Virasana*. Practícalo fuera de tu práctica.

Al principio, puedes sentarte sobre unas mantas o almohadas. A medida que aumente la flexibilidad, reduce poco a poco la elevación del asiento. Una vez que logres ejecutar *Virasana*, practica *Supta Virasana*.

Puede ser útil utilizar un cinturón en esta postura. Sin cinturón, las rodillas tienden a separarse. Juntar las rodillas de forma activa cada día durante un periodo largo acortará los músculos aductores.

Abrir la articulación de las caderas

Para abrir la articulación de las caderas, debemos permanecer sentados el mayor tiempo posible en *Ardha Siddhasana*. Practica esta postura después de Virasana. Podemos utilizar mantas y, poco a poco, ir disminuyendo la altura cuando se gane flexibilidad. Mantén las rodillas tan separadas como puedas. En esta postura puedes comer, escribir o ver la televisión. Si permanecemos en ella durante una hora cada día, la articulación de las caderas se abrirá rápidamente. Una vez que ganes cierta flexibilidad, sigue con *Siddhasana*.

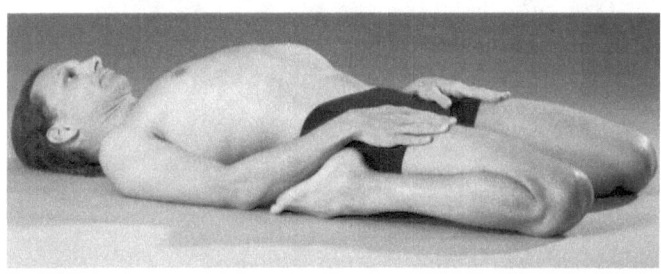

Supta Virasana

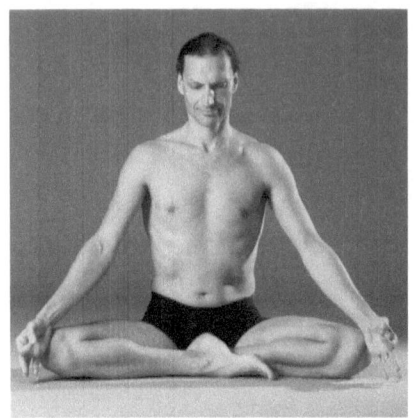 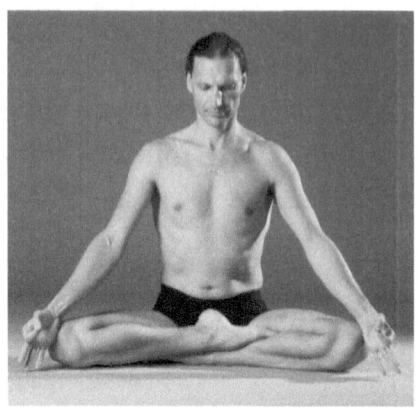

Ardha Siddhasana *Siddhasana*

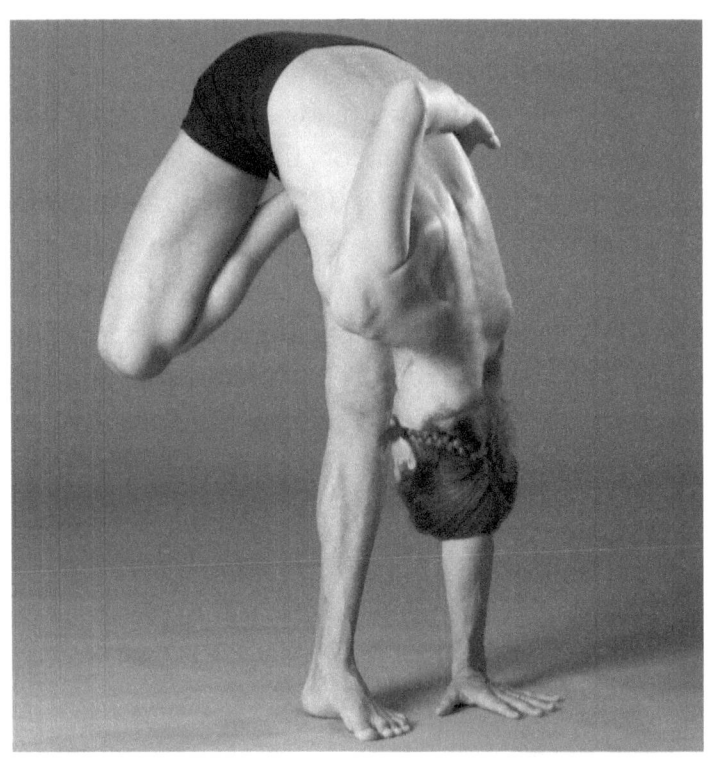

Ardha Baddha Padmottanasana vinyasa 2

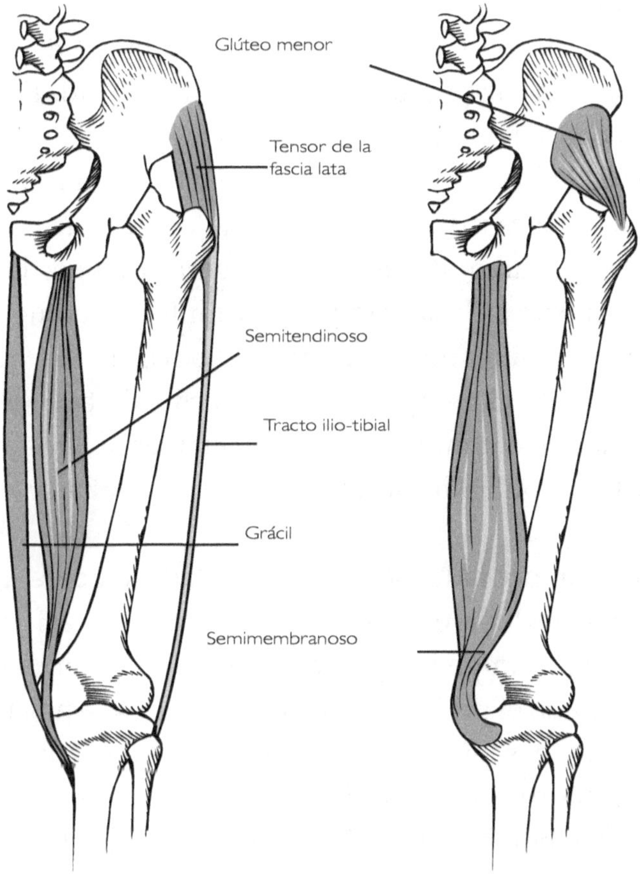

ASANA

FIGURA 11 ROTADORES INTERNOS

Los músculos que rotan internamente el fémur realizan esta acción como una función secundaria. El semimembranoso y el semitendinoso, pertenecientes al grupo de los isquiotibiales, son principalmente extensores de cadera y flexores de rodilla. El tensor de la fascia lata es principalmente un flexor de cadera y un abductor. La acción principal del glúteo mínimo es la abducción y la del músculo grácil es la aducción. Juntos, estos cinco músculos realizan la rotación medial del fémur.

Esta función se puede observar fácilmente cuando, acostados boca arriba, de- jamos caer los pies hacia los lados. Es la rotación medial de los fémures la que vuelve a juntar los pies.

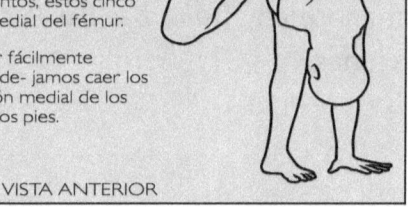

VISTA ANTERIOR

Vinyasa dos

Exhalando, flexiona hacia adelante, agarrando el dedo gordo, y coloca la mano izquierda junto al pie izquierdo. Extiende y separa los dedos apuntando hacia adelante.

Extiende la base de los dedos del pie de la pierna estirada. Con cuidado, lleva más peso desde el talón hacia la base de los dedos. Eleva el arco interior del pie para proteger la rodilla. Relaja los flexores de la cadera y el glúteo máximo (*gluteus maximus*), manteniendo la pierna de apoyo fuerte (grupo de los vastos) y, con el tiempo, coloca el pecho alineado a lo largo de la pierna. La coronilla apunta directamente hacia el suelo. Dirige las escápulas hacia el techo para mantener el cuello largo.

La rodilla doblada se dirige cuidadosamente hacia la parte posterior de la esterilla con una ligera rotación medial del fémur. Para impedir que la cadera de la pierna doblada colapse, mantén el pie y la pierna activa para que haya un tono similar en ambas piernas. El ángulo formado entre los dos fémures debe ser de unos 35-45°. Esta variación depende de la proporción entre el largo de la tibia respecto a la del fémur. Las personas con una tibia larga necesitan llevar la rodilla más hacia el lado para nivelar las caderas. Esta acción la realiza el grupo de músculos abductores, concretamente el glúteo medio y el mínimo. Son dos músculos que se observan en casos de cadera girada; es decir, cuando se observa un desequilibrio entre ambos lados.

Permanece en *Ardha Baddha Padmottanasana* durante cinco respiraciones.

Vinyasa tres
Inhalando, eleva el tronco y la cabeza y, manteniendo la postura, exhala.

> **CONSEJO PRÁCTICO**
> *Doblar la pierna durante la transición*
> Un truco para que los principiantes adquieran confianza es doblar un poco la pierna que da soporte para llegar con la mano al suelo. Cuando la mano pueda apoyarse firmemente, estira la pierna que da soporte. El mismo método puede utilizarse al subir. La pierna doblada ayudará al otro pie a encajarse más profundamente en la ingle y facilitará la postura mientras desarrollas el sentido del equilibrio.

Vinyasa cuatro
Inhalando, levántate y mantén el medio loto sujeto hasta que estés totalmente de pie. Esto permite que el pie se coloque aún más en la ingle y aumentará el efecto de apertura de la articulación de la cadera.

Vinyasa cinco
Exhalando, suelta el dedo gordo del pie en medio loto y con cuidado retira el pie de la posición para llegar a *Samasthiti*. La acción de retirar el pie de la posición del loto debe hacerse con la misma atención que al colocarlo, pero en sentido inverso.

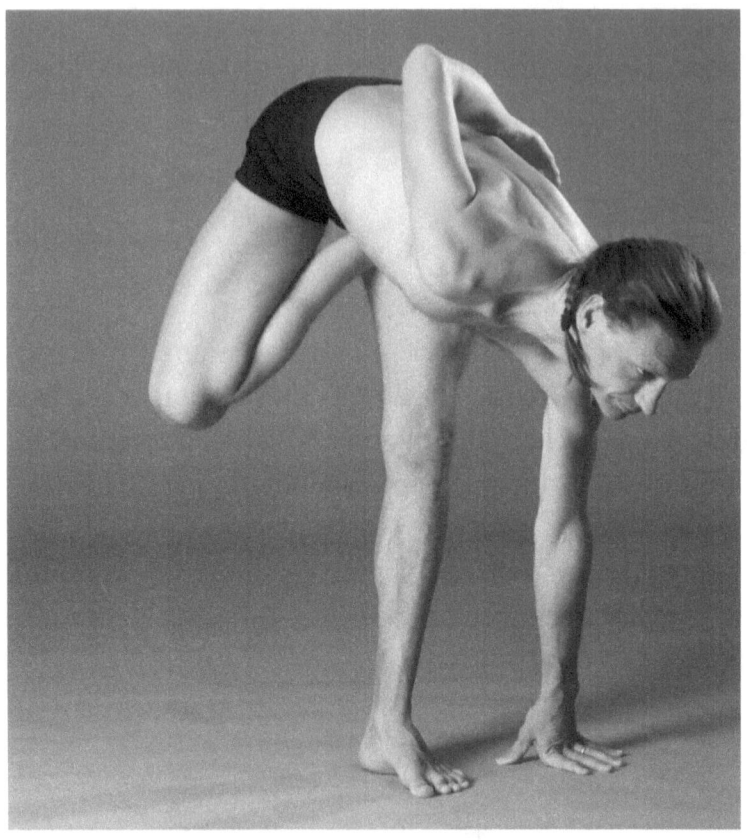

Ardha Baddha Padmottanasana vinyasa 3

CONTEXTO YÓGUICO
Estructura externa y libertad interna
Yoga Sutra II.47 postula que la postura se consigue de forma correcta cuando el esfuerzo al realizarla desarrolla la cualidad de vacío. ¿Qué significa esto? Al principio, el esfuerzo es necesario. De otro modo, el cuerpo burdo, que es *tamásico*[41]

---

[41] *Tamas* = inercia, inactividad, masa.

por naturaleza, no llegará a sentirse vibrante y lleno de vida en cada aspecto de la postura. Una vez que el marco externo de la postura se consigue, necesitamos meditar en la naturaleza interior del esfuerzo. Cuando esto se percibe, se reconoce como la naturaleza profunda de todo fenómeno: *shunya* —vacío. Hay esfuerzo en la superficie y silencio en el corazón; forma en la superficie, ausencia de forma en el núcleo; estructura en el exterior, libertad en el interior. Sobra decir que este método no funciona si primero no ponemos el esfuerzo necesario. Los dos aspectos de esta dualidad deben aplicarse, los dos deben experimentarse. Como Patanjali dice, «*abhyasa vairagya bhyam tan nirodhah*»[42] —las olas de pensamientos cesan bajo la aplicación tanto de la práctica como del dejar ir.

Vinyasa seis a nueve
Repite en el lado izquierdo.
Precaución: si sientes dolor en la rodilla en algún momento, vuelve a ello y estudia con atención los pasos anteriores. Si al empezar tus caderas son muy rígidas, puedes tardar hasta una década en abrirlas. Pero recuerda que vale la pena el esfuerzo.

Utkatasana
POSTURA DE PODER
Drishti Hacia Arriba

Las tres posturas siguientes desarrollan la fuerza y la resistencia. Son las únicas posturas de pie interconectadas con un vinyasa completo. La secuencia finaliza con un vinyasa para sentarnos.

---

[42] *Yoga Sutra* I.12

ASHTANGA YOGA PRIMERA SERIE

Vinyasa uno
Inhalando, eleva los brazos

Vinyasa dos
Exhalando, flexiona hacia delante

Vinyasa tres
Inhalando, eleva el torso

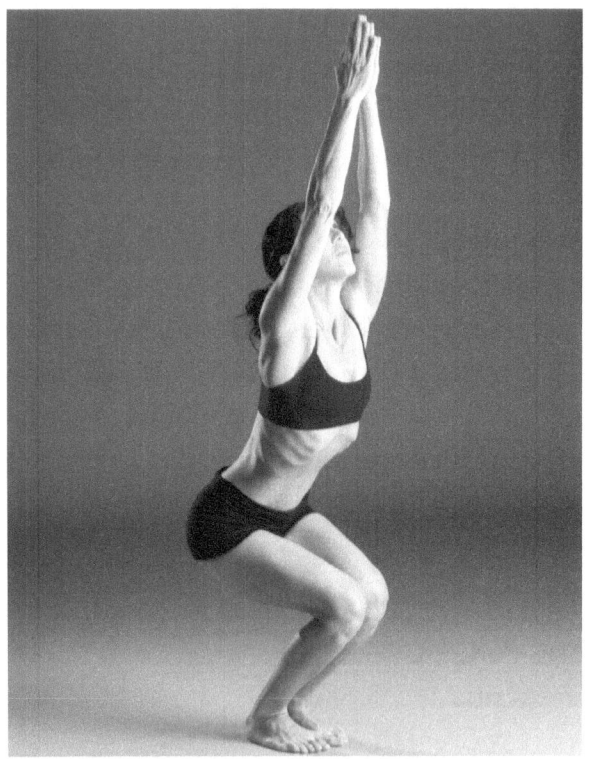

Utkatasana vinyasa 7

Vinyasa cuatro
Exhalando, Chaturanga Dandasana

Vinyasa cinco
Inhala, Perro boca arriba

Vinyasa seis
Exhala, Perro boca abajo

Vinyasa siete
Inhalando, salta hacia delante y cae con los pies entre las manos, con los dedos gordos del pie juntos. Dobla las rodillas y mantén los talones en el suelo, dirigiendo los isquiones hacia abajo. Eleva los brazos, las palmas juntas y lleva la mirada hacia arriba, más allá de las manos. Encuentra el equilibrio entre los dos polos opuestos: tronco y brazos hacia arriba, con una flexión cada vez más profunda de las rodillas (ver Surya Namaskara B). Mantén la parte baja del abdomen firme y permite que la caja torácica vibre con la respiración. Mantén la posición de Utkatasana durante cinco respiraciones.

Vinyasa ocho
Exhalando, coloca las manos en el suelo y, con la inhalación, salta manteniendo el equilibrio sobre los brazos. Las rodillas permanecen dobladas. Mantente suspendido durante el tiempo de la inhalación. Con las rodillas dobladas se desarrollará más fuerza, mientras que si estiras las piernas en una vertical completa podrás confiar más en el sentido del equilibrio.

El equilibrio sobre las manos desarrolla fuerza en el centro. El cuerpo debe integrar todas sus fuerzas y trabajar como una única unidad. Este es un aspecto esencial, especialmente para aquellos cuerpos blandos y flexibles por naturaleza. La tendencia generalizada es que los alumnos que adquieren flexibilidad rápidamente sigan progresando en esa misma dirección. La flexibilidad, sin embargo, por regla general se acompaña de un tono muscular débil. Un tono muscular débil es la capacidad de estirar los músculos y la incapacidad de contraerlos. Esta tendencia debe contrarrestarse trabajando el aumento de la fuerza más que el de la flexibilidad.

Este ejercicio puede ser un reto al principio, pero un esfuerzo sincero diario te dará frutos al cabo de un año.

Vinyasa nueve
Exhala a Chaturanga Dandasana

Vinyasa diez
Inhala a Perro boca arriba

Vinyasa once
Exhala a Perro boca abajo

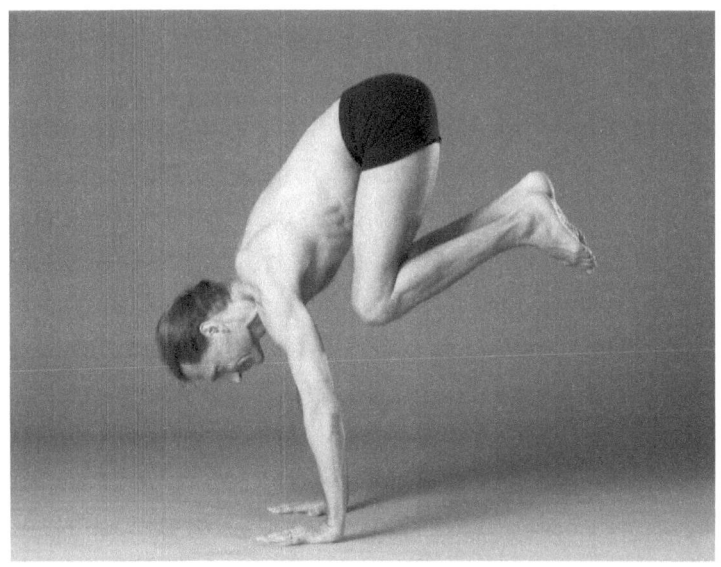

Utkatasana vinyasa 8

CONTEXTO YÓGUICO
Ásana, el asiento

En algunas prácticas de yoga actuales, las posturas del loto y del medio loto se ignoran. Si el alumno practica movido por la ambición y los principios técnicos subyacentes no se entienden, estas posturas pueden ser perjudiciales. Es una lástima, ya que en el yoga podría decirse que las posturas de rotación de caderas son las más importantes, con *Siddhasana* y *Padmasana* (la postura de loto) como las más destacadas. El *Hatha Yoga Pradipika* denomina a *Siddhasana* «el ásana más importante» y revindica esta postura como «la puerta hacia la libertad», mientras que *Padmasana*, «abre el camino a la liberación». El *Gheranda Samhita* afirma que Siddhasana «guía hacia la libertad » y *Padmasana*, «protege de todas las enfermedades». El *Shiva Samhita* recomienda que se adopte *Siddhasana* lo antes posible si se desea un buen resultado en yoga, y coincide con el *Gheranda Samhita* en que *Padmasana* «protege de todas las enfermedades». El *Yoga Yajnavalkya* afirma: «*Padmasana* es una postura apreciada por todos». Hay evidencia suficiente para considerar las posturas con rotación de las caderas como la categoría más importante de las posturas del yoga, mientras que el resto de las posturas nos preparan para permanecer períodos más largos en ásanas como *Padmasana* y *Siddhasana*.

Virabhadrasana A
POSTURA DEL GUERRERO
Drishti Hacia arriba

En este texto seguimos el sistema de medio vinyasa, que es la práctica común en India, así que cada postura empieza con el vinyasa siete. Dicho de otro modo, desde el Perro Boca Abajo, partiendo de la postura anterior, entramos en la siguiente postura. Si empezamos cada postura desde el primer vinyasa, comporta regresar a *Samasthiti* entre cada ásana, es decir, haciendo una práctica de vinyasa completo.

Vinyasa siete
Inhalando, gira el talón izquierdo hacia el centro de la esterilla para que el pie quede a 45o con respecto a la mitad de la esterilla. Lleva el pie derecho hacia delante y colócalo entre las manos (asegúrate de que las caderas estén alineadas y que el pie izquierdo está bien colocado). Sigue inhalando, eleva el tronco y los brazos. Lleva las palmas de las manos juntas y mira hacia arriba. Las escápulas descienden y van hacia los lados para evitar que los hombros se eleven hacia las orejas. El arco exterior del pie posterior se apoya firmemente en el suelo y el muslo gira medialmente para mantener la cadera izquierda hacia delante. Los isquiones pesan y se hunden. Sin perder el alineamiento de las caderas, lleva la rodilla derecha por encima del tobillo derecho, colocando la tibia perpendicular al suelo.

Si evitamos el alineamiento de las caderas, perdemos una gran oportunidad de la Primera serie para estirar los músculos psoas y cuádriceps. Para que el estiramiento se realice, es indispensable mantener la pelvis mirando al frente.

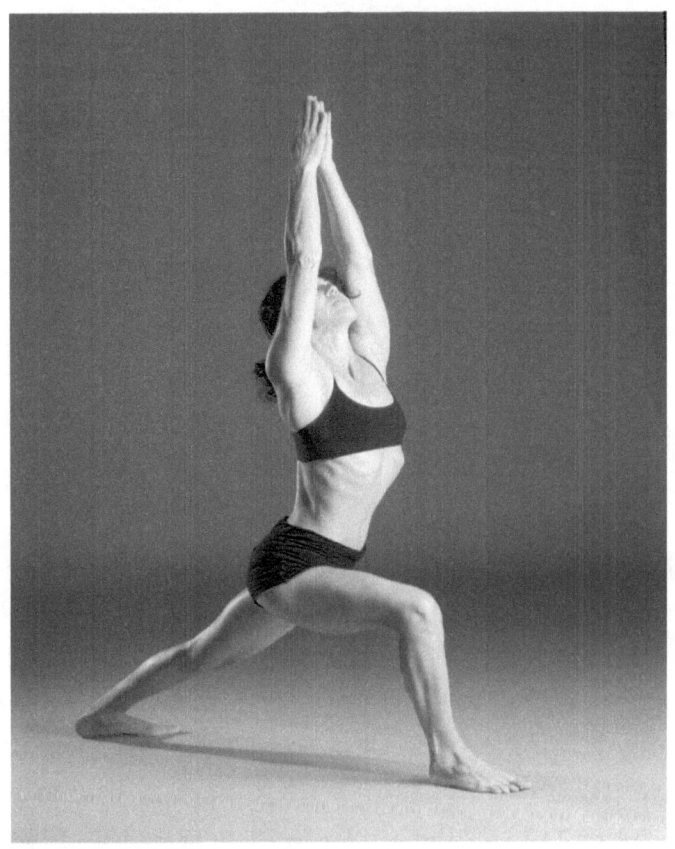

Virabhadrasana A vinyasa 7

La tendencia será efectuar una inclinación anterior de la pelvis y colapsar en la zona lumbar. Además de evitar el estiramiento de psoas y cuádriceps, también debilitaremos la zona donde más fuerte debemos estar: la zona lumbar.

Para proteger esta zona vulnerable, debemos utilizar los músculos abdominales. El recto abdominal eleva el hueso del pubis e inclina la pelvis posteriormente, permitiendo que estiremos esos músculos importantes. Mantén *Virabhadrasana* A durante cinco respiraciones.

Vinyasa ocho
Exhalando, baja la mirada al horizonte y, manteniendo los brazos elevados, gira hacia la izquierda y repite *Virabhadrasana A* en el lado izquierdo. Una vez que alcances la postura, eleva la mirada hacia arriba.

Virabhadrasana B
POSTURA DEL GUERRERO
Drishti Mano

Vinyasa nueve
Con la inhalación, lleva la cadera derecha hasta que la pelvis se encuentre paralela con el largo de la esterilla. Al mismo tiempo, baja los brazos hasta que las manos se coloquen sobre los pies. Gira el pie derecho 5o para permitir la apertura de las ingles (técnicamente, «ingle», en este caso, se refiere principalmente a los aductores). Aumenta la distancia unos 20 centímetros, que es la distancia ganada con la apertura de la posición de la cadera. La mirada se dirige a la mano izquierda. Mantén durante cinco respiraciones.

    El arco exterior del pie derecho se apoya con firmeza en la tierra y la pierna derecha gira lateralmente para abrir ambas caderas. Observa la rotación del muslo de la pierna posterior, que depende del giro del pie y es diferente a la de *Virabhadrasana A*. Baja las caderas al máximo hasta que tengas la sensación de estar suspendido sobre dos cintas elásticas. Alinea los hombros sobre las caderas, evitando la tendencia a inclinar el tronco hacia la pierna anterior. Para trabajar las piernas, ver *Utthita Parshvakonasana*.

ASANA

Vinyasa diez
Exhalando, gira y haz la misma postura en el lado derecho. La mirada cambia a la mano derecha. Cinco respiraciones.

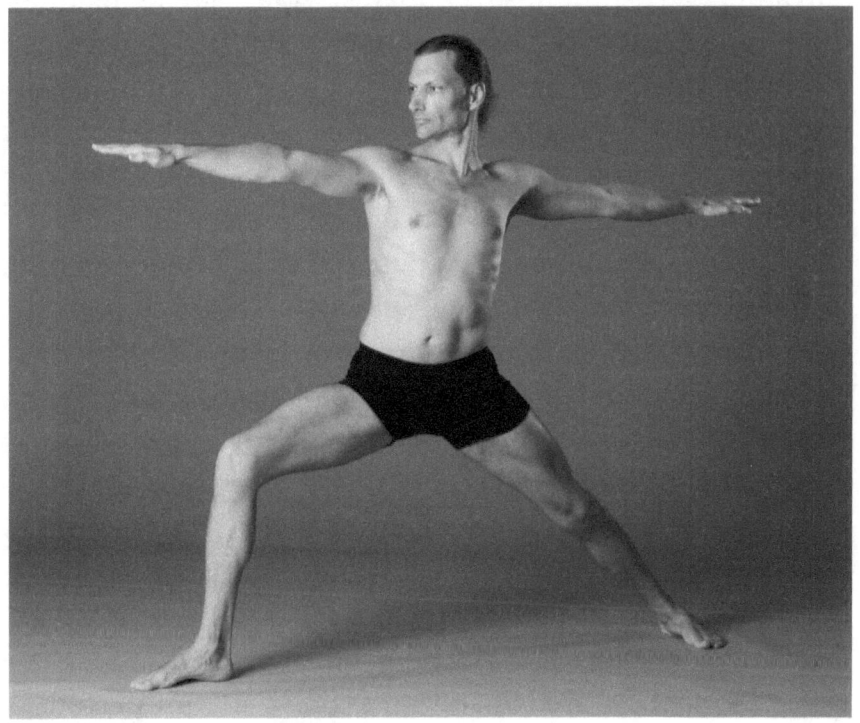

Virabhadrasana B vinyasa 9

TRASFONDO MITOLÓGICO
La ira de Shiva
Virabhadra era un guerrero feroz del ejército del Señor Shiva. El sacerdote principal y guardián de la sociedad tradicional, Daksha, era un gobernante ortodoxo. Sin su consenti- miento, su hermosa hija Sati se casó con el Señor Shiva. Shiva es

el destructor del mundo al final de cada edad de la tierra. También destruye el ego. Es el Señor del Misterio.

Por varias razones, Daksha consideraba a Shiva impuro. Shiva tenía costumbres peculiares, como la de meditar durante extensos períodos, untado con las cenizas de personas fallecidas, en cementerios, y en las cumbres de las montañas, en lugar de participar en la sociedad. Sin embargo, la razón principal del desprecio de Daksha era que Shiva siempre llevaba consigo un cráneo. La razón de ello consistía en que para castigar al Señor Brahma por su vanidad, Shiva le cortó una de sus cinco cabezas. Brahma le echó una maldición: la calavera estaría siempre adherida a su mano. Hoy en día, aún algunos devotos de Shiva llevan consigo un cráneo.

En una ocasión, Daksha organizó una ceremonia en la que invitó a todas las deidades y dignatarios excepto a Shiva y a Sati. En contra del consejo de Shiva, Sati acudió a la ceremonia de su padre. Frente a miles de invitados Sati preguntó a su padre por qué no había invitado a su marido. Daksha respondió exclamando que Shiva era un personaje despreciable, un paria que desconocía las convenciones de la sociedad.

Al escuchar el insulto a su marido, la furia de Sati fue tal que ella misma irrumpió en llamas quedando reducida a cenizas. Cuando Shiva, en su soledad, se enteró de la muerte de Sati, enfurecido saltó y empezó a bailar la danza de la destrucción.

Al final, se arrancó una de sus *jatars* (rastas) y la estrelló al suelo. Del impacto emergieron los terribles guerreros Virabhadra y Bhadrakali. Shiva les ordenó asistir al festival

ASANA

de Daksha, destruir la sala, matar a cada persona, una a una, decapitar a Daksha, beber su sangre y lanzar la cabeza al fuego.

La historia sigue, pero respecto a la postura podemos dejarlo ahí. *Virabhadrasana* está dedicada a este terrible guerrero.

Vinyasa once
Exhalando, coloca las dos manos a cada lado del pie derecho e, inhalando, levántate haciendo el pino y mantente sobre las manos el resto de la inhalación, con la pierna izquierda recta y la derecha doblada. He aquí una oportunidad más para equilibrar flexibilidad y fuerza.

Vinyasa doce
Exhalando, baja a *Chaturanga Dandasana*.

Vinyasa trece
Inhalando, arquea a Perro boca arriba.

Vinyasa catorce
Exhalando, ve a Perro boca abajo. Ahora estamos preparados para saltar y sentarnos.

En el *Mahabharata*, Arjuna con frecuencia se denomina «¡Oh poderoso armado!». Con una práctica constante, el vinyasa once nos dará una oportunidad de reproducir la fuerza de Arjuna.

Pashimottanasana

POSTURA DEL ESTIRAMIENTO INTENSO DEL OESTE[43]
Drishti Dedos Del Pie

Como en todas las ásanas que practicaremos a partir de ahora, empezamos a contar desde el *vinyasa* siete.

Vinyasa siete

Inhalando, salta a la posición de sentado. Al principio, puedes realizar este movimiento con impulso. Cuando tengas más habilidad, serás capaz de saltar con poco o nada de impulso y sin necesidad de tocar el suelo. La clave para hacerlo sin esfuerzo está en conectar la respiración con los bandhas. Mientras estamos en el aire, debemos seguir inhalando, ya que la inhalación tiene un efecto de elevación. Cuando hayas pasado entre los brazos, empieza la exhalación para descender.

Para aprender este movimiento, hay que dividirlo en dos fases separadas, claramente diferenciadas. La primera fase consiste en saltar a un equilibrio sobre las manos, manteniendo los hombros por delante de las muñecas, y las caderas y piernas dobladas arriba. La segunda fase consiste en pasar controladamente el tronco y las piernas entre las manos utilizando los hombros como eje. Mientras pasas a través de los brazos, lleva los pies hacia el abdomen y las rodillas al pecho para no tocar el suelo. Al final de la inhalación, estira las piernas para entrar en *Dandasana*, pero sigue permaneciendo en el aire. Con la exhalación, desciende lenta- mente, igual que un helicóptero al aterrizar. Trabajar este movimiento de esta

---

[43] Una referencia a la parte posterior del cuerpo, que tradicionalmente no mira hacia el sol, es decir, mira hacia el oeste.

ASANA

manera creará una conexión estable entre la respiración y los *bandhas*. También fortalecerá el abdomen y la parte baja de la espalda, preparándonos así para posturas más exigentes como las flexiones dorsales o pierna detrás de la cabeza, que forman parte de las siguientes secuencias.

Permanece en *Dandasana* durante cinco respiraciones. *Dandasana* no tiene vinyasa por sí misma: el séptimo vinyasa de *Pashimottanasana* es *Dandasana*. No obstante, *Dandasana* es la base de las posturas sentadas. Antes y después de cada medio vinyasa pasaremos por *Dandasana*.

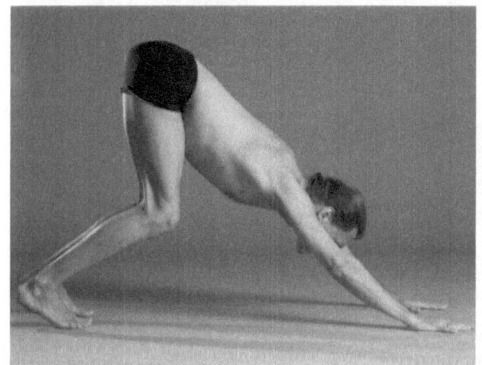 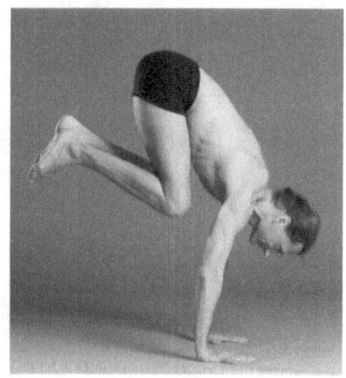

De izquierda a derecha, saltar a Dandasana. Fases 1 y 2.

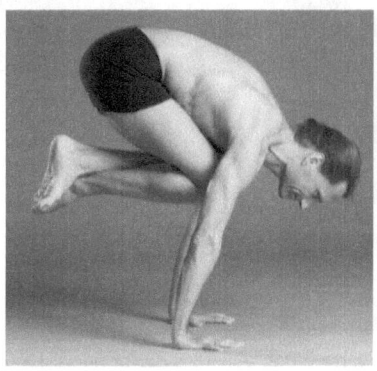 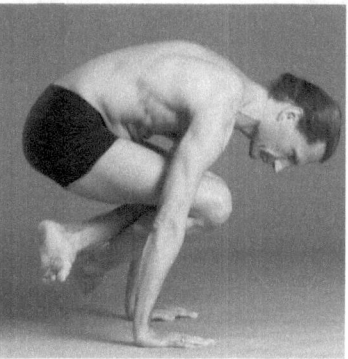

De izquierda a derecha y de arriba a abajo, saltar a Dandasana. Fases 3 a 4.

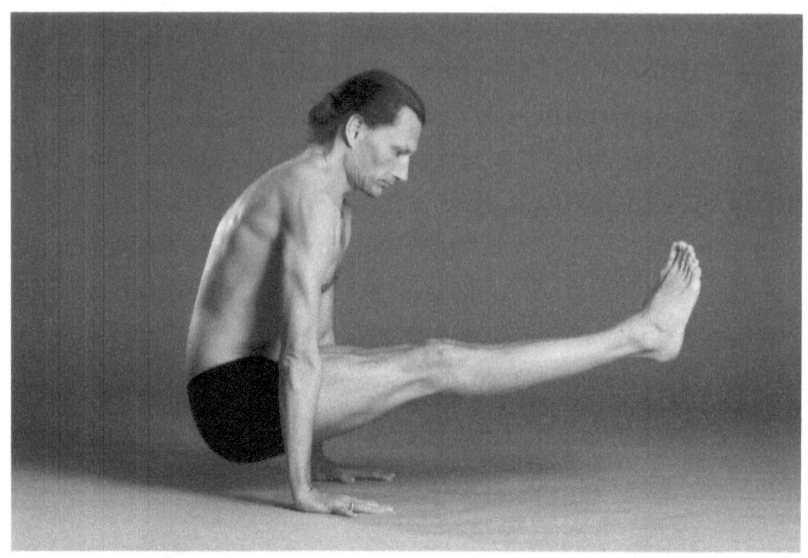

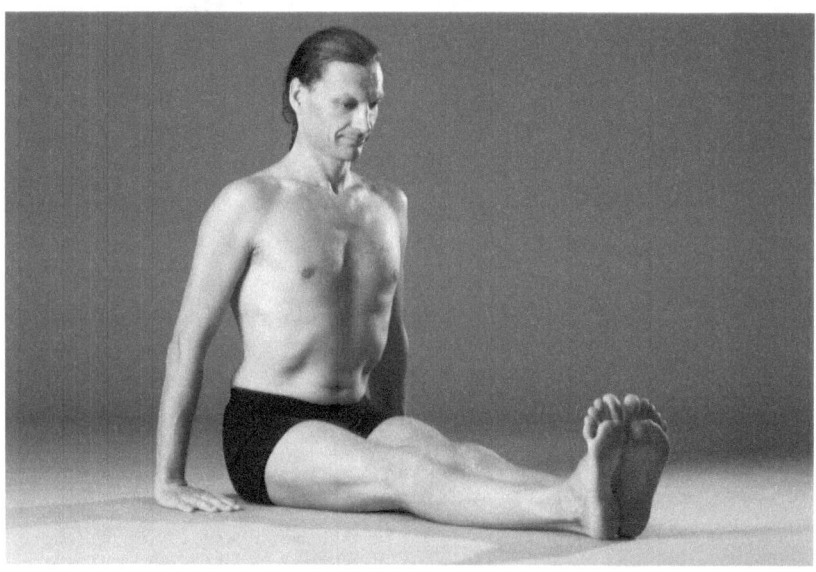

De izquierda a derecha y de arriba a abajo, saltar a Dandasana. Fases 5 a 6.

Dandasana es como un *Samasthiti* sentado. Los isquiones conectan con la tierra y la columna se alarga en un intento de mantener su curvatura natural. El corazón se eleva, vigoroso, abierto hacia el frente, ancho y abierto en la espalda. Las axilas se elevan hacia delante mientras la parte superior del brazo (el húmero) se sitúa en el centro de la articulación del hombro. Extiende los brazos y coloca las manos en el suelo con los dedos apuntando hacia los pies. Si tienes los brazos más largos que el torso, coloca las manos ligeramente por detrás de las caderas. Activa las rótulas. Alarga desde la base de los dedos de los pies y clava los talones en el suelo para activar los isquiotibiales. Lleva la mirada hacia la nariz.

Pashimottanasana A

Vinyasa ocho
Exhalando, extiende y agarra los dedos gordos del pie. La parte baja de la espalda debe permanecer plana. Curvar la espalda al efectuar una flexión hacia delante cuando estamos sentados equivale a doblarnos estando de pie, para levantar un objeto pesado del suelo, redondeando la espalda y con la piernas estiradas. Para evitar el riesgo de protrusión o hernia discal (ver figura 6), es necesario mantener la parte baja de la espalda recta en cualquier situación en la que estemos cargando peso.

Esto incluye todas las posturas con flexión y las posturas con piernas detrás de la cabeza como *Ekapada Shirshasana*. En las posturas en las que la gravedad es la única carga, como Karnapidasana y *Bujapidasana*, la espalda puede flexionarse con seguridad.

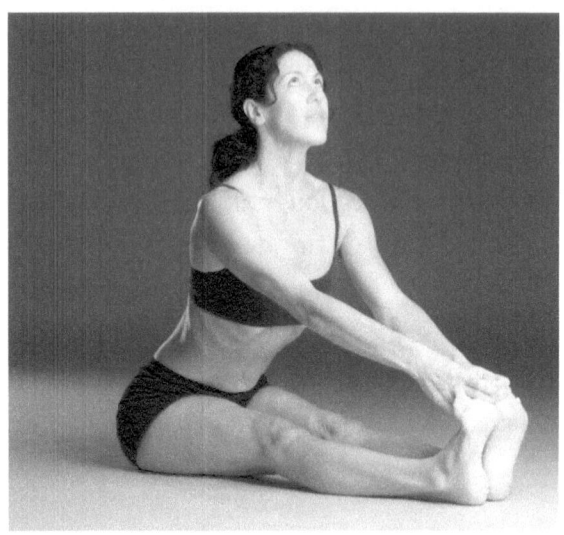

Pashimottanasana A vinyasa 8

Utilizar cinturones o correas parece una solución sencilla para alumnos con isquiotibiales rígidos para quienes es difícil sujetar los pies con la espalda recta. Pero, como dijo Sri K. Pattabhi Jois, usar accesorios interrumpe el círculo de energía de la postura.

Sin redondear la espalda y/o utilizar un cinturón, tienes dos opciones si eres demasiado rígido y quieres llegar a los dedos gordos en *Pashimottanasana*. Una es doblar las rodillas y enlazar los dedos. Esto facilitará la anteversión de la pelvis, primer paso indispensable para hacer una flexión adelante. Manteniendo las crestas ilíacas (la parte superior anterior de los huesos de la cadera) lo más cerca posible de los muslos, progresa cuidadosamente para estirar poco a poco las piernas. Presiona la base de los pies y, al mismo tiempo, aleja los isquiones de los pies. El hueso del pubis se desliza entre los muslos. La otra opción es sujetar las tibias, tobillos u otra parte de las piernas donde llegues. Sujetando con firmeza, avanza en la flexión cuidadosamente a medida que se alargan los isquiotibiales.

Algunos alumnos tienen unos isquiotibiales tan acortados que la pelvis hará una retroversión al sentarse en el suelo con las piernas rectas. Esto significa que la fuerza de la gravedad está actuando en su contra. En este caso, se recomienda elevar los isquiones sentándose en una manta plegada. Esto ayudará a colocar la pelvis recta, permitiendo el alineamiento adecuado de la espalda. Independientemente de la opción que elijas, al inhalar eleva el pecho y estira los brazos.

Eleva la mirada al entrecejo a la vez que activas las rótulas y bajas los omóplatos en la espalda. Alarga la cintura y aleja las costillas bajas de la pelvis relajando el psoas. El psoas es el único músculo que conecta las extremidades inferiores con la columna, convirtiéndolo en un músculo estabilizador integral.

> **CONTEXTO YÓGUICO**
> *El uso de accesorios*
> Todos los ásanas están diseñados para crear círculos energéticos —sobre todo en posturas como *Pashimottanasana* y *Baddha Padmasana*, en las que las manos están conectadas a los pies. La tierra, al ser receptiva, extrae nuestra energía. Estas posturas enlazadas reciclan la energía que de otro modo se dispersa. Para crear un aislante con la tierra, los yoguis suelen meditar sobre una base de sucesivas capas de hierba kush, de piel de tigre o de venado y una última de algodón. Se dice que estos círculos de energía tienen una influencia profunda en la envoltura pránica (*pranamaya kosha*), y que disminuyen cuando el flujo de la energía se interrumpe con el uso de cinturones y correas.

Vinyasa nueve

Exhalando, flexiona desde la articulación de las caderas, manteniendo la elevación creada en el vinyasa ocho. En lugar de colapsar la cabeza hacia las rodillas, eleva el corazón en dirección de los pies.

El trabajo de *Uddiyana Bandha* es importante aquí para reforzar la zona lumbar. No respires excesivamente en el abdomen, como es el caso en las flexiones, e intenta estimular la caja torácica para que esta participe en el proceso de la respiración.

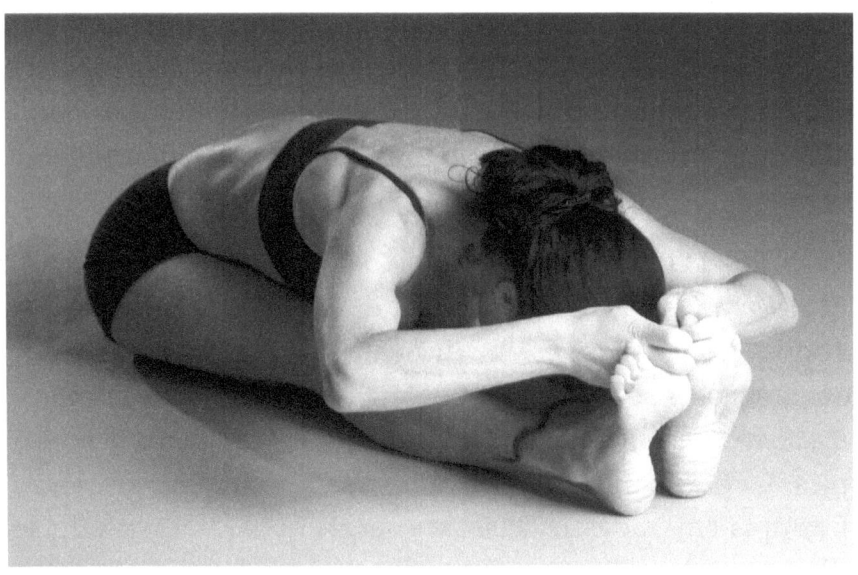

Pashimottanasana A vinyasa 9

La inhalación nos ayuda a llevar el corazón hacia adelante, mientras que la exhalación nos permite entregarnos con más profundidad a la postura. Si con estas instrucciones el alumno «rebota» de arriba a abajo, podemos concluir que no está activando *Uddiyana Bandha* lo suficiente. Permite que estos movimientos provengan del interior, trabajando la postura desde dentro hacia la periferia.

Las rótulas se mantienen siempre activas en las posturas de flexión. Como en *Padangushtasana*, el antagonista del músculo que necesita estirarse debe contraerse. El grupo muscular que en este caso necesita un estiramiento son los isquiotibiales y sus antagonistas, el cuádriceps. A los principiantes a menudo les resulta imposible mantener las rótulas activas debido a una inhabilidad de acceder al cuádriceps. Debemos crear una nueva conexión nerviosa en estos músculos. Esta coordinación puede aprenderse con concentración y perseverancia. El profesor puede presionar cuidadosamente sus pulgares en los dos muslos para «despertar» el cuádriceps.

En todas las flexiones es imprescindible extender y relajar los glúteos. Los glúteos se contraen a menudo como respuesta al miedo provocado por el estiramiento. Pero contraer los glúteos nos aleja de la flexión, ya que el glúteo mayor es un extensor de la cadera. Los ligamentos de la articulación sacroilíaca (articulación sacro/cadera) pueden forzarse. Concéntrate en relajar los glúteos, permitiendo que se extiendan, y en alargar la zona lumbar. Se trata de un alargamiento excéntrico del cuadrado lumbar. Un estiramiento excéntrico significa que el músculo permanece activo, ya que lo necesitamos para mantener la espalda recta, pero al mismo tiempo se estira mientras alargamos la cintura. Dicho de otro modo, los músculos se alargan mientras resisten el estiramiento. Es importante crear espacio adicional entre el hueso de la cadera y las costillas inferiores, porque una cintura corta y contraída es un obstáculo para todas las flexiones, las posturas de pierna detrás de la cabeza y flexiones dorsales.

ENFOQUE ANATÓMICO
Psoas, la sede del alma

El grupo muscular de flexores de la cadera incluye: el recto del fémur —uno de los músculos que forma parte del cuádriceps, el sartorio, el tensor de la fascia lata y el psoas, un músculo interno profundo. Mantener el recto femoral (*rectus femoris*) activo, una vez que se han flexionado hacia delante las caderas, hará que sobresalga delante de la cadera impidiendo profundizar en la postura. El músculo del psoas tiene su origen en los bordes del cuerpo vertebral de la T12 (la última vértebra torácica), entrando en contacto con el diafragma y las cinco vértebras lumbares (L1 – L5). Después, desciende a lo largo de la parte posterior de la cavidad abdominal (parte anterior de la columna) y se inserta en una protuberancia del interior del hueso del muslo (fémur), el trocánter menor. El psoas flexiona la articulación de la cadera, girando lateralmente el fémur en el mismo movimiento.

Cuando el muslo permanece fijo, ya sea de pie o sentado, el psoas se encuentra en flexión. Ida Rolf argumenta que un psoas saludable debe estirarse durante una flexión y adentrarse hacia la columna.[44] Es necesario relajar y alargar el psoas una vez las caderas están en anteversión, con el fin de profundizar en cualquiera de las posturas de flexión.

Los músculos superficiales del cuerpo se relajan completamente despúes de un entrenamiento, pero los músculos profundos siempre mantienen cierta tensión, incluso en reposo. Esto se observa especialmente en los músculos cuyo origen está en la columna, como el psoas. Por

---

40 Rolf, I.P., *Rolfing: The Integration of Human Structures*, Dennis-Landman, Santa Monica, 1977, p. 112.

ello, tienden a contraerse cuando se trabajan intensamente. La relajación consciente de estos músculos es tan importante como el hecho de ejercitarlos.

El psoas es el músculo más profundo del cuerpo. Es tal su importancia que se ha descrito como «el asiento del alma». Para ver un psoas en acción, tenemos que imaginar el ligero caminar de una mujer africana o hindú, cargando recipientes de agua sobre la cabeza. Para hacer esto, la cabeza debe mantener un movimiento continuo hacia adelante sin movimientos repentinos. El movimiento solo es posible con un psoas fuerte pero relajado. El psoas bascula la cadera hacia adelante y hacia atrás, como si se tratara de una cuna. Esta acción de bascular es la que inicia el movimiento de las piernas. En este caso, el recto femoral (el flexor de la cadera al frente del muslo) entra en acción mucho más tarde que el psoas. La basculación de la pelvis crea un movimiento ondulatorio a lo largo de la columna que mantiene la columna viva y saludable y la mente centrada en el corazón. Si has intentado caminar con un objeto grande en equilibrio sobre la cabeza, sabrás lo difícil que es mantener el hilo de una mente dispersa. Cuando conectamos con el centro (el psoas) del cuerpo, se desplaza la atención de la mente al corazón —esta es la razón por la que el psoas se considera el asiento del alma.

El extremo opuesto puede observarse cuando presenciamos una marcha militar. A los soldados se les pide que mantengan el psoas rígido, y así constantemente acortado, el músculo entra en espasmo y se debilita. En la posición de «¡firmes!», cuando se saca pecho, de forma natural se colapsa la zona lumbar y el psoas se debilita. Al marchar, se bloquea el movimiento de la pelvis y los muslos se dirigen con fuerza hacia arriba y hacia adelante. Este movimiento solo trabaja el recto femoral. La espalda se congela, lo que mantiene la atención de los soldados en sus mentes. En este estado, la mente puede convencerse fácilmente de no sentir compasión por su congéneres y, en cambio, verlos como enemigos.

Si todos caminásemos con nuestros psoas activos y nuestras columnas acariciadas por el movimiento ondulatorio que producen, nuestras mentes llegarían probablemente un estado de silencio. Entonces, podríamos ver a cada ser humano como parte de la misma consciencia que a todos nos anima. Una de las razones por la que la cultura occidental ha conquistado gran parte del mundo con sus armas se debe al hecho de que hemos abandonado nuestro estado de conciencia natural y nos hemos sometido a la tiranía de la mente. La práctica del yoga busca recuperar esa consciencia, que nos lleva de forma natural a permanecer en la «no violencia». La «no violencia» se convierte en ley ética no impuesta.

Cuando se empieza a practicar yoga, es esencial abandonar la agresiva actitud occidental de querer obtener un beneficio de la práctica y, más bien, aproximarnos a las posturas con una actitud de profunda entrega a lo que ya existe. Todas las posturas de flexión hacia delante permiten tomar esta actitud. Si en lugar de crear otro deseo más —como, por ejemplo, alargar los isquiotibiales, los cuales en realidad se acortan y contraen por la codicia—, nos abandonamos ante el conocimiento de que todo lo que deseamos ya está ahí, los isquiotibiales se relajarán por sí solos. La ambición acorta los isquiotibiales.

ASANA

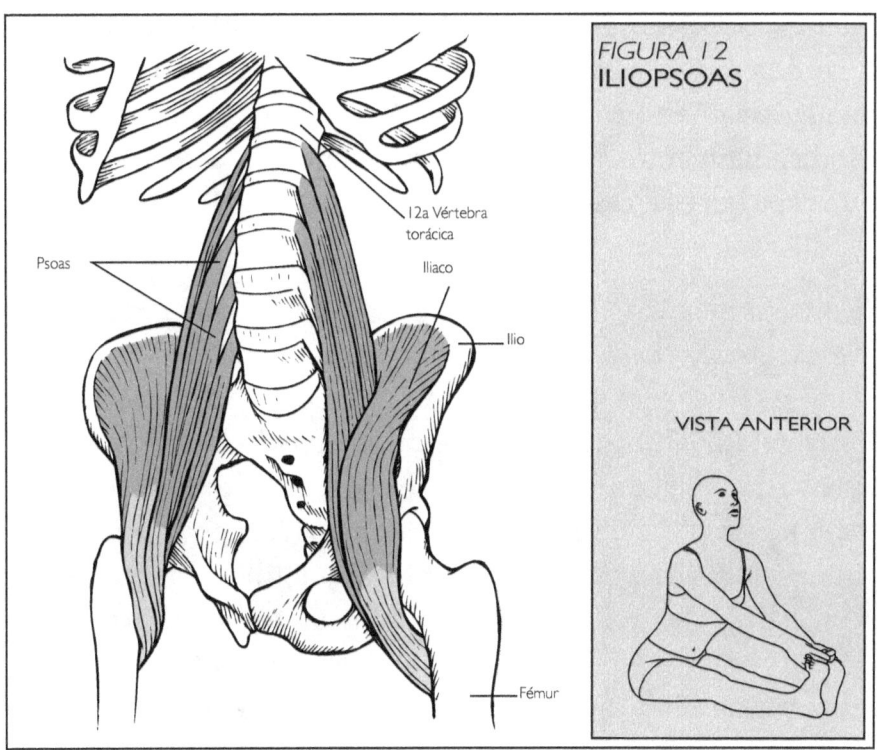

FIGURA 12
ILIOPSOAS

Psoas
12a Vértebra torácica
Iliaco
Ilio
Fémur

VISTA ANTERIOR

La entrega es indispensable en *Pashimottanasana*. No se trata de conquistar a los isquiotibiales con esta postura, sino más bien de soltar, dejar ir. Respirar a los isquiotibiales y relajarlos puede ser confuso. En ellos acumulamos poderosas emociones, como rabia reprimida, competitividad y miedos de no ser suficiente. Todas las emociones reprimidas pueden afectar potencialmente de forma negativa nuestra salud: son tóxicas e influyen en nuestra personalidad. Es indispensable que si nos sobrevienen emociones fuertes cuando respiramos conscientemente a los isquiotibiales, reconozcamos lo que sea que sentimos y lo dejemos ir. Respirar en una postura requiere que se mantenga el estiramiento a una intensidad razonable.

Si el estiramiento es demasiado fuerte, más bien tensaremos y perderemos sensibilidad. Debemos estirar con compasión e inteligencia. De otro modo, en lugar de liberar nuestros viejos condicionamientos inconscientes, estaremos superponiendo otra capa, en este caso, de abuso.

> **Consejo práctico**
> *Diferentes posiciones del pie en las flexiones*
> Hay tres posibles posiciones del pie en las flexiones hacia delante. En la primera, el pie está flexionado (flexión dorsal, lo que quiere decir que los empeines del pie se dirigen hacia la tibia). Esta posición puede hacerse en las flexiones de menor intensidad – las posturas donde los isquiotibiales no carguen con el peso del tronco, como *Dandasana* y *Marichyasana* C.[45]
>
> La segunda posición del pie, la que utilizamos en *Pashimottanasana*, es un intermedio entre poner el pie de punta y flexionarlo. Para lograrlo, primero alarga desde los talones y, después, desde la base de los dedos del pie. Uno de los principales motivos por los que nos lesionamos los isquiotibiales es por el hecho de mantener el pie flexionado en *Pashimottanasana*. La segunda posición del pie es la que utilizamos en flexiones de intensidad media como en *Ardha Baddha Padma Pashimottanasana*, *Triang Mukha Ekapada Pashimottanasana*, *Janush irshasana* y, muy importante, en *Upavishta Konasana*.

---

[45] Con el fin de mostrar esto, podemos observar *Marichyasana* C, en calidad de flexión adelante. En este asana, los flexores de la cadera (los músculos que flexionan el tronco hacia delante) de la pierna que se mantiene estirada, deben ser activados para mante- nerse erguido. Sucede lo mismo en *Dandasana*.

La tercera posición del pie es dejar el pie de punta (denominado flexión plantar, cuando el empeine se aleja de la tibia). Con el pie de punta, aportamos la máxima protección a los isquiotibiales. Esta posición se incluye en el grupo de flexiones más intensas, que incluye *Hanumanasana, Trivikramasana, Tittibhasana* y *Vasishtasana*.

Vinyasa diez
Inhalando, levanta el tronco, alejándolo de las piernas, y estira los brazos. Exhala, coloca las manos alrededor de los pies y agarra las muñecas.

Pashimottanasana B

Vinyasa ocho
Inhalando, eleva el corazón y toda la parte anterior del tronco.

Vinyasa nueve
Exhalando, *Pashimottanasana* B, cinco respiraciones.

Vinyasa diez
Inhalando, eleva el tronco, alejándolo de las piernas, y estira los brazos. Exhalando, rodea con las manos los pies sujetando la muñeca.

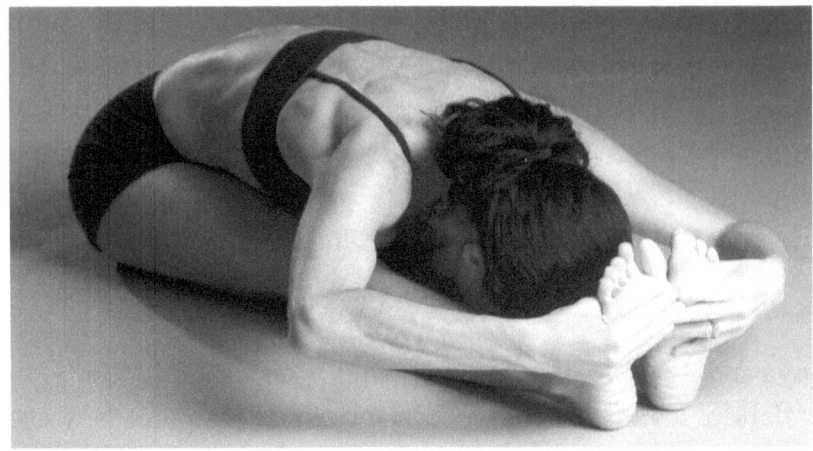

Pashimottanasana B vinyasa 9

Pashimottanasana C

Vinyasa ocho
Inhalando, eleva el tronco y estira los brazos.

Vinyasa nueve
Exhalando, flexiona a *Pashimottanasana* C, cinco respiraciones. Estas tres variaciones de *Pashimottanasana* estiran el interior, el exterior y el centro de los isquiotibiales, que corresponden a los tres músculos de este grupo, el semitendinoso, semimembranoso y el bíceps femoral (ver figura 7).

Vinyasa diez
Inhalando, eleva el tronco y estira los brazos. Con la exhalación, coloca las manos en el suelo.

ASANA

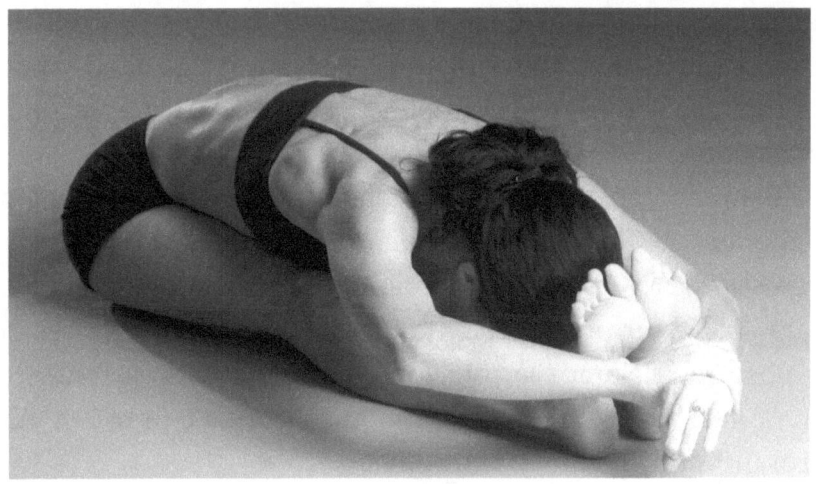

Pashimottanasana C vinyasa 9

ENFOQUE ANATÓMICO
La paradoja de la relajación activa

Se trata de un principio importante que debe incorporarse totalmente para dominar el arte de trabajar en profundidad y de forma armónica en todas las posturas. La efectividad de la relajación activa proviene del siguiente principio: para entrar en una postura, utilizamos un grupo principal de músculos que hacen una acción determinada. Una vez establecidos en la postura, necesitamos relajar ese mismo grupo de músculos y utilizar los antagonistas para trabajar armoniosamente y con mayor profundidad en la postura.

Por ejemplo, para entrar en una extensión de la columna utilizamos los extensores del tronco (erector de la columna, cuadrado lumbar). Con el tiempo, sin embargo, estos músculos limitan la extensión. Acortan la espalda y pinzan las apófisis espinosas. En la extensión de la columna debemos relajar los extensores y, en su lugar, utilizar los flexores del tronco (músculos abdominales). Así se alarga la espalda, se crea espacio entre las apófisis espinosas y se acentúa la extensión.

El mismo principio se aplica en las rotaciones de la cadera, como en *Ardha Baddha Padma Pashimottanasana* y *Baddha Konasana*. En estas posturas, rotamos lateralmente los fémures para conseguir una rotación de las caderas, pero una vez en la postura relajamos la rotación lateral, haciendo justamente una rotación medial. Esta acción nos permite entrar con más profundidad en la postura.

En todas las posturas de flexión, como *Pashimottanasana*, activamos los flexores de la cadera para entrar en la postura, concretamente el psoas y el recto femoral. Una vez que la articulación de la cadera esté flexionada unos 160°, no podremos cerrar la articulación más, ya que los mismos músculos flexores no lo permiten. Con el fin de comprobarlo, haz el siguiente ejercicio. De pie, dobla la articulación de la rodilla únicamente contrayendo los isquiotibiales y los gemelos. No podrás cerrar la articulación totalmente, ya que los mismos músculos que hacen la acción impiden que se haga por completo. Ahora, utiliza la mano para llevar el talón al glúteo. A la vez, estira la pierna con suavidad y utiliza la mano para impedir que esta se estire. Esta leve extensión, que se realiza por los antagonistas de los músculos principales de la flexión, relajará estos mismos flexores y la articulación se podrá cerrar completamente.

En el caso de *Pashimottanasana*, el principio de relajación activa se hace efectivo llevando los talones hacia el suelo. Esto activa los isquiotibiales y permite que el psoas y el recto femoral se relajen. Una vez relajados, la parte frontal de la articulación de la cadera puede plegarse completamente y lograr una flexión profunda.

Esta acción no comporta que las rodillas se relajen. El cuádriceps que tira de las rótulas tiene cuatro cabezas, una de ellas es el recto femoral. Si el recto femoral (el único músculo de este grupo que atraviesa dos articulaciones) se relaja, las otras tres cabezas (el vasto lateral, medial e intermedio) aún pueden tirar de la rótula y trabajar para extender la pierna.

Vinyasa once

Inhalando, elévate. La inhalación tiene la función natural de elevarnos; la exhalación nos enraíza y nos conecta con la tierra. Imagina el viento otoñal jugando con las hojas y elevándolas sin esfuerzo del suelo. Esta misma fuerza se aplica en los movimientos del vinyasa. La inhalación inspira la elevación, mientras que hombros y músculos de los brazos proporcionan el soporte estructural. Esto solo es posible si *Mula* y *Uddiyana Bandha* están activos. La inhalación desciende, conecta los bandhas y eleva el cuerpo como si de un ascensor se tratara. El movimiento debe seguir la respiración. Si la respiración está conectada a los bandhas, moverá el cuerpo sin esfuerzo y nos sentiremos ligeros y rejuvenecidos después de la práctica. Si los *bandhas* no están establecidos firmemente, nos podemos sentir exhaustos y agotados después de la práctica, porque hemos perdido energía. Siente cómo la inhalación desciende y se sujeta a la pared abdominal inferior y al suelo pélvico, que mantenemos activo. Sigue inhalando, creando una succión que eleva el tronco del suelo. Da soporte a la elevación con el marco y la acción de los brazos y hombros.

Vinyasa doce

Exhala a *Chaturanga Dandasana*, la cuarta posición de *Surya Namaskara* A.

> **Consejo práctico**
> *Lollasana*
> Si tus brazos y hombros son débiles, haz el siguiente ejercicio. Sentado sobre los talones, cruza los tobillos, los pies apuntando hacia atrás y eleva las rodillas y pies del suelo. Mantén *Lollasana* el máximo de tiempo posible. Añade una respiración cada día, hasta que puedas mantener la posición durante diez respiraciones. Después, empieza a mecerte de atrás hacia adelante sin arrastrar los pies por el suelo. Finalmente, introduce este movimiento en tu vinyasa.

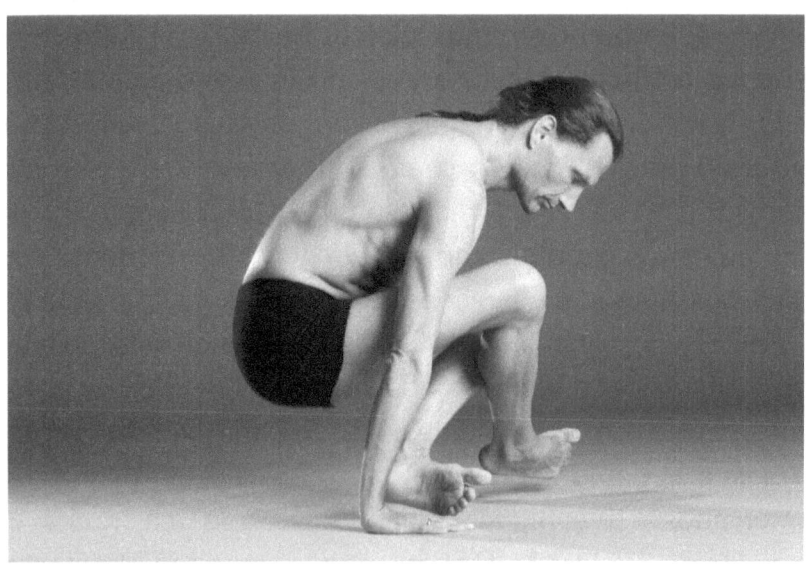

Lollasana

ASANA

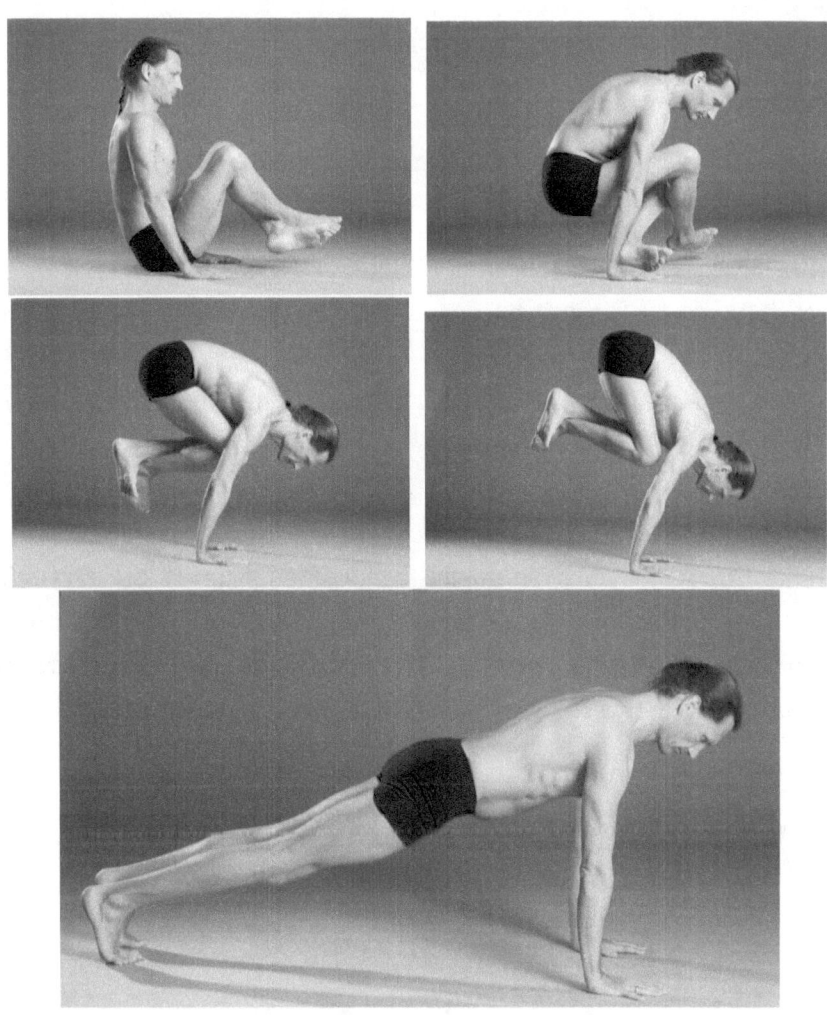

De izquierda a derecha y de arriba a abajo, saltar hacia atrás. Fases 1 a 5.

Vinyasa trece
Inhala a Perro boca arriba

Vinyasa catorce
Exhala a Perro boca abajo

Ahora estamos preparados para saltar a sentarnos para hacer la próxima postura.

Purvottanasana
POSTURA DEL ESTIRAMIENTO INTENSO DEL ESTE[46]
Drishti Nariz O Tercer Ojo

Purvottanasana es la contrapostura complementaria a la secuencia de *Pashimottanasana*.

Vinyasa siete
Inhalando, salta para sentarte. Coloca las manos en el suelo, separadas la distancia entre los hombros, y, a su vez, a una distancia de una mano entre la punta de los dedos y los glúteos. Los dedos se mantienen estirados y mirando adelante, hacia los pies.

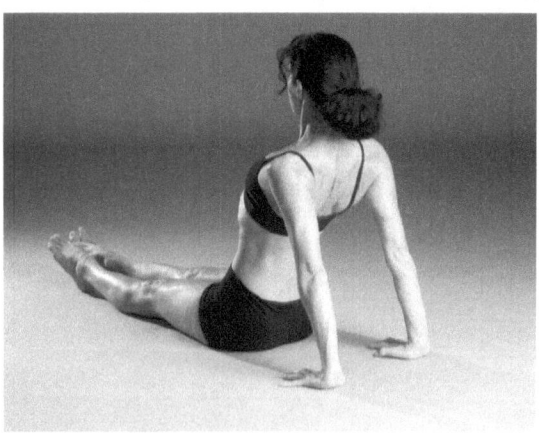

Purvottansana vinyasa 7

---

46 Hace referencia a la parte anterior del cuerpo, que tradicionalmente mira al sol naciente.

Vinyasa ocho
Inhalando, ensancha los hombros y lleva los omóplatos hacia abajo. Estira los brazos y libera el pecho. Eleva el corazón y lleva el mentón hacia el pecho.

Las piernas se mantienen rectas y fuertes. Pon los pies de punta. Lleva el cóccix hacia los talones y húndelos en el suelo para activar los isquiotibiales y los glúteos. Levanta la pelvis y desenrosca la columna. Lleva los dedos del pie al suelo hasta que toda la planta del pie esté en contacto con el suelo. Una vez en la postura, los isquiotibiales pueden asumir el control y puedes relajar los glúteos; mantenerlos contraídos crearía tensión en la articulación sacroilíaca. Sigue elevando y abriendo el pecho con la acción de los omóplatos, que descienden y se mantienen amplios, y de la extensión de la parte alta de la espalda (erector dorsal).

La cabeza es la última que va hacia atrás. Libera la parte anterior de la garganta y permite que la cabeza cuelgue y se relaje. Mira hacia la punta de la nariz para mantener la parte posterior del cuello alargada. Un alumno que tiene problemas de cuello o ha sufrido un latigazo cervical no debe realizar esta posición de la cabeza. El antiguo patrón del latigazo cervical puede reactivarse al entrar o salir de esta postura. En cambio, se puede llevar el mentón al esternón y mantenerlo ahí durante la postura. La mirada se dirige hacia los pies. La cabeza se levanta únicamente al sentarse una vez finalizada la postura. De esta manera, los músculos del cuello no corren el riesgo de entrar en espasmo. Mantén *Purvottanasana* durante cinco respiraciones.

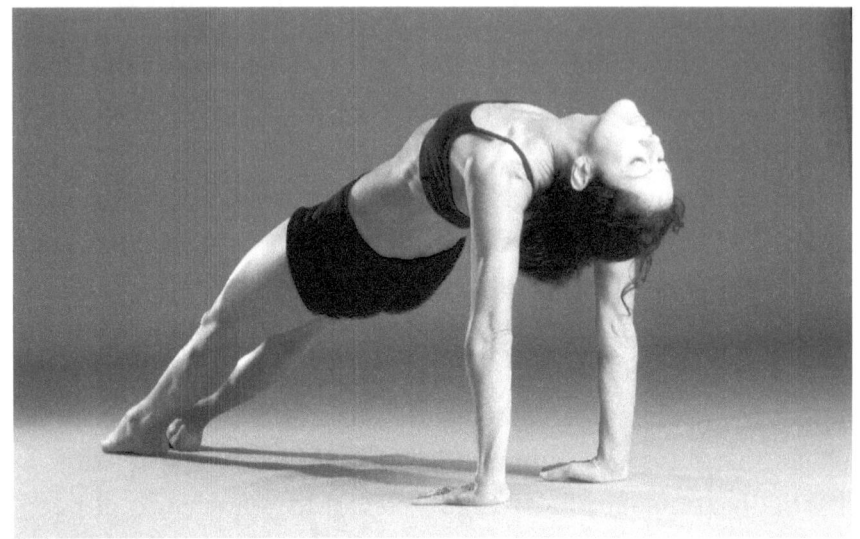

Purvottansana vinyasa 8

Vinyasa nueve
Exhalando, sal de la postura colocando, en primer lugar, los glúteos en el suelo, y después elevando la cabeza. Finalmente, adelanta las manos.

Vinyasa diez
Inhalando, eleva los pies entre las manos.

Vinyasa once
Al exhalar, salta a *Chaturanga Dandasana*.

Vinyasa doce
Inhala a Perro boca arriba.

Vinyasa trece
Exhala a Perro boca abajo

Ardha Baddha Padma Pashimottanasana
POSTURA DEL MEDIO LOTO Y DEL ESTIRAMIENTO INTENSO DEL OESTE
Drishti Dedos Del Pie

Con *Ardha Baddha Padma Pashimottanasana* se inicia un nuevo ciclo de posturas que combina flexión con rotación de cadera. La Primera serie consiste principalmente en estos dos temas.

Estas posturas enraízan y conectan con la tierra y son la base de posturas más estimulantes, como flexiones dorsales, posturas de piernas detrás de la cabeza y equilibrios sobre las manos, las cuales forman la esencia de la serie Intermedia y Avanzada. Desde un punto de vista yóguico, los cimientos deben establecerse correctamente antes de avanzar a posturas más complejas.

Patrones de rotación
Las cinco posturas siguientes establecen el patrón de rotación del fémur en las posturas de la Primera Serie. Bien sembrada la semilla al realizar estas posturas, más adelante dará buenos frutos para afrontar posturas más complejas como *Mulabandhasana* (la rotación medial más extrema) y *Kandasana* (la rotación lateral más extrema). El patrón de rotación es el siguiente:

- *Ardha Baddha Padma Pashimottanasana* —*rotación medial*
- *Triang Mukha Ekapada Pashimottanasana* —*rotación lateral*
- *Janushirshasana A* —*rotación medial*
- *Janushirshasana B* —*rotación lateral*
- *Janushirshasana C* —*rotación medial*

Estas rotaciones del fémur hacen referencia a las acciones realizadas una vez en la postura. Para entrar en la postura, la acción es la opuesta. Cuando el patrón de rotación se realiza de este modo, las posturas más complejas, como *Marichyasana* D y *Baddha Konasana*, son más accesibles.

Vinyasa siete
Inhalando, salta para sentarte y estira las piernas. Un practicante con experiencia entrará en esta postura en una sola respiración. Para una mayor precisión y seguridad, dividiremos este complejo movimiento en varias fases, como hicimos con la postura de pie del Medio Loto y del Estiramiento intenso (*Ardha Baddha Padmottanasana*).

FASE 1
Sentado en *Dandasana*, flexiona la rodilla derecha totalmente hasta que el talón derecho toque el glúteo derecho. Si no es posible, recurre a la práctica de *Virasana* y *Supta Virasana*. (Ver «Alargar los cuádriceps»).

FASE 2
Haz una abducción del muslo derecho hasta que la rodilla derecha toque el suelo. Crea un ángulo de 90° entre los muslos. Pon el pie de punta y haz una inversión, lleva el talón derecho a la ingle derecha o lo más cerca posible. Estás en la posición de *Janushirshasana* A. La transición desde esta postura hasta la postura de medio loto prepara el grupo de músculos aductores. Mantén el pie de punta e invertido, lleva la rodilla al máximo hacia la derecha para estirar aún más los aductores. Unos aductores cortos son el principal obstáculo para las posturas de loto y medio loto. Este método ofrece a los principiantes la

apertura máxima. No es recomendable que los principiantes fuercen el pie para conseguir la posición sin haber alargado antes los aductores. Este movimiento puede repetirse varias veces para generar el efecto deseado.

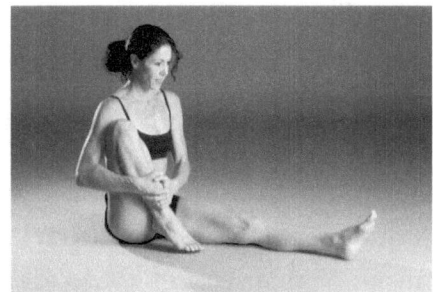
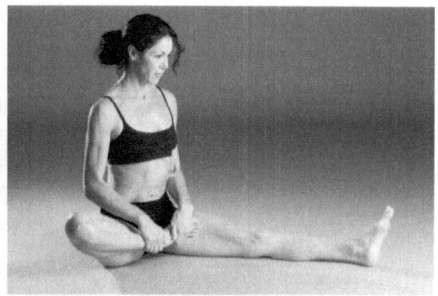
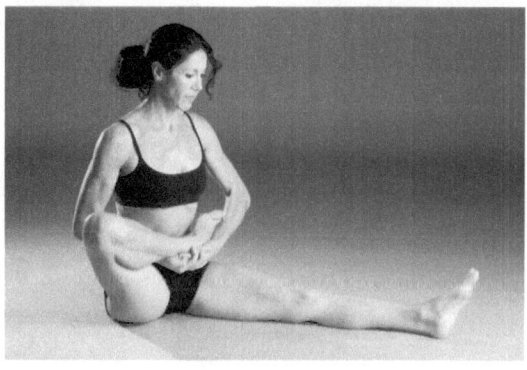

De arriba a abajo, fases 1 a 3, Ardha Baddha Padma Pashimottanasana

FASE 3
Lleva el talón hacia el ombligo. La transición, pasando por el ombligo para llegar al medio loto, nos asegura que la articulación de la rodilla se mantiene sellada.

FASE 4
Ahora, lleva el pie derecho hasta la ingle izquierda. Lleva tu brazo derecho por detrás de la espalda para sujetar el dedo

gordo del pie derecho. La palma mira hacia abajo. Si la palma mira hacia arriba, causará una rotación interna excesiva del húmero y, con ello, hará que el hombro se vuelque hacia delante. La incapacidad de sujetar el dedo generalmente se debe a la rigidez del hombro derecho, a consecuencia de un músculo pectoral menor corto (ver figura 13). En este caso, lleva el brazo derecho hacia arriba y hacia la derecha. Gira el brazo medialmente, de modo que la palma mire hacia atrás. Lleva el brazo hacia atrás, bajando la mano. Haz una abducción y depresión de la cintura escapular para evitar que el hombro sobresalga. Relaja los músculos que llevan el hombro hacia adelante (pectoral menor). Si aún no alcanzas el dedo del pie, trabaja de forma inteligente en *Parshvottanasana*, *Prasarita Padottanasana* C, *Urdhva Dhanurasana*, Perro boca abajo y perro boca arriba.

Si no sujetas el dedo gordo, no estás preparado para flexionar en la postura. Si el pie está colocado en el muslo en lugar de estar en la ingle, la flexión puede generar tensión en los ligamentos y/o daño en el cartílago.

Se recomienda seguir con el trabajo de apertura de las caderas. Siéntate erguido y sigue llevando el pie hacia arriba con la mano izquierda mientras trabajas la pierna extendida. Ten paciencia. Muchas de las posturas ayudarán a aflojar la articulación de las caderas y los aductores. Solo entonces podrás hacer la postura con seguridad.

Si puedes sujetar el dedo del pie derecho, lleva con suavidad la rodilla hacia el lado y hacia el suelo. La mano izquierda avanza y sujeta la parte exterior del pie izquierdo. Inhalando, eleva el pecho y estira el brazo izquierdo. Mantén caderas y hombros alineados hacia la pierna estirada.

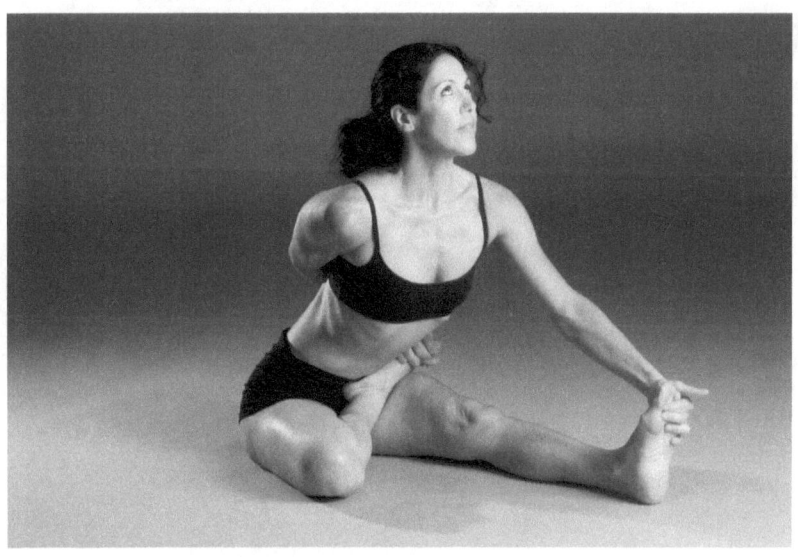

Ardha Baddha Padma Pashimottanasana vinyasa 7

Vinyasa ocho
Exhalando, flexiona hacia delante. La pierna izquierda trabaja del mismo modo que las piernas en *Pashimottanasana*. Para colocar el pie derecho en la ingle izquierda, hicimos una rotación externa (lateral) del muslo. Una vez en la postura, trabajamos para rotar el muslo medialmente. Para facilitar la rotación medial, mantén el pie derecho de punta e invertido. Los músculos que efectúan la rotación interior —dos isquiotibiales (semimembranoso, semitendinoso), un aductor (grácil), un abductor (glúteo menor) y un flexor de cadera y abductor (tensor de la fascia lata)— todos ellos suelen insertar el muslo en la cadera. Esto puede aumentar la tensión en la rodilla. Para contrarrestarlo, permite que el fémur se aleje de la cadera. Esta acción relaja los aductores y hay que tener en cuenta su importancia.

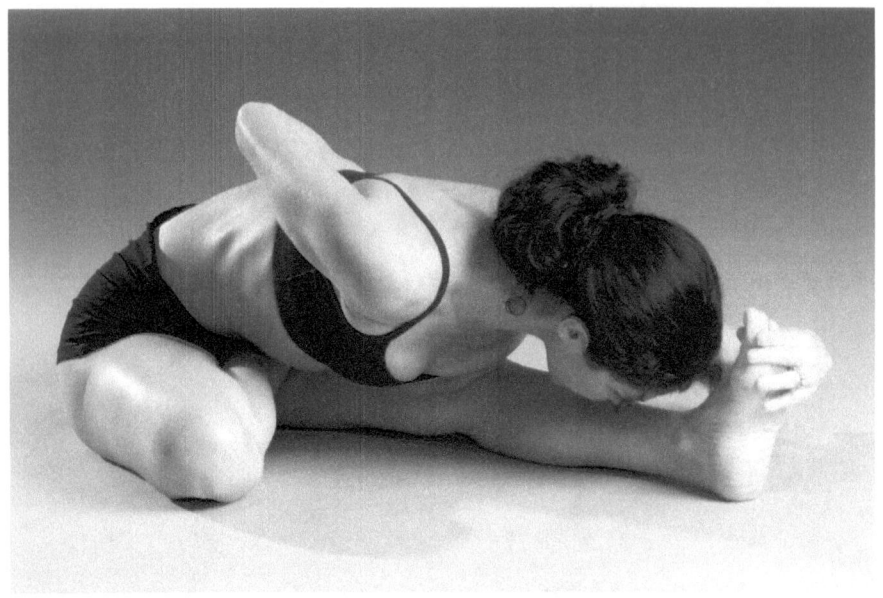

Ardha Baddha Padma Pashimottanasana vinyasa 8

Lleva la rodilla suavemente hacia el suelo y hacia el costado. El ángulo ideal entre los dos muslos es de unos 40°, dependiendo de la proporción entre el largo de la tibia y el fémur de cada persona. El talón del pie descansa sobre el ombligo durante toda la postura. Solo así se puede cumplir el propósito de esta postura: la purificación de hígado y bazo.

Coloca los hombros alineados respecto a la pierna anterior y mantenlos a la misma distancia del suelo. Lleva los codos hacia los lados, lejos uno del otro.

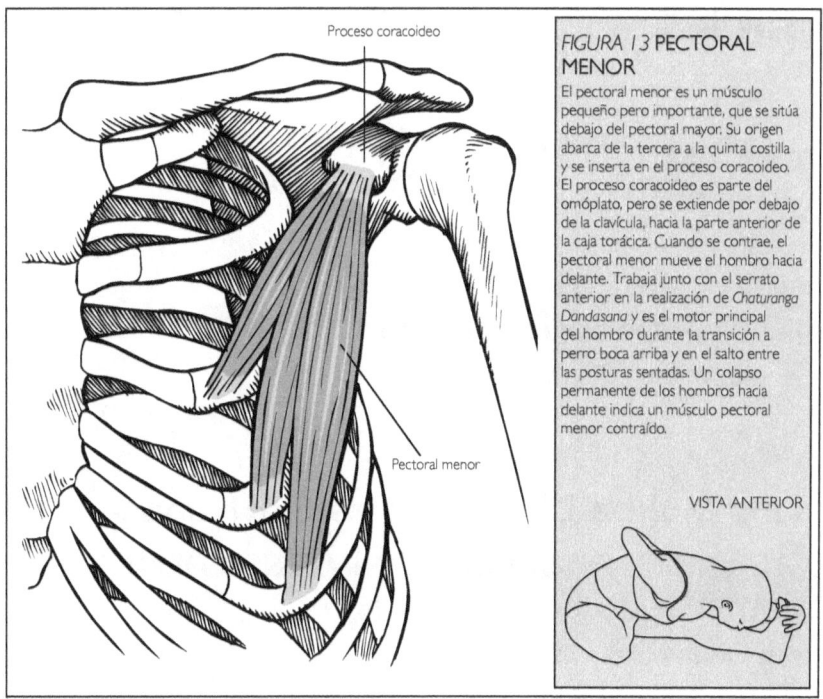

FIGURA 13 **PECTORAL MENOR**

El pectoral menor es un músculo pequeño pero importante, que se sitúa debajo del pectoral mayor. Su origen abarca de la tercera a la quinta costilla y se inserta en el proceso coracoideo. El proceso coracoideo es parte del omóplato, pero se extiende por debajo de la clavícula, hacia la parte anterior de la caja torácica. Cuando se contrae, el pectoral menor mueve el hombro hacia delante. Trabaja junto con el serrato anterior en la realización de *Chaturanga Dandasana* y es el motor principal del hombro durante la transición a perro boca arriba y en el salto entre las posturas sentadas. Un colapso permanente de los hombros hacia delante indica un músculo pectoral menor contraído.

VISTA ANTERIOR

Los isquiones en contacto con el suelo, los glúteos amplios. La coronilla avanza hacia los pies y las escápulas descienden hacia las caderas. Mantén la posición durante cinco respiraciones.

Vinyasa nueve
Inhalando, eleva el pecho y estira el brazo izquierdo. Exhalando, sal del medio loto y coloca las manos en el suelo.

Vinyasa diez
Inhalando, levántate.

Vinyasa once
Exhala a *Chaturanga Dandasana*.

Vinyasa doce
Inhala a Perro Boca Arriba.

Vinyasa trece
Exhala a Perro Boca Abajo.

Vinyasa catorce a veinte
Repite la postura con el lado izquierdo.

Triang Mukha Ekapada Pashimottanasana
POSTURA DEL ESTIRAMIENTO INTENSO DEL OESTE DE TRES MIEMBROS Y CARA EN UN PIE
Drishti Dedos Del Pie

Vinyasa siete
Inhalando, salta para sentarte. Dobla la pierna derecha y colócala de modo que el pie derecho quede al lado del glúteo derecho, con la planta del pie y el talón mirando hacia arriba. Con el tiempo, podemos trabajar para hacer el salto y doblar la pierna en el aire para caer sentados con la pierna izquierda recta y la derecha doblada con el pie de punta hacia atrás.

Si es necesario, levanta el muslo derecho para separarlo del gemelo y utiliza la mano para mover el gemelo de forma que no te moleste. Lleva el isquión derecho hacia el suelo. Ajusta la rotación del fémur para asegurarte de que la parte anterior de la tibia apunta directamente hacia el suelo. En esta postura, la mayoría de los alumnos deberá hacer una rotación lateral del fémur. La rotación medial es necesaria para colocarnos en la posición. Si sientes molestia o dolor en tu rodilla cuando bajas el isquión derecho, muévete con compasión hacia ti mismo. La incapacidad de asentar el isquión derecho se debe a un cuádriceps acortado y tenso que impide la flexión completa de la articulación de la rodilla.

Para dar el tiempo al cuádriceps a alargarse, siéntate en una manta doblada. La manta debe colocarse bajo los isquiones y el pie en el suelo. Esto inclina la pelvis hacia adelante, permitiendo que la columna mantenga su curva lordótica en la zona lumbar y que te sientes erguido con comodidad.

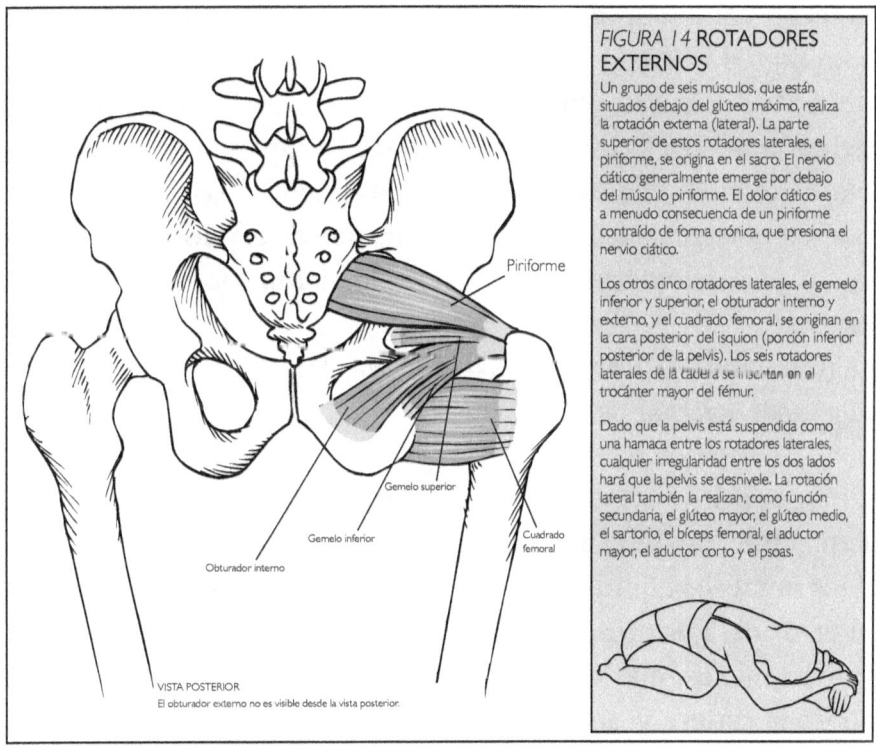

FIGURA 14 **ROTADORES EXTERNOS**

Un grupo de seis músculos, que están situados debajo del glúteo máximo, realiza la rotación externa (lateral). La parte superior de estos rotadores laterales, el piriforme, se origina en el sacro. El nervio ciático generalmente emerge por debajo del músculo piriforme. El dolor ciático es a menudo consecuencia de un piriforme contraído de forma crónica, que presiona el nervio ciático.

Los otros cinco rotadores laterales, el gemelo inferior y superior, el obturador interno y externo, y el cuadrado femoral, se originan en la cara posterior del isquion (porción inferior posterior de la pelvis). Los seis rotadores laterales de la cadera se insertan en el trocánter mayor del fémur.

Dado que la pelvis está suspendida como una hamaca entre los rotadores laterales, cualquier irregularidad entre los dos lados hará que la pelvis se desnivele. La rotación lateral también la realizan, como función secundaria, el glúteo mayor, el glúteo medio, el sartorio, el bíceps femoral, el aductor mayor, el aductor corto y el psoas.

Un cuádriceps tenso suele ser causa de problemas de rodillas. Siéntate en *Virasana* (ver: Estirar el cuádriceps) siempre que sea posible. Esta postura es una combinación de dos *Triang Mukha Ekapada*. Realizada fuera de la práctica de vinyasa, aún es más efectiva. El objetivo es trabajar directamente la tensión residual del músculo en frío, tensión que puede no ser tan obvia cuando los músculos han calentado. Pasa tanto tiempo como te sea posible en Virasana y el cuádriceps se alargará rápidamente. Al igual que en *Triang Mukha*, es indispensable que el pie no caiga de lado y que el talón mire hacia arriba.

Conecta ambos isquiones con la tierra. Ve hacia delante con las dos manos para agarrar el pie o la tibia. Al principio, el isquión derecho se elevará del suelo, inclinando el cuerpo hacia la izquierda. Para compensarlo, podemos utilizar el brazo derecho como soporte, pero tendrá un efecto más terapéutico combinar la acción de los músculos del núcleo y el trabajo de ambas piernas para mantenernos rectos. Los dos muslos deben rotar hacia la derecha; es decir, el muslo izquierdo gira medialmente y el muslo derecho lateralmente. Los abdominales, que se alargan excéntricamente, llevan el isquión derecho al suelo. Si aún te desequilibras, eleva la manta sobre la cual estás sentado.

Inhalando, estira los brazos y eleva el pecho mientras sujetas el pie con las manos.

Vinyasa ocho
Exhalando, flexiona hacia delante. Mantén los glúteos en el suelo y los hombros equidistantes a la tierra. Al principio, cometemos el error de enfocarnos demasiado en la flexión. Es mucho más importante asentar el glúteo derecho, que trabaja directamente sobre la cadera y desarrolla fuerza abdominal. Además de los saltos hacia atrás y hacia delante, en la serie, *Triang Mukha Ekapada Pashimottanasana*, *Marichyasana* A y *Navasana* son las tres posturas que ayudan a desarrollar fuerza abdominal. Esta fuerza abdominal la necesitaremos más adelante en la serie, en *Supta*

Kurmasana. Destina al menos un 50% de tu esfuerzo al trabajo con la cadera en esta postura —asentando el isquión y estirando el cuádriceps— y el resto a efectuar la flexión hacia delante. Aun con el estiramiento del cuádriceps y el fortalecimiento de los abdominales, esta sencilla postura sigue siendo una de las más subestimadas en la Primera serie.

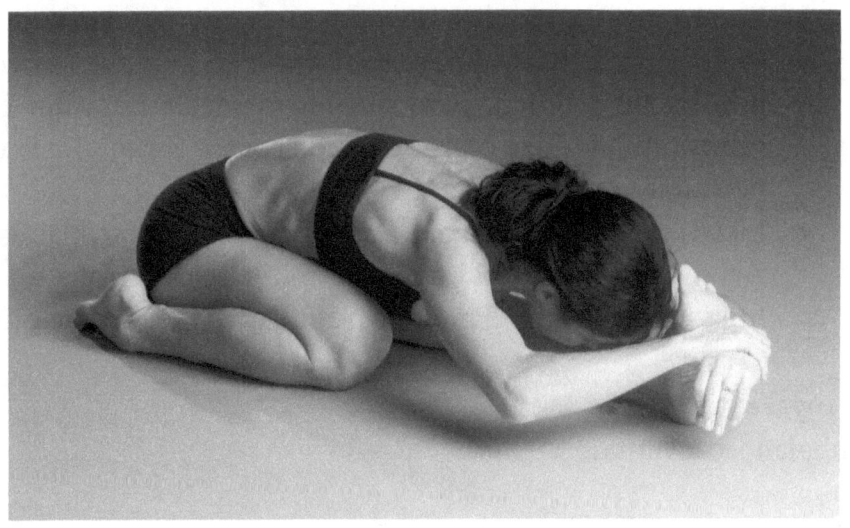

Triang Mukha Eka Pada Pashimottanasana vinyasa 8

Alarga a través del talón y la base de los dedos del pie izquierdo. Cuando flexiones hacia delante, asegúrate de que elevas el corazón hacia el pie y mantienes la parte baja de la espalda recta. Estira la zona lumbar y mantén amplitud en los glúteos.

No dejes caer los hombros hacia adelante. Alarga la parte posterior del cuello. Manteniendo todas estas pautas, quizá parezcas más rígido, pero sin duda más elegante. Mantener la integridad interior de las posturas hace que la práctica sea mucho más efectiva. Mantén este vinyasa, que es el estado del ásana, durante cinco respiraciones.

Vinyasa nueve
Inhalando, eleva el pecho y mantén el pie sujeto. Al exhalar, coloca las manos en el suelo.
Hay dos formas de efectuar el salto hacia atrás:
- En el recuento de diez, levanta la pierna izquierda del suelo y salta hacia atrás. Esta variante exige un poco más de flexibilidad, pero puedes ayudarte para dar el salto empujando la pierna derecha contra el suelo, así no necesitarás tanta fuerza.
- Lleva la pierna derecha a *Dandasana* y salta hacia atrás. Así se consigue un salto más limpio y se desarrolla más fuerza. Por ello, es el método elegido desde un principio.

Vinyasa diez
Inhalando, levántate.

Vinyasa once
Exhala a *Chaturanga Dandasana*.

Vinyasa doce
Inhala a Perro boca arriba.

Vinyasa trece
Exhala a Perro boca abajo.

Vinyasa catorce a veinte
Repite la postura con el lado izquierdo.

ASANA

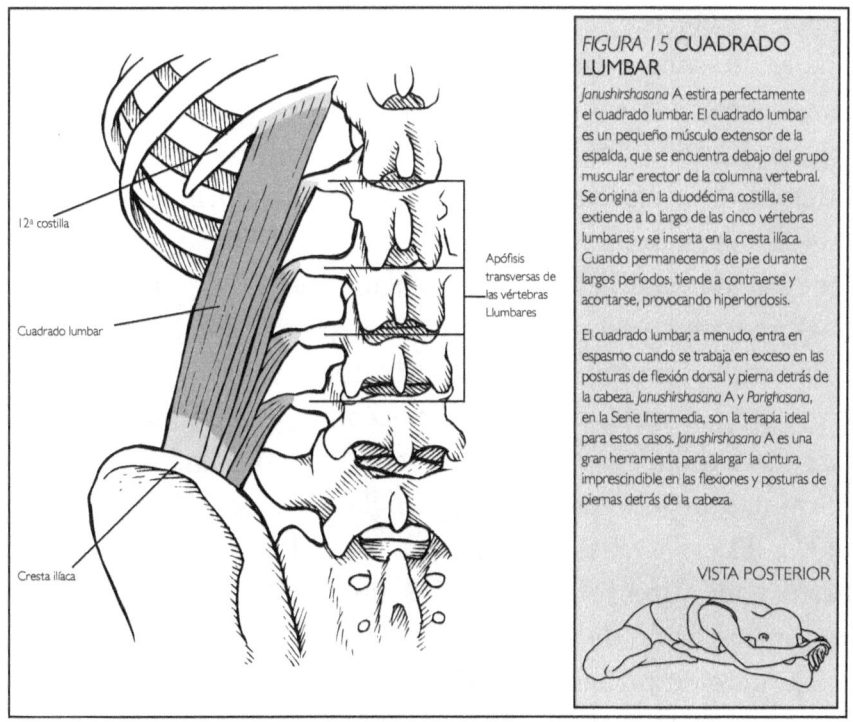

Janushirshasana A
POSTURA DE LA CABEZA A LA RODILLA A
Drishti Dedos Del Pie

Janushirshasana A combina, como ninguna otra postura, los dos aspectos principales de la Primera Serie: flexión hacia delante y rotación de la cadera. *Pashimottanasana* y *Baddha Konasana* son las posturas por excelencia de estas dos acciones. De hecho, en *Janushirshasana* A estamos ejecutando *Pashimottanasana* con una pierna y *Baddha Konasana* con la otra. Quizás existan posturas más estimulantes en la secuencia, pero es *Janushirshasana* A la que más nos permite experimentar los principios subyacentes a la Primera serie.

Vinyasa siete

Inhalando, salta a *Dandasana*. Dobla la rodilla y lleva el muslo derecho hacia atrás, creando un ángulo de 90o entre ambos muslos. Este movimiento, denominado abducción, flexión de la cadera y rotación lateral del fémur, lo realiza principalmente el músculo sartorio. Invierte y coloca el pie derecho de punta, ya que esto ayuda a la posterior rotación medial del fémur. Lleva el talón derecho a la ingle derecha, cerrando así la articulación de la rodilla totalmente. Lo ideal es que el talón y la ingle estén en contacto directo, pero los principiantes deberán trabajar más para desarrollar el estiramiento necesario en el cuádriceps. Este estiramiento debe conseguirse en la postura anterior, *Triang Mukha Ekapada Pashimottanasana*. Ahora podemos mover la pierna como una sola unidad, minimizando cualquier fricción en la articulación de la rodilla.

Cuando empiezas la flexión hacia el pie izquierdo, el muslo derecho inicia un movimiento contrario que consiste en rotar hacia delante (rotación medial). Si es posible, la mano izquierda sujeta la muñeca derecha. Inhalando, eleva el corazón y mantén las caderas y los hombros alineados. Eleva la parte anterior del cuerpo mientras los omóplatos descienden hacia las caderas y los isquiones se enraízan en el suelo.

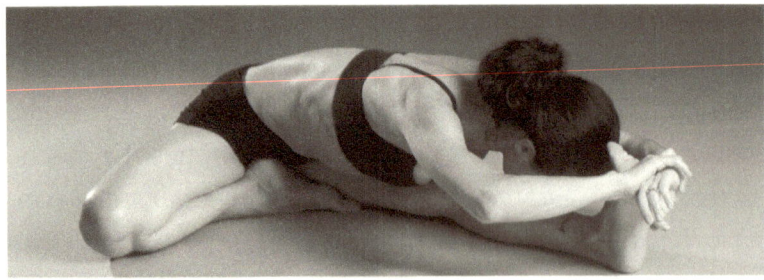

Janushirshasana A vinyasa 8

Vinyasa ocho

Exhalando, flexiona alineando la cadera con el tiro de la pierna estirada. La pierna izquierda y el torso siguen las instrucciones de *Pashimottanasana*. El pie derecho, de punta e invertido. El muslo rota hacia delante (rotación medial) y va hacia atrás hasta llegar a un punto de equilibrio. Cada movimiento debe incluir su movimiento opuesto. En este caso, la rotación interna del muslo se sigue de la correspondiente rotación externa, hasta llegar a un estado neutral. Para evitar una actuación excesiva en cualquier movimiento, es necesario mantenerse receptivo para reconocer el equilibrio neutral del mismo. Trabaja durante cinco respiraciones en la postura. Los dos hombros se mantienen a la misma distancia del suelo.

Janushirshasana A estira eficazmente el cuadrado lumbar, un pequeño extensor en la zona inferior de la espalda. Estira la zona lumbar, colocando el pecho en línea con la pierna estirada. Mantén la parte posterior del cuello alargada. Llevar el mentón hacia delante en un ambicioso intento de tocar la tibia impide la circulación de la sangre y la transmisión de impulsos nerviosos hacia el cerebro. Igualmente, los poderosos músculos del cuello tienen la fuerza de crear una subluxación en las vértebras cervicales. Esta acción aumenta la actitud ambiciosa y disminuye la compasiva.

El profesor puede colocar un dedo en una vértebra concreta e invitar al alumno a que la eleve, siendo a menudo la C7 la que más apoyo necesita. Los alumnos con propensión al latigazo cervical o que tienen un patrón del mismo, deben mantener una línea recta desde la columna hasta el cuello y la parte posterior de la cabeza. No mires hacia arriba hasta que el cuello no esté curado. Mantén *Janushirshasana* A durante cinco respiraciones.

ENFOQUE ANATÓMICO
El loto del Buda

Poner el pie de punta en *Janushirshasana* A permite que la tibia mantenga la trayectoria de rotación medial del fémur, de manera que la parte frontal (es un hueso triangular) se dirige hacia la tierra y el talón hacia el cielo. Este movimiento fundamental puede aplicarse a todas las posturas de loto. Comporta sentarnos con los talones y la planta de los pies mirando hacia arriba, como vemos en las representaciones del Buda. Esta es la posición anatómicamente correcta. La posición que muchos occidentales adoptan, en la que los talones y la planta de los pies miran hacia el abdomen, implica tensión innecesaria en la articulación de las rodillas.

Invertir el pie y ponerlo de punta intensifica la espiral medial del muslo, consiguiendo así una posición de loto más profunda. Combinando estas dos acciones, se crea un vector de energía desde la ingle hacia el exterior. Esto contrarresta la tendencia de los principiantes a encajar el muslo más en la cadera, lo que acorta los aductores y es un obstáculo para la apertura de la cadera. Para todas las rotaciones de cadera es necesario mantener unos aductores relajados y alargados.

El estiramiento en el interior de los muslos en *Janushirshasana* A afloja los aductores y reduce la presión en las rodillas. La rodilla desciende suavemente y va hacia atrás (abducción del fémur), alargando los aductores.

Es frecuente observar en muchos occidentales unos aductores cortos (ver figura 17). Nuestra cultura nos enseña a controlar y someter a la naturaleza; nos situamos

> por encima de ella. Esto se refleja en nuestra costumbre de sentarnos en sillas —por encima de la tierra y separados de ella. Los asiáticos y la gente de muchas otras civilizaciones se sentaban en el suelo. Esto refleja una visión en la que el ser humano es parte de la naturaleza y no su dueño. Sentarse en el suelo mantiene las articulaciones de las caderas abiertas.

Vinyasa nueve
Inhalando, mantén el pie sujeto, eleva el tronco y estira los brazos. Exhalando, coloca las manos en el suelo, para después levantarte.

Vinyasa diez
Inhalando, levántate.

Vinyasa once
Exhala a *Chaturanga Dandasana*.

Vinyasa doce
Inhala a Perro boca arriba.

Vinyasa trece
Exhala a Perro boca abajo.

Vinyasa catorce a veinte
Repite la postura en el lado izquierdo.

Janushirshasana B
POSTURA DE LA CABEZA A LA RODILLA B
Drishti Dedos Del Pie

Vinyasa siete
Inhalando, salta entre los brazos y dobla la pierna derecha en un ángulo máximo de 85o. Coloca la planta del pie derecho en flexión dorsal contra el interior del muslo izquierdo. Sin cambiar la posición del pie derecho, coloca las manos en el suelo y eleva los glúteos del suelo. Lleva el peso hacia delante deslizándote sobre el talón izquierdo y siéntate en el interior del pie derecho (no solo sobre el talón). Los dedos del pie derecho apuntan hacia el pie izquierdo.

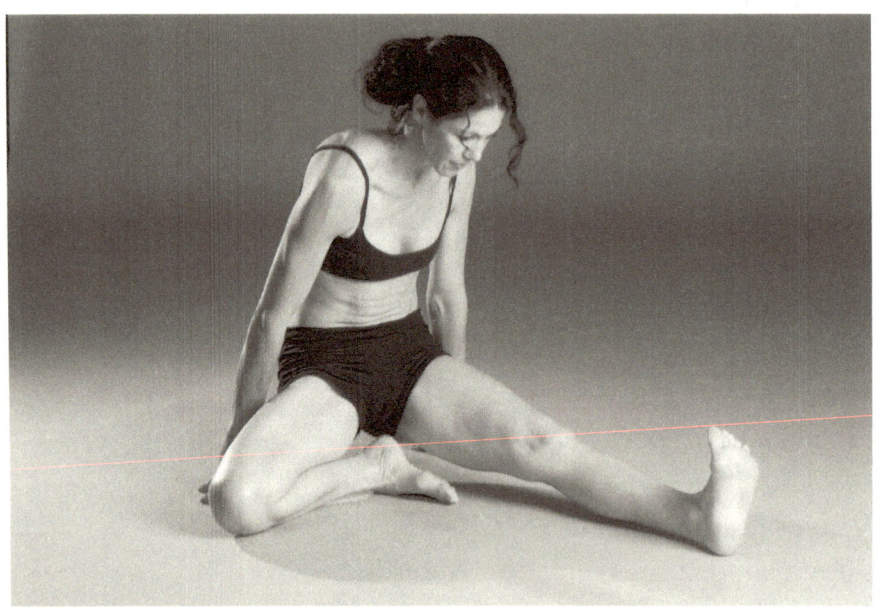

Preparación para Janushirshasana B

En *Janushirshasana* B, el pie derecho está flexionado y el muslo derecho gira lateralmente, lo opuesto a *Janushirshasana* A, donde el pie está de punta y los muslos realizan una rotación medial. Estos dos movimientos son fundamentales para abrir la articulación de la cadera, preparándola para las posturas más avanzadas.

Para las personas con tibias cortas en comparación al largo de sus fémures, adelantar la rodilla disminuyendo el ángulo de 85o para conseguir que el asiento sobre el pie sea cómodo. Ambos isquiones están separados del suelo. El pecho está alineado con la pierna izquierda.

Los alumnos con flexibilidad pueden sujetar la muñeca derecha con la mano izquierda, rodeando el pie izquierdo. Inhala, eleva el pecho y estira los brazos.

Vinyasa ocho
Al exhalar, flexiona, manteniendo la columna y el cuello alineados y extendidos. La zona del riñón derecho avanza hacia el pie izquierdo manteniendo la espalda plana. Los hombros están equidistantes al suelo. Lleva los omóplatos hacia los glúteos. La parte inferior del abdomen y el suelo pélvico se mantienen firmes. Los glúteos se relajan y los isquiones retroceden sin tocar el suelo. La rodilla derecha se enraíza y el muslo derecho gira lateralmente hasta encontrarse en una posición neutral. El corazón y la coronilla avanzan hacia el pie izquierdo. Mantén *Janushirshasana* B durante cinco respiraciones.

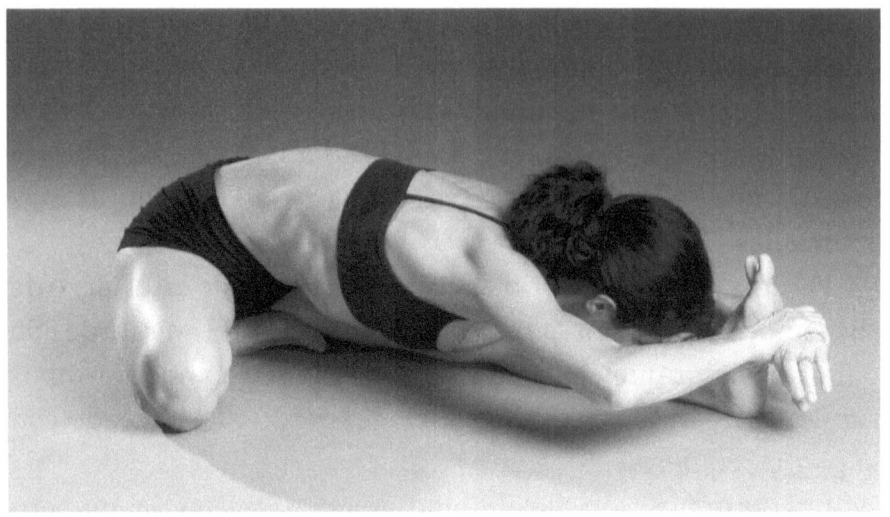

Janushirshasana B vinyasa 8

Vinyasa nueve
Inhalando, mantén el pie, eleva el tronco y estira los brazos. Exhalando, retira el pie de su posición y coloca las manos en el suelo.

Vinyasa diez
Inhalando, elévate sobre las manos.

Vinyasa once
Exhala a *Chaturanga Dandasana*.

Vinyasa doce
Inhala a Perro boca arriba.

Vinyasa trece
Exhala a Perro boca abajo.

Vinyasa catorce a veinte
Repite la postura en el lado izquierdo.

Janushirshasana C
POSTURA DE LA CABEZA A LA RODILLA C
Drishti Dedos Del Pie

Vinyasa siete
Inhalando, salta para sentarte. Dobla la pierna derecha como si la fueses a colocar en medio loto, pero con el pie en flexión dorsal. Pasa el brazo derecho entre el interior del muslo y la parte inferior de los gemelos. Agarra los dedos con la palma de la mano y llévalos hacia la tibia. Manteniendo el pie y los dedos flexionados, lleva el talón hacia el ombligo. Permite que el muslo derecho gire medialmente, hasta que puedas colocar la base de los dedos en el suelo, alineados con el interior del muslo izquierdo.

El pie debería estar perpendicular al suelo, con el talón directamente encima de los dedos mirando hacia arriba. Si no es así, coloca las manos en el suelo, eleva los isquiones y suavemente deslízate hacia delante para colocar el pie más vertical. Sigue rotando el muslo medialmente.

Alinea las caderas y permite que la rodilla derecha encuentre su posición. Esto dependerá de la posición final del talón: cuanto más vertical esté el talón, más adelantada estará la rodilla. Si el talón está directamente sobre los dedos del pie, la rodilla derecha estará en un ángulo de 45o respecto a la rodilla izquierda. Lleva la rodilla hacia el suelo. Quizá sea necesario elevar el glúteo izquierdo para que la rodilla descienda. Con la ayuda de la gravedad, el glúteo elevado llegará hasta el suelo con el paso del tiempo. Si utilizamos la fuerza muscular para llevar la rodilla hasta el suelo, estaremos contrayendo los isquiotibiales, lo que no es recomendable en esta postura porque llevará el muslo hacia la articulación de la cadera.

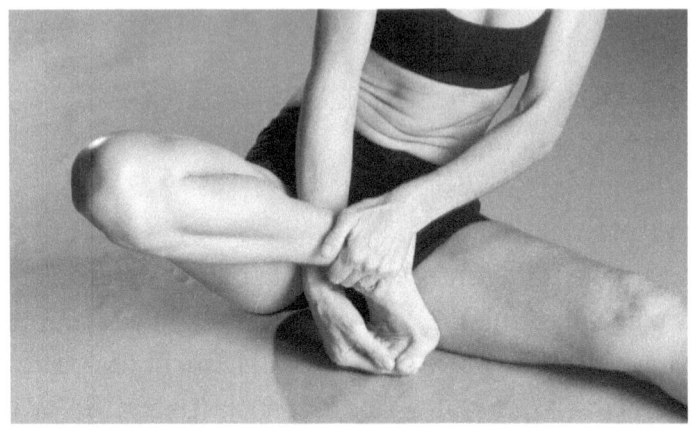

Preparación para Janushirshasana C

Tómate tiempo para trabajar con esta postura. Si es necesario, permanece semanas o meses en cualquiera de las fases descritas más arriba. Hecha de manera correcta, esta postura es muy terapéutica para las rodillas, pudiendo incluso curarlas de una inflamación crónica.

Si has seguido las instrucciones hasta aquí, enlaza el pie izquierdo. Los estudiantes más flexibles pueden rodear la muñeca derecha con la mano izquierda. Inhalando, eleva el pecho y estira los brazos.

Vinyasa ocho
Exhalando, flexiona sobre la pierna izquierda. Sigue rotando medialmente el muslo.
Mientras la rodilla derecha mantiene el contacto con el suelo, el isquión izquierdo se hunde para tocar el suelo. Sigue

flexionando el pie derecho, llevándolo con más profundidad contra la ingle izquierda. El talón debe presionar contra la parte baja del abdomen. En las mujeres, el talón presiona contra el útero. Esta postura es especialmente terapéutica para el sistema reproductivo de las mujeres, de la misma manera que *Janushirshasana* B lo es para el sistema reproductor masculino.

El pie izquierdo se encuentra entre una posición de flexión y una de punta, con la parte inferior de la pierna trabajando de forma activa. El fémur derecho se aleja de la articulación de la cadera. Esta acción relaja los aductores.

Como en todas aquellas posturas donde el drishti son los dedos del pie, es indispensable no retorcer el cuello. Con un alineamiento correcto, el mentón acabará tocando la tibia.

Nunca comprometas el alineamiento de la columna en búsqueda de metas ilusorias; en cambio, mantén siempre la integridad interior de la postura y conseguirás el propósito real del yoga. Permanece aquí durante cinco respiraciones.

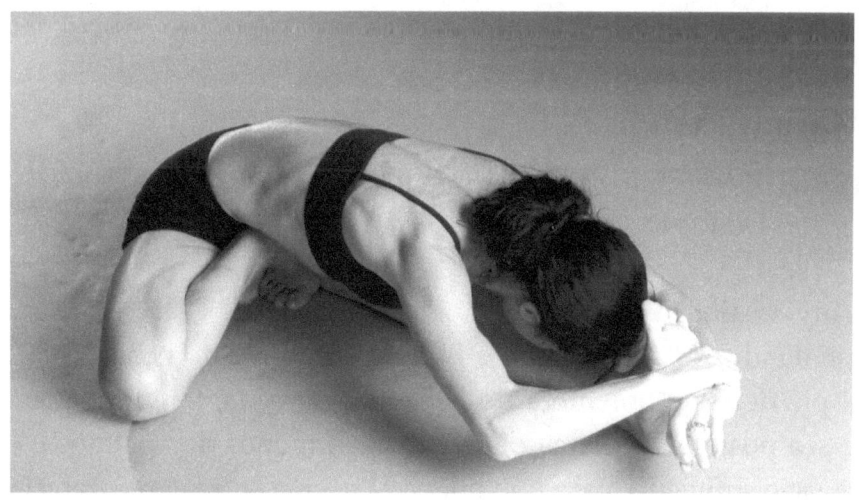

Janushirshasana C vinyasa 8

Vinyasa nueve
Inhalando, eleva el torso mientras sujetas el pie. Exhalando, retira el pie derecho de su posición, coloca las manos en el suelo.

Vinyasa diez
Inhalando, levántate sobre las manos.

Vinyasa once
Exhala a *Chaturanga Dandasana*.

Vinyasa doce
Inhala a Perro boca arriba.

Vinyasa trece
Exhala a Perro boca abajo.

Vinyasa catorce a veinte
Repite la postura en el lado izquierdo.

Marichyasana A
POSTURA DEL RISHI MARICHI A
Drishti Dedos Del Pie

Vinyasa siete
Inhalando, salta a *Dandasana*. Flexiona la pierna derecha y coloca el pie derecho por fuera de la cadera derecha, tan atrás como te sea posible. Deja una distancia de al menos dos palmos o el espacio suficiente para que quepa el tronco entre el pie derecho y el interior del muslo izquierdo. El pie derecho debe quedar

paralelo a la pierna izquierda y no girado hacia afuera. Lleva el brazo derecho hacia delante hasta que el hombro quede por delante de la rodilla derecha. Pasa tu brazo derecho alrededor de la espinilla, idealmente a medio camino entre la rodilla y el tobillo. A medida que la flexión progresa, podrás entrelazar el brazo cada vez más abajo en la espinilla. Con el tiempo, rodea la muñeca izquierda con la mano derecha. Inhalando, eleva el corazón. El glúteo derecho se eleva del suelo.

Vinyasa ocho
Exhalando, inclina la pelvis hacia delante y estira el tronco. Coloca peso sobre el pie de la pierna doblada. Utiliza ambos pies, las dos piernas y los flexores de la cadera para impulsarte hacia delante. Sigue elevando el corazón y coloca el pecho con los hombros en línea entre las dos piernas. Para entrar de manera más profunda y suave en la postura, una vez en la flexión, dirige el glúteo derecho hacia la tierra y eleva la rodilla derecha alejándola del suelo. El talón de la pierna extendida sigue presionando contra el suelo.

Eleva y aleja el corazón de la rodilla y más bien adelántalo hacia el pie izquierdo. Esta acción no solo impide redondear la espalda, sino que fortalece los músculos de la espalda al activar los extensores del tronco. Mantén la postura durante cinco respiraciones.

CONSEJO PRÁCTICO
El regalo
Marichyasana A es una flexión con una desventaja. Es de difícil acceso para aquellas personas que tienen los isquiotibiales muy cortos. La tendencia es evitar llevar peso hacia la

pierna doblada y, por el contrario, inclinarse hacia la pierna extendida. Esto anula el reto de la postura: abrir la cadera de la pierna doblada. Esta postura prepara la cadera para los *Kurmasanas*. Esta flexibilidad es necesaria para poder llevar la pierna por detrás de la cabeza.

La acción de flexión solo se realiza por los flexores de la cadera con el soporte de los pies, las piernas y el tronco. Con nuestras manos agarradas, evitamos utilizar nuestros brazos para ayudarnos a flexionar en los *Marichyasanas*. *Marichyasana* A ofrece el beneficio terapéutico de fortalecer estos músculos. La desventaja, pues, se convierte en el regalo.

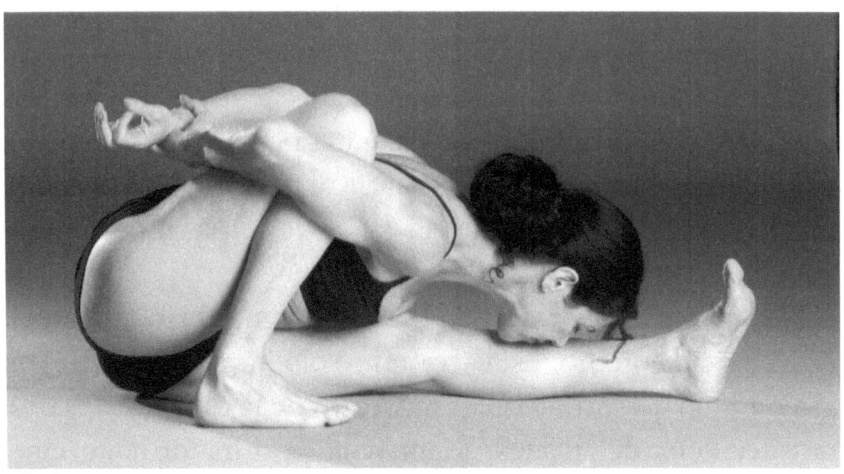

Marirchyasana A vinyasa 8

Vinyasa nueve

Inhalando, levántate y suelta las manos. Exhalando, coloca las manos en el suelo, manteniendo, si es posible, la rodilla detrás del hombro.

Vinyasa diez
Inhalando, levántate sobre las manos.

Vinyasa once
Exhala a *Chaturanga Dandasana*.

Vinyasa doce
Inhala a Perro boca arriba.

Vinyasa trece
Exhala a Perro boca abajo.

Vinyasa catorce a veinte
Repite la postura en el lado izquierdo.

TRASFONDO MITÓLOGICO
El Rishi Marichi

Aquí iniciamos un nuevo grupo de posturas llamadas *Marichyasanas*, cuyo principal enfoque es abrir las caderas. Están dedicadas a los Maharishi Marichi (que significa «haz de luz»). Marichi es uno de los seis hijos nacidos de la mente del Señor Brahma y padre del Rishi Kashyappa, antepasado de los dioses, los demonios, los humanos y los animales. Marichi aparece varias veces en el Mahabharata, donde celebra el nacimiento de Arjuna y visita a Bishma en su lecho de muerte. En el *Bhagavata Purana* aprendemos que Marichi realizó un ritual para purificar el pecado cometido por el señor Indra al asesinar a Brahmin Vrtra. Al concluir su vida en la tierra, se dice que Marichi se convirtió en una de las estrellas de la Osa Mayor.

Marichyasana B
POSTURA DEL RISHI MARICHI B
Drishti Dedos Del Pie

Marichyasana A y B son casi idénticas, la única diferencia es que la pierna que está recta en A se encuentra en medio loto en B.

Vinyasa siete

Inhalando, salta entre los brazos y estira las piernas. Dobla la pierna izquierda en medio loto, en la forma descrita en *Ardha Baddha Padma Pashimottanasana*. Dobla la pierna derecha, elevando el isquión derecho del suelo y llevando la rodilla izquierda al suelo. Coloca el pie derecho de modo que el tobillo derecho quede en línea con el gran trocánter del fémur (la protrusión ósea en la parte exterior de la articulación de la cadera).

Lleva la rodilla izquierda hacia el costado hasta formar un ángulo de 45o entre los dos muslos. Mantén este ángulo al flexionar. Con la rodilla al costado, esta postura es muy eficaz para la apertura de la cadera. De otro modo, solo es una flexión más.

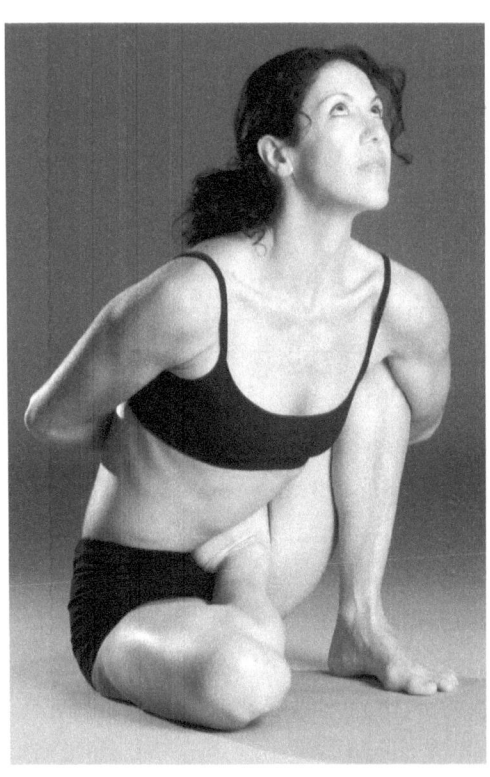

Marichyasaba B vinyasa 7

Eleva el brazo derecho para estirar la cintura derecha y avanza flexionando hacia delante por dentro de la rodilla, hasta que el hombro derecho quede delante de esta. Permanece lo más abajo posible, si puede ser enganchando el hombro derecho a medio camino entre la rodilla y el tobillo de la pierna derecha. Ahora, manteniendo la parte exterior de las costillas derechas pegadas contra el interior del muslo derecho, envuelve el brazo alrededor de la pierna y, si es posible, rodea la muñeca de la mano izquierda con la mano derecha. Sujetando la muñeca, inhala profundamente y eleva el pecho.

Vinyasa ocho
Exhalando, flexiona, colocando el tronco en el centro entre el pie derecho y la rodilla izquierda. Al mismo tiempo, evita que el pie derecho se desplace hacia el centro llevando la cadera derecha hacia delante. En lugar de flexionar hacia la rodilla izquierda, flexiona a lo largo del interior de la pierna derecha, manteniendo el contacto con las costillas laterales Rota el muslo izquierdo medialmente y extiende el tronco a lo largo del interior de ese mismo muslo. Coloca la frente en el suelo y, cuando esto te sea fácil, coloca el mentón sin afectar la posición del cuello. El corazón avanza hacia delante, sostenido por unos fuertes abdominales. Los abdominales pueden extender el corazón.

Si el esternón, origen del recto abdominal, permanece fijo en el espacio, al contraer los músculos abdominales se eleva el hueso púbico (la inserción del recto abdominal). Elevar el hueso púbico por delante permite que el sacro descienda. El sacro es el origen del gran extensor de la espalda (*erector spinae*). Al descender el origen del gran extensor de la espalda, este es más efectivo como extensor de la espalda. Dicho de otro modo, puede elevar la caja torácica y aún más el corazón, tonificando a su vez los abdominales. Un problema recurrente en *Marichyasana* B es sentir dolor en la parte exterior del tobillo de la pierna que está en medio loto. El dolor se debe a una inversión excesiva del tobillo causada a su vez por una falta de rotación medial del fémur. Es importante realizar todas las posturas de loto y medio loto con rotación medial del fémur. Si esto no es posible a causa de una articulación de cadera inactiva, la articulación de la rodilla se resentirá, aunque en el caso de *Marychiasana* B, podrá ser la articulación del tobillo la que sienta el dolor. La solución es evitar, en primer lugar, la inversión del tobillo utilizando los músculos del peroné en la parte exterior del pierna. La acción de eversión del peroné situará el pie de nuevo en posición de punta y neutra. La creatividad de la tensión creada se dirige hacia la articulación de la cadera y del fémur, medialmente rotado. Si no es posible, estudia más detenidamente las rotaciones mediales en las posturas anteriores. Quédate en *Marichyasana* B durante cinco respiraciones.

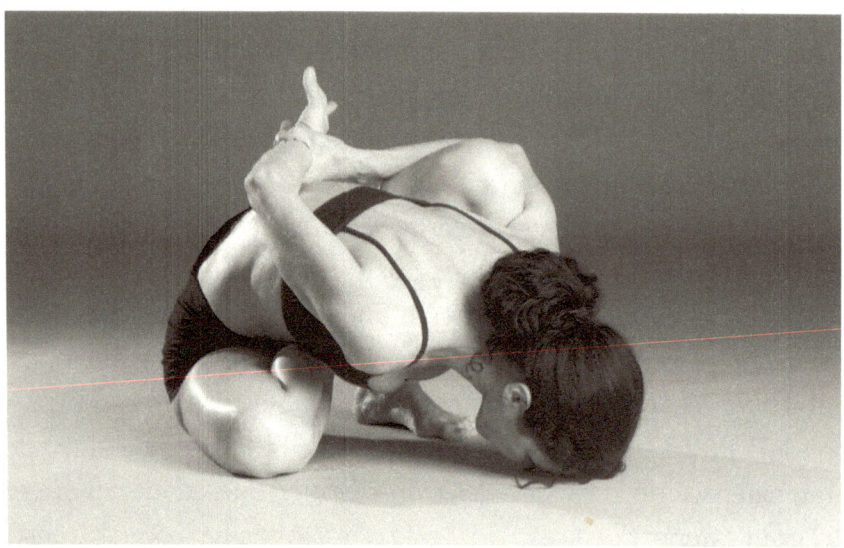

Marirchyasana B vinyasa 8

Vinyasa nueve
Inhalando, eleva el tronco y siéntate lo más alto posible, manteniendo las manos entrelazadas. Exhalando, suelta las manos, estira la pierna derecha primero y deshaz el medio loto colocando las manos en el suelo.

Vinyasa diez
Inhalando, levántate sobre las manos.

Vinyasa once
Exhala a *Chaturanga Dandasana*.

Vinyasa doce
Inhala a Perro boca arriba.

Vinyasa trece
Exhala a Perro boca abajo.

Vinyasa catorce a veinte
Repite la postura en el lado izquierdo.

Marichyasana C
POSTURA DEL RISHI MARICHI C
Drishti Costado

Marichyasana C es la primera torsión sentados. La columna torácica (la parte superior de la espalda) desde la vértebra T1 a T12 está diseñada para rotar. Aquí, el ángulo de las apófisis articulares facilita el mayor grado de rotación posible a lo largo de toda la espalda. La mayoría de la acción de la torsión se realiza aquí. La torsión estira los músculos intercostales, que están entre las costillas. Los músculos intercostales provocan una de las mayores limitaciones en las flexiones dorsales, de manera que las torsiones son una preparación ideal para ellas. La zona lumbar, con un enorme grado de flexibilidad en las flexiones hacia delante y en las flexiones dorsales, por el contrario, se ve limitada en su capacidad de torsión. Esta limitación ofrece una estabilidad indispensable. Una rotación excesiva en la columna lumbar puede desestabilizar la zona lumbar, de modo que no mantengas las caderas paralelas en las torsiones en el suelo y, en cambio, dirige la rotación directamente a la parte alta de la espalda.

Vinyasa siete
Inhalando, salta entre los brazos y entra en *Marichyasana* C en un solo vinyasa. Dobla la pierna derecha y coloca el pie cerca del muslo izquierdo. Lleva la cadera derecha hacia atrás con el pie, de modo que las caderas no queden paralelas. La pierna izquierda permanece recta. Los principiantes pueden colocar la mano derecha detrás de los isquiones (con los dedos apuntando hacia atrás) para un mejor soporte. Relaja la zona de la cintura. Entrelaza el brazo izquierdo alrededor de la rodilla derecha, mientras alargas la cintura y, al exhalar, coloca las costillas del lado izquierdo contra el muslo de la pierna derecha de manera que no quede ningún espacio.

ASANA

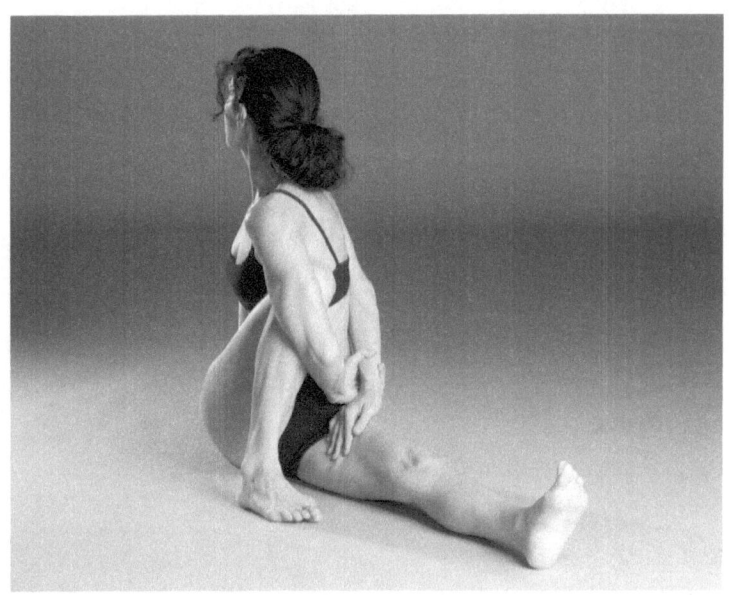

Marirchyasana C vinyasa 7

Enlaza la muñeca derecha con la mano izquierda. Gira la cabeza y mira por encima del hombro.

Siéntate recto. Enraíza ambos isquiones uniformemente en el suelo. A la vez, la coronilla se eleva hacia el techo. Los omóplatos se deslizan hacia abajo, el corazón se eleva al frente. Mantén el pie izquierdo perpendicular al suelo. Evita la tendencia de girar la pierna izquierda hacia fuera, rotando el fémur medialmente.

Deja que el tronco gire con la respiración. Utiliza el brazo izquierdo como palanca, presionando contra la rodilla derecha. Evita la tendencia de llevar la rodilla derecha más allá de la línea media, activando el grupo de los abductores derechos. Esta acción lleva la rodilla hacia la derecha. Mantén *Marichyasana* C durante cinco respiraciones.

Exhalando, sal de la postura, gira y coloca las manos en el suelo. Puedes mantener la pierna derecha en la posición y enganchar el hombro frente a la rodilla como en *Marichyasana* A. Elevarse así desarrolla más la fuerza. Si es demasiado difícil, elévate como en las otras posturas.

Marichyasana C y D tienen un recuento de vinyasa más corto que *Marichyasana* A y B.

Vinyasa ocho
Inhalando, levántate sobre las manos.

Vinyasa nueve
Exhala a *Chaturanga Dandasana*.

Vinyasa diez
Inhala a Perro boca arriba.

Vinyasa once
Exhala a Perro boca abajo.

Vinyasa doce a dieciséis
Repite la postura en el lado izquierdo.

Marichyasana D
POSTURA DEL RISHI MARICHI D
Drishti Costado

Esta postura es como *Marichyasana* C, pero con la pierna recta en medio loto. Requisito previo: esta postura solo debe realizarse cuando se domine *Marichyasana* B.

Vinyasa siete

Inhalando, salta a *Dandasana*. Flexiona la pierna izquierda y colócala en medio loto, utilizando el mismo método, precisión y cuidado descrito en *Ardha Baddha Padma Pashimottanasana*. Flexiona la pierna derecha como en *Marichyasana* A, con el pie derecho en línea con el exterior de la articulación de la cadera. Lleva la cadera derecha hacia atrás junto al pie derecho, desnivelando las caderas. Si es necesario, eleva el glúteo derecho del suelo para llevar la rodilla izquierda al suelo. Te encontrarás sentado sobre un trípode estable formado por la rodilla izquierda, el glúteo izquierdo y el pie derecho. Hasta aquí, la preparación es la misma que para *Marichyasana* B. Ahora, en lugar de flexionar, combinamos esta posición con la rotación de *Marichyasana* C.

Coloca la mano derecha en el suelo detrás del sacro, con los dedos dirigidos hacia atrás. Gira el tórax, manteniendo los hombros alineados con la rodilla doblada. Coloca el codo izquierdo por fuera de la rodilla derecha. Inhalando, alarga toda la columna y eleva el pecho libremente. Exhalando, utiliza los abdominales oblicuos externos e internos para deslizar el brazo a lo largo de la rodilla, hasta que el hombro izquierdo quede por fuera de la rodilla derecha. Es probable que necesites varias respiraciones hasta que el hombro izquierdo quede en la posición correcta.

Lleva la pierna derecha hacia el centro utilizando los músculos aductores. Si tus aductores (ver figura 17) se contraen, coloca la mano derecha por fuera de la rodilla derecha y lleva la rodilla hacia la línea central. Haz una rotación interna del brazo, enlaza la rodilla y extiéndelo hasta que quede detrás de la espalda (la extensión se define como el regreso de una flexión y una flexión del húmero consiste en la elevación del brazo hacia el frente). Lleva el brazo derecho detrás de la espalda y agarra los dedos o la muñeca izquierda con la mano derecha.

El fémur izquierdo gira internamente hasta una posición neutra. Manteniendo el contacto de la rodilla izquierda con el suelo, permite que el isquión derecho se vuelva pesado. Inhalando, eleva el pecho y siéntate recto. Lleva los hombros hacia atrás y desciende los omóplatos. Con cada inhalación, eleva el área alrededor del corazón para contrarrestar la tendencia a la compresión en esta postura. Para que toda la columna se expanda de forma equilibrada en ambas direcciones, los isquiones descienden hacia la tierra y el corazón se eleva hacia el cielo. Inicia un movimiento en espiral en la columna y permite que el espacio creado entre cada par de vértebras genere un movimiento de espiral más profundo. Mantén el vinyasa durante cinco respiraciones.

Exhalando, suelta los brazos y mira hacia delante. Estira la pierna derecha y deshaz el loto (nunca en orden contrario ya que puedes dañar la rodilla). Coloca las manos en el suelo.

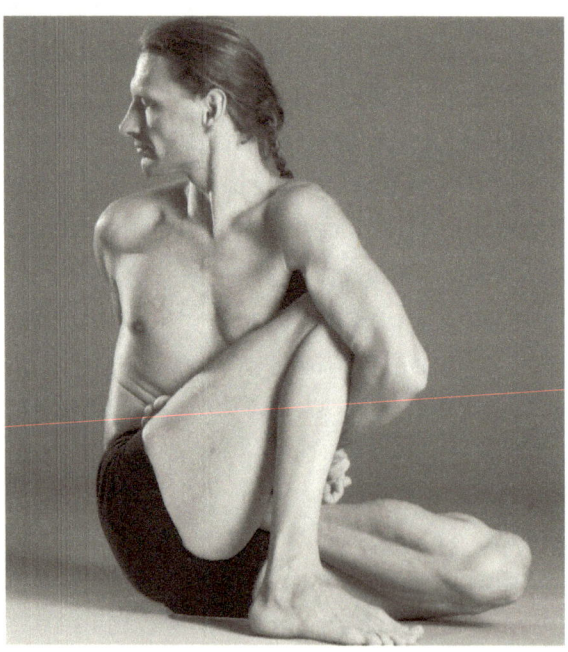

Marirchyasana D vinyasa 7

Vinyasa ocho
Inhalando, elévate sobre las manos.

Vinyasa nueve
Exhala a *Chaturanga Dandasana*.

Vinyasa diez
Inhala a Perro boca arriba.

Vinyasa once
Exhala a Perro boca abajo.

Vinyasa doce a dieciséis
Repite la postura en el lado izquierdo.

Nota:

- Una acumulación de tejido adiposo (grasa) en los muslos y el abdomen dificulta la postura y añade tensión en las articulaciones.
- Los ajustes en *Baddha Konasana* pueden dar la apertura necesaria en las articulaciones de la cadera para realizar la postura sin añadir ningún estrés en las rodillas.
- Dominar esta postura es un requisito antes de intentar *Supta Kurmasana*. Marichyasana D desarrolla los flexores y extensores del tronco y los abdominales, de modo que *Supta Kurmasana* pueda ser realizada de forma segura.
- *Marichyasana* D es una de las tres posturas en la Primera Serie que crean la fuerza de soporte.

Navasana

POSTURA DEL BARCO
Drishti Dedos Del Pie

Vinyasa siete
Inhalando, salta a *Dandasana*. Inclínate hacia atrás manteniendo el equilibro por detrás de los isquiones y por delante del sacro. Eleva las piernas del suelo hasta realizar un ángulo recto (90o) entre tronco y piernas. Mantén las piernas rectas. Los dedos de los pies se colocan a la altura de los ojos y los pies en flexión plantar. A medida que disminuye el ángulo entre torso y piernas, se necesita menos fuerza.

Extiende los brazos hacia los pies y a la altura de los hombros. Mantenlos paralelos con el suelo, con las palmas mirándose la una a la otra. Lleva los brazos hacia atrás bien encajados en la articulación de los hombros. No colapses las lumbares. Mantén la espalda recta y el corazón elevado. Tu cuerpo es la estructura del barco y tus brazos son los remos.

ENFOQUE ANATÓMICO
Fuerza abdominal
La acción principal de esta postura es la flexión de las caderas. El peso de las piernas suele provocar una anteversión de la pelvis (hacia delante). Esto se contrarresta con los músculos abdominales, que elevan el hueso del pubis y equilibran la pelvis hacia atrás. Por ello, *Navasana* es una de las principales posturas que desarrollan fuerza abdominal en la Primera serie. Es una preparación importante para *Kurmasana*.

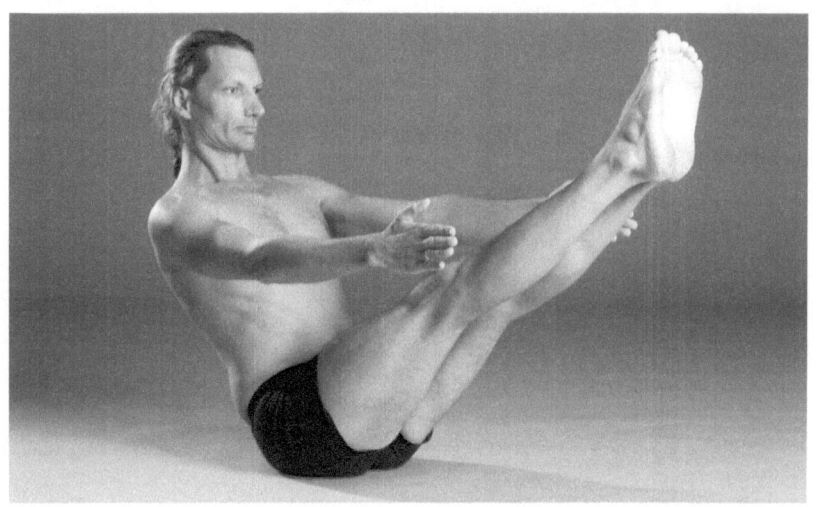

Navasana vinyasa 7 (x5)

Mantén *Navasana* durante cinco respiraciones.

Si, por el contrario, falta fuerza abdominal, la zona lumbar puede recibir un estrés en esta postura. Para principiantes, sugerimos los siguientes pasos:

FASE 1
Sentado, flexiona las rodillas contra el pecho y abrázalas. Eleva el corazón y, manteniendo la espalda recta, levanta los pies del suelo. Coloca los brazos en posición.

FASE 2
Sigue aumentando el ángulo entre las rodillas y el pecho y levanta los pies del suelo hasta que la parte baja de las piernas quede paralela al suelo.

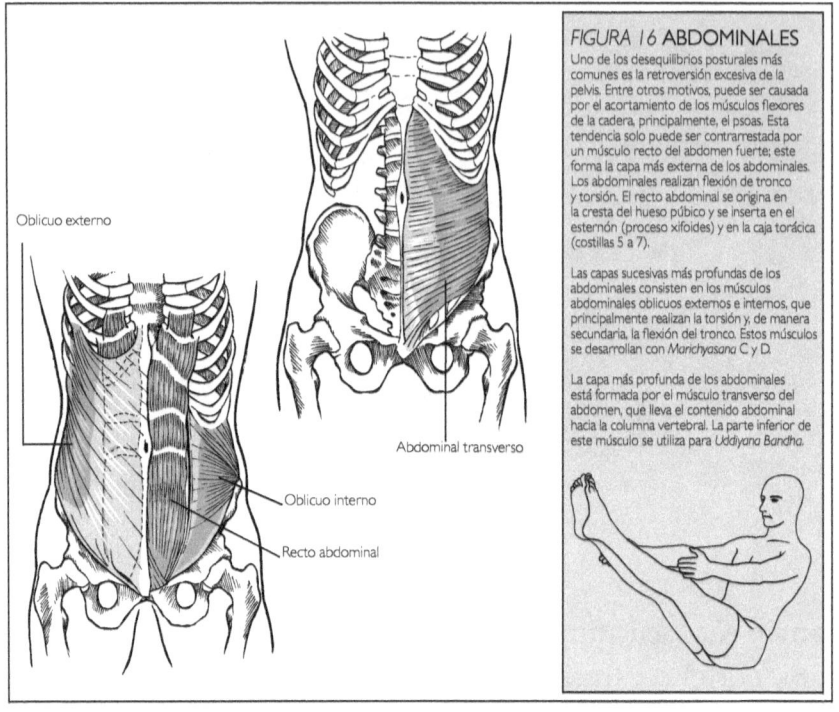

FIGURA 16 ABDOMINALES

Uno de los desequilibrios posturales más comunes es la retroversión excesiva de la pelvis. Entre otros motivos, puede ser causada por el acortamiento de los músculos flexores de la cadera, principalmente, el psoas. Esta tendencia solo puede ser contrarrestada por un músculo recto del abdomen fuerte; este forma la capa más externa de los abdominales. Los abdominales realizan flexión de tronco y torsión. El recto abdominal se origina en la cresta del hueso púbico y se inserta en el esternón (proceso xifoides) y en la caja torácica (costillas 5 a 7).

Las capas sucesivas más profundas de los abdominales consisten en los músculos abdominales oblicuos externos e internos, que principalmente realizan la torsión y, de manera secundaria, la flexión del tronco. Estos músculos se desarrollan con *Marichyasana* C y D.

La capa más profunda de los abdominales está formada por el músculo transverso del abdomen, que lleva el contenido abdominal hacia la columna vertebral. La parte inferior de este músculo se utiliza para *Uddiyana Bandha*.

FASE 3

Estira las piernas hasta que los abdominales estén totalmente activos, con la espalda siempre recta.

Vinyasa ocho

Pon las palmas de las manos en el suelo por detrás de las caderas. Cruza las piernas e inhalando, conecta la respiración con los bandhas y elévate del suelo. Aquí, haz un esfuerzo sincero y no te des por vencido si no puedes levantarte del suelo. Para muchos alumnos, este ejercicio es el punto decisivo para el salto atrás (ver *Pashimottanasana*, para una fotografía de *Lollasana*). Si solo puedes elevarte un poco, sigue trabajando hasta que consigas levantarte en Lollasana. Este movimiento favorece la capacidad de redondear el tronco como una pelota. Enseña a controlar los *bandhas* y es clave para saltar hacia atrás.

Exhalando, siéntate de nuevo. Repite los vinyasa 7 y 8 cuatro veces más, hasta un total de cinco repeticiones.

> **CONSEJO PRÁCTICO**
> *Hacia Lollasana*
> Si tienes dificultades con *Lollasana*, que forma parte del salto hacia atrás y hacia delante, te proponemos el siguiente método. Siéntate sobre las rodillas y coloca un tobillo sobre el otro. Ahora, poniendo las manos en el suelo a cada lado de las rodillas, inhala y eleva las rodillas del suelo hasta el pecho. Cuenta el número de respiraciones que puedes mantener en la postura. Repite el ejercicio cada día sumando una respiración cada día.
>
> Cuando llegues a las quince respiraciones, levanta los pies. Verás que es más difícil y que el número de respiraciones disminuye. Trabaja hasta diez respiraciones. Si no avanzas, practica este ejercicio más de una vez al día.
>
> Cuando llegues a las diez respiraciones, empieza a balancearte de delante hacia atrás, lentamente, manteniendo los pies sin tocar el suelo. Cuando puedas balancearte durante diez respiraciones, aumenta la amplitud del balanceo. Incrementa el balanceo hasta que puedas ir de Lollasana hasta el Perro boca abajo sin tocar el suelo. Ahora, haz el mismo movimiento desde la posición sentado. Realizarlo adecuadamente te puede llevar algunos días, o algunos años. Sé paciente.

ASHTANGA YOGA PRIMERA SERIE

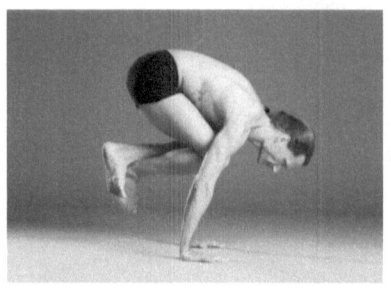 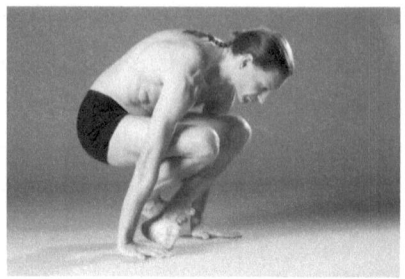

De izquierda a derecha, Navasana vinyasa 8 (x5)

Vinyasa nueve
Exhala, deslízate a *Chaturanga Dandasana*.

Vinyasa diez
Inhala a Perro boca arriba.

Vinyasa once
Exhala a Perro boca abajo.

Bujapidasana
POSTURA DE PRESIÓN DE RODILLAS SOBRE LOS BRAZOS
Drishti Nariz

Vinyasa siete
Con la inhalación, en lugar de saltar entre los brazos, salta llevando los pies por la parte exterior de los brazos. Mantén la pelvis elevada en esta transición, lo cual requiere control de los bandhas. La clave está en seguir inhalando mientras te mantienes en el aire hasta que el interior de los muslos toquen los brazos. Coloca las piernas alrededor de los brazos y cruza los tobillos, preferiblemente todo, sin tocar los pies al suelo.

ASANA

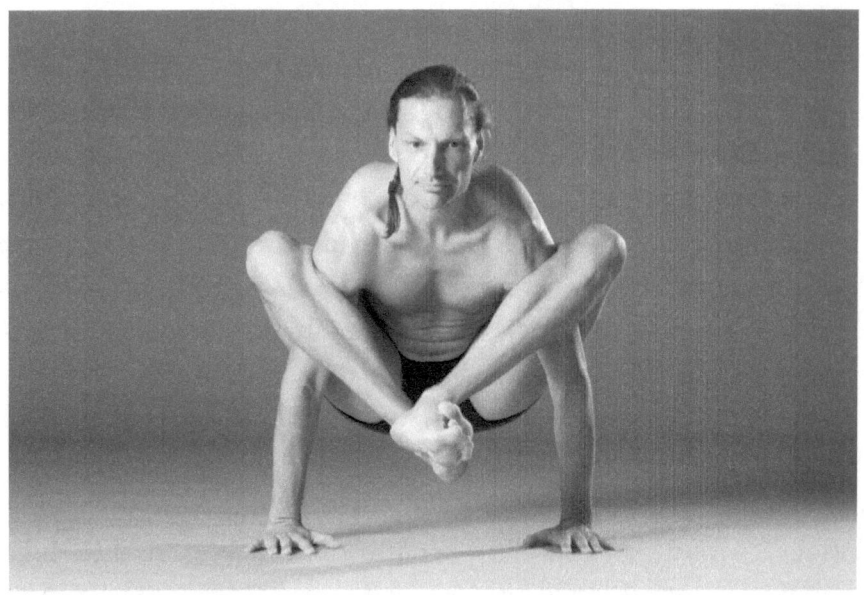

Bujapidasana vinyasa 7

Si es muy difícil, prueba lo siguiente:

FASE 1
Inhalando, salta hacia adelante de modo que los pies caigan por fuera de las manos. Si tus manos están al borde de la esterilla, tus pies quedarán fuera de esta. Sin retirar las manos del suelo, estira las piernas tanto como te lo permitan los isquiotibiales.

FASE 2
Sujeta el talón derecho con tu mano derecha y lleva el hombro derecho por detrás de la rodilla derecha. Repítelo en el lado izquierdo. Cuanto más atrás de las rodillas coloques el hombro, más fácil te será ejecutar la postura. Ahora, coloca las manos en el suelo muy cerca de los pies.

FASE 3

Lentamente, lleva el peso hacia las manos hasta que tus pies se eleven del suelo. Si estás cómodo, levanta los pies y cruza los tobillos. Si tus rodillas están cerca de los hombros, la postura será fácil. Si están cerca de los codos, levantar los pies del suelo requerirá mucho esfuerzo ya que los abdominales deberán elevarte aún más. Mantén la postura cinco respiraciones y deshaz el cruce de los tobillos estirando las piernas mientras inhalas. Lleva las piernas hacia atrás, flexionando las rodillas y saltando desde ahí.

Vinyasa ocho
Exhalando, baja el pecho hasta el suelo flexionando los codos. Coloca la frente en el suelo y, cuando sea fácil, pon la barbilla suavemente en el suelo. *Bhujapidasana* es la preparación ideal para *Kurmasana*. Activa los músculos del centro del cuerpo, sobre todo los abdominales, los extensores del tronco y el psoas. Coloca los pies en flexión, con los dedos apuntando hacia atrás, si es posible sin tocar el suelo.

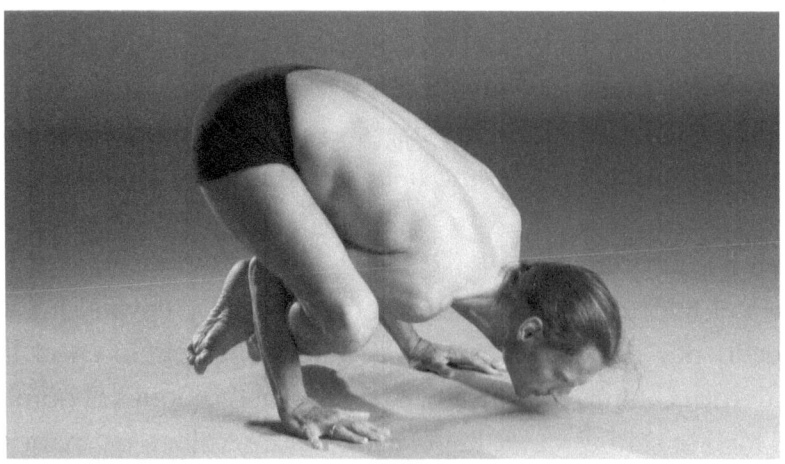

Bujapidasana vinyasa 8, versión final

ASANA

Los principiantes puede intentar esta versión final cuando dominen la Fase 3. Si puedes poner la barbilla en el suelo, elimina las cinco respiraciones de la Fase 3. El último paso es aprender a saltar y entrar, y salir directamente de la postura.

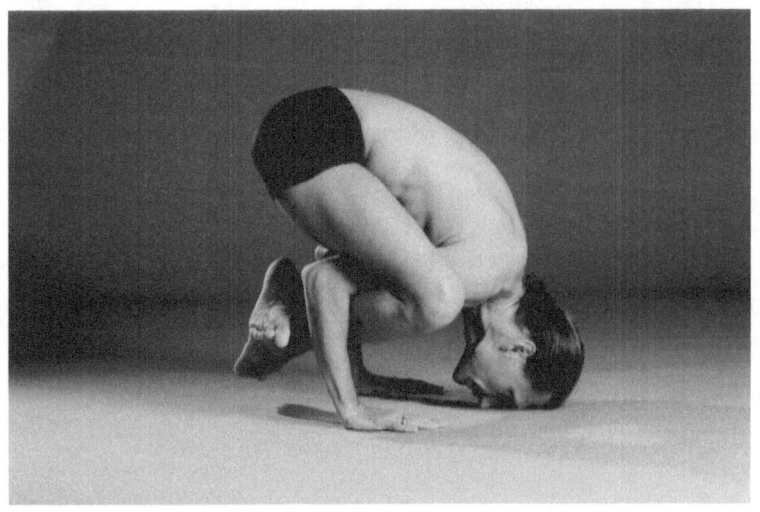

Bujapidasana vinyasa 8, versión principiantes

Vinyasa nueve

Inhalando, levántate, estira los brazos y lleva los pies hacia delante sin tocar el suelo.

Deshaz los pies y esfuérzate por estirar las piernas. Con los pies de punta, mira hacia arriba. Esta postura de transición en la salida de *Bhujapidasana* es *Tittibhasana* (la postura del insecto).

Exhalando, flexiona las piernas, encaja las rodillas en las axilas y eleva los talones hacia los glúteos.

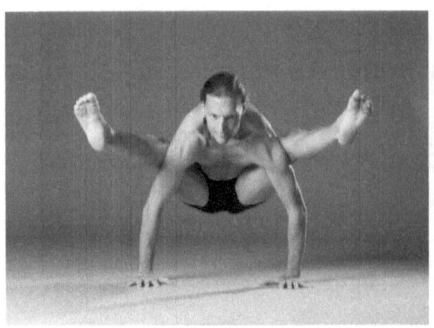 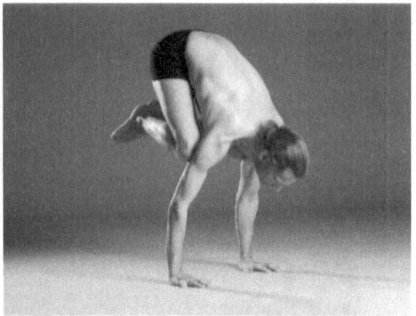

Bujapidasana vinyasa 9, Tittibhasana Bujapidasana vinyasa 10, Bakasana

Vinyasa diez
Mantén la posición durante la inspiración. Esta segunda posición de transición se denomina Bakasana (postura de la grulla).

Vinyasa once
Exhala, deslízate a *Chaturanga Dandasana*.

Vinyasa doce
Inhala a Perro boca arriba.

Vinyasa trece
Exhala a Perro boca abajo.

Kurmasana y Supta Kurmasana
POSTURA DE LA TORTUGA Y DE LA TORTUGA DORMIDA
Drishti Tercer Ojo

Prerrequisitos: dominio de *Marichyasana* D y *Bhujapidasana*
    Además de su relevancia por introducir posturas con la pierna por detrás de la cabeza, *Supta Kurmasana* crea la

fuerza necesaria para dar soporte a la espalda en las flexiones dorsales dinámicas. Por ello, efectuar *Supta Kurmasana* de forma satisfactoria es requisito previo para los *drop-backs* (flexiones dorsales desde *Samasthiti* hasta el suelo y vuelta).

> **CONTEXTO YÓGUICO**
> *Importancia de las posturas con la pierna por detrás de la cabeza*
> *Supta Kurmasana* es una de las posturas clave de la Primera Serie. Mientras que el resto de las posturas de la primera secuencia son flexiones, rotaciones de la cadera o combinación de las dos, *Supta Kurmasana* abre un nuevo universo de posturas con la pierna por detrás de la cabeza. Hay tres en la serie Intermedia, seis en la Serie Avanzada A y siete en la Serie Avanzada B. La pierna por detrás de la cabeza neutraliza las flexiones dorsales. Estas posturas vigorizan la columna vertebral y fortalecen los abdominales y los extensores del tronco. Desarrollan igualmente el pecho y aumentan el suministro de sangre al corazón y a los pulmones. También desarrollan la humildad y trabajan la soberbia. Es una de las categorías más importantes entre las posturas. En combinación con secuencias de flexiones dorsales y equilibrios sobre las manos, purifican el sistema nervioso e inducen a la meditación.

Vinyasa siete
Realizar *Bhujapidasana* de forma satisfactoria es indispensable antes de intentar esta postura. También se necesita progresar en *Pashimottanasana* para conseguir el estiramiento necesario de los isquiotibiales. Inhalando, salta por fuera de los brazos como hiciste en *Bhujapidasana*. Con las rodillas cerca de los hombros,

estira las piernas y eleva los glúteos hasta que las piernas queden paralelas al suelo.

Exhalando, flexiona los codos hacia atrás y desciende lentamente, como si se tratara de un helicóptero. En el suelo, lleva las rodillas a la altura de los hombros. Las piernas deben estar casi paralelas, sin espacio entre el interior de los muslos y los costados de la caja torácica. Estira los brazos y adelanta las manos hasta que queden en la misma línea de los hombros. Las palmas presionan contra el suelo.

Coloca la cabeza en el suelo, primero la frente y después la barbilla, como en *Bhujapidasana*. Los pies de punta —como en todas las flexiones extremas, esto protege los isquiotibiales y los ligamentos cruzados. Estira las piernas y trabaja para levantar los talones del suelo. Mantén en *Kurmasana* cinco respiraciones.

Si tus piernas están estiradas pero los talones no se elevan del suelo, asegúrate de que los brazos se extienden en línea con los hombros. Si las manos están más atrás, los isquiones tenderán a elevarse. Si no tienes espacio suficiente para extender los brazos a los costados, puedes extenderlos hacia atrás con las palmas hacia arriba. Esta versión es inferior ya que los hombros suelen encorvarse y colapsar.

Se necesita mucha fuerza para levantar los talones del suelo. Sin embargo, es un aspecto importante de la postura por varias razones:

- Los isquiotibiales y los cuádriceps se fortalecen, mejorando todas las flexiones.
- Facilita un mejor acceso a los cuádriceps, si tienes dificultades para mantener las rótulas arriba en las posturas de pie.
- La espalda se fortalece en preparación para los *drop-backs* (flexiones dorsales desde *Samasthiti* al suelo y vuelta).

ASANA

- Lo más importante, crea la fuerza abdominal necesaria para *Supta Kurmasana*.

No intentes *Supta Kurmasana* hasta que no domines *Kurmasana*. Si la espalda está demasiado curvada en *Kurmasana*, los discos lumbares están en una posición vulnerable. El peso adicional de las piernas detrás de la cabeza puede causar tensión si el cuerpo no está preparado. La fuerza necesaria para levantar los pies del suelo ofrece la protección necesaria.

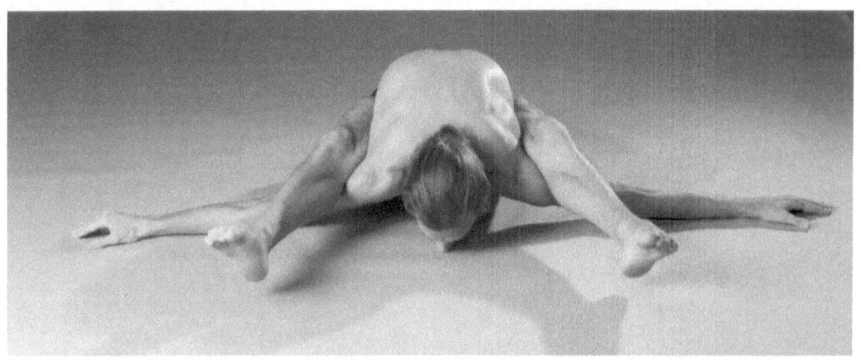

Kurmasana vinyasa 7

Vinyasa ocho versión Primera serie
Exhalando, dobla las piernas, coloca los hombros más profundamente bajo las rodillas, lleva los brazos hacia atrás y enlaza las manos o, si puedes, sujeta una de tus muñecas.

Vinyasa ocho versión serie Intermedia
Los estudiantes que practican la Serie Intermedia pueden sentarse erguidos y realizar *Dvi Pada Shirshasana* para entrar a *Supta Kurmasana*. Haz esta variación solo cuando hagas *Ekapada Shirshasana* correctamente. El peso de las dos piernas detrás de la cabeza requiere una gran fuerza del abdomen.

Para ello, coloca primero la pierna izquierda detrás de la cabeza, con la rodilla detrás del hombro para asegurarte de que podrás colocar la tibia por debajo de la vértebra C7. Esto evita que el cuello cargue con el peso de las piernas: el peso debe recaer en los hombros y en la parte superior de la columna. Exhalando, coloca la pierna derecha por encima de la pierna izquierda, asegurándote de que esta quede bien posicionada detrás de la cabeza. Si se practica así, la postura no supondrá más molestia que la de cargar una mochila de tamaño medio. Si se realiza de forma incorrecta, puede causar daño en los nervios del cuello, con todos los síntomas que lo acompañan.

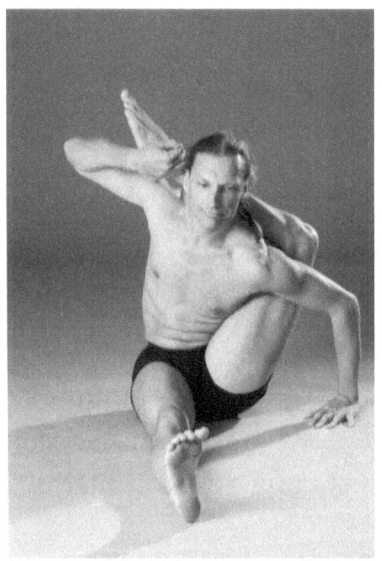 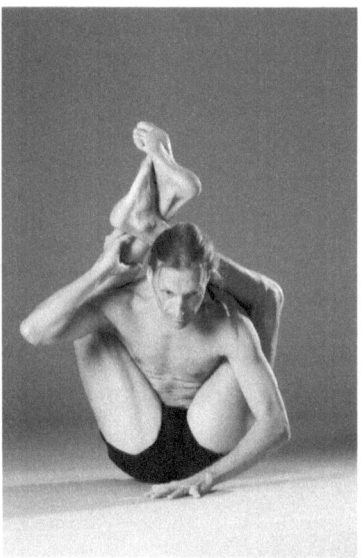

Entrando en Supta Kurmasana vinyasa 8, fase 1 Entrando en Supta Kurmasana vinyasa 8, fase 2

Vinyasa nueve versión Primera serie
Inhalando, cruza los tobillos y coloca la frente en el suelo. Es la postura de *Supta Kurmasana*. Permanece cinco respiraciones,

creando un soporte para la espalda y combinando el esfuerzo de los abdominales y de los extensores de la espalda.

Vinyasa nueve versión serie Intermedia
Coloca las manos en el suelo y baja la frente, manteniendo las dos piernas detrás de la cabeza. Pasa las manos detrás de la espalda y entrelaza los dedos o agarra una muñeca.

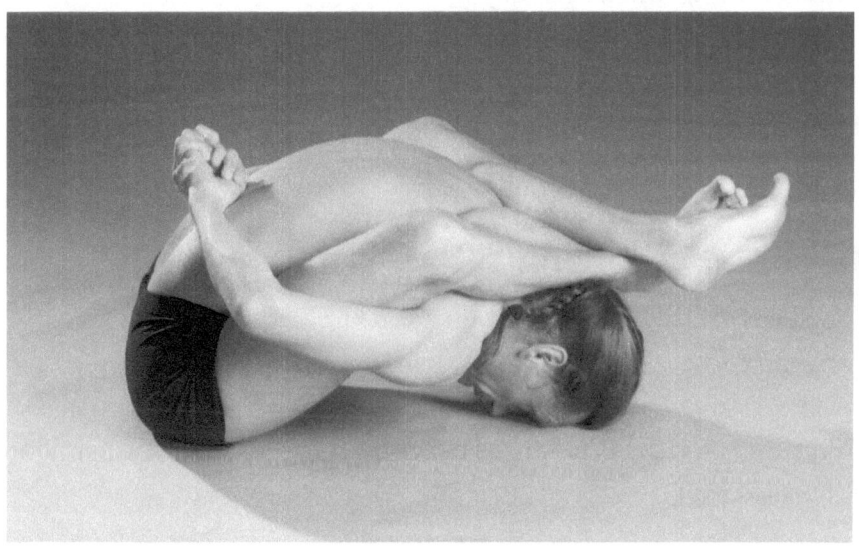

Supta Kurmasana vinyasa 9, versión serie Intermedia

Vinyasa diez
Suelta las manos, llévalas hacia adelante y colócalas por debajo de los hombros. Inhalando, eleva todo el cuerpo, y, si puedes, mantén las piernas detrás de la cabeza. Luego, tal y como en *Bhujapidasana*, estira las piernas para hacer *Tittibhasana*. Exhalando, flexiona las piernas hasta que las rodillas reposen detrás de los brazos. Inhalando, elévate a *Bakasana*, estirando los brazos. Pon los pies de punta y lleva los talones a los isquiones.

Al final de la inhalación, cuando estés en el punto más elevado, pasa al vinyasa once.

Vinyasa once
Exhala, salta a *Chaturanga Dandasana*.

Vinyasa doce
Inhala a Perro boca arriba.

Vinyasa trece
Exhala a Perro boca abajo.

Garbha Pindasana
POSTURA DEL EMBRIÓN EN EL ÚTERO
Drishti Nariz

Requisitos: todas las posturas descritas hasta ahora, especialmente *Marichyasana* D.

Vinyasa siete
Inhalando, salta entre los brazos y estira las piernas en *Dandasana*.

Vinyasa ocho
Exhalando, entra en *Garbha Pindasana*. Los practicantes expertos pueden realizarlo en una sola exhalación, otros quizás prefieran hacerlo por partes. *Padmasana* y sus variaciones, tienen fama, en Occidente, de provocar problemas en las rodillas. Si tenemos las caderas rígidas, como consecuencia de toda una vida sentados en sillas, no podemos pretender hacer esta postura en una semana. Hemos mencionado antes que en la India la gente se sentaba

tradicionalmente en la madre tierra, lo cual favorece la apertura de las caderas para efectuar *Padmasana*. Si estas articulaciones están rígidas y forzamos para hacer *Padmasana*, nos podemos hacer daño en las rodillas.

La solución es la apertura de las caderas en primer lugar (aunque sean necesarios años de trabajo) y después, intentar esta postura. Si no dominas *Marichyasana* D, no intentes *Garbha Pindasana*.

FASE 1

Desde *Dandasana*, coloca la pierna en medio loto, siguiendo con precisión las instrucciones de *Ardha Baddha Padma Pashimottanasana*. En resumen:

- Pon el pie derecho de punta y haz una inversión.[47]
- Lleva la rodilla lejos, hacia la derecha.
- Cierra la articulación de la rodilla totalmente llevando el talón derecho hacia la ingle derecha.
- A partir de ahí, lleva el talón hacia el ombligo.
- Manteniendo el talón en el ombligo, coloca el pie derecho en la ingle izquierda.

Nota: si el pie derecho descansa en el muslo opuesto más que en la ingle y si el talón derecho ha perdido contacto con el ombligo, no sigas adelante. En este caso, falta flexibilidad.

FASE 2

Solo si la pierna derecha se encuentra cómoda en la ingle izquierda podemos seguir adelante. La mayoría de los incidentes en la posición del loto ocurre cuando la segunda pierna, en este caso

---

[47] Para la pregunta de por qué nos sentamos únicamente con la pierna derecha en el loto, consulta Padmasana al final de la secuencia.

la pierna izquierda, se fuerza para entrar en la posición final. La forma más deficiente de entrar en el loto es doblar la articulación de la rodilla izquierda solo 90o y elevar el pie por encima de la rodilla derecha para situarlo en la posición final. Incluso alumnos con flexibilidad se lesionan las rodillas con este método.

Para proteger las rodillas en posturas de loto y medio loto, primero cierra la articulación de la rodilla completamente, juntando fémur y tibia. A partir de ahí, muévelos como una sola unidad. Así evitamos el movimiento lateral en la rodilla, que es el responsable de las lesiones de menisco. Para proteger la rodilla de la segunda pierna, visualiza *Padmasana* como la unión de dos posturas de medio loto. Esto significa que seguimos los mismos pasos de la postura del medio loto con la segunda pierna, ignorando por completo el hecho de que la pierna derecha ya se encuentra en medio loto.

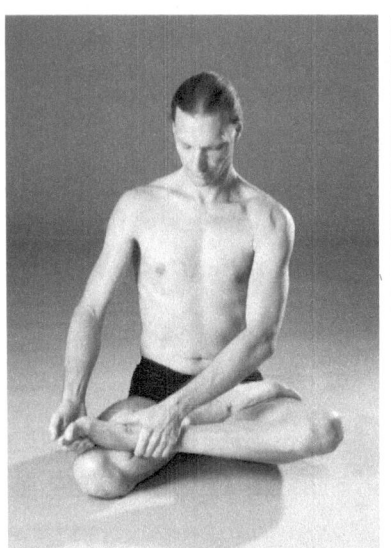 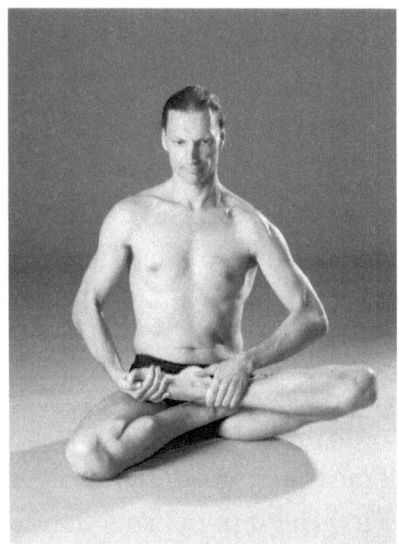

Garbha Pindasana vinyasa 8, Fase 2. A la izquierda método incorrecto, a la derecha método correcto para entrar en el loto.

Practica los siguientes pasos:
- Pon el pie de punta e inviértelo.
- Lleva el talón izquierdo hacia la ingle izquierda, cerrando la articulación de la rodilla por completo.
- Para casos terapéuticos, primero coloca el pie izquierdo bajo el tobillo derecho.
- Solo sigue adelante si esta posición es cómoda. Manteniendo la rodilla cerrada, lleva la rodilla izquierda hacia el costado, tan lejos como puedas, sin mover los isquiones. Suavemente, levanta el pie sobre el tobillo derecho y hacia el ombligo. Desde ahí, lleva el pie hacia la ingle derecha.

Si el movimiento se realiza de este modo, la articulación de la rodilla está cerrada en todo momento, lo que significa que, también en el lado izquierdo, la tibia y el fémur se mueven como una sola unidad. Si sientes dolor en las rodillas en cualquier momento, deshaz el movimiento hasta el lugar en que desaparezca el dolor y procede más despacio, poniendo mucha atención a los detalles. Practica las otras posturas hasta conseguir la flexibilidad necesaria.

CONSEJO PRÁCTICO
Consejos para diferentes tipos de piel
Los alumnos con piel tipo *vata*,[48] que es más bien delgada, como papel de seda, y que se desliza sin problema sobre la tela, no tendrán problema para llevar mallas largas. Normalmente no sudan mucho, pero si es así les será difícil deslizar los brazos (la piel mojada sobre tela tiene demasiada fricción). Alumnos con pieles tipo *pitta* o *kapha* (pieles gruesas, aceitosas, pegajosas y húmedas) tienden a sudar mucho, y les

---

[48] Categoría de los humores del Ayurveda.

será más fácil si llevan pantalones cortos y rocían agua en los brazos, en particular, en los codos. En climas fríos, cuando sudar es menos probable, se pueden llevar mallas y camisetas de manga larga. Tela sobre tela también se desliza fácilmente.

FASE 3

En preparación a *Garbha Pindasana*, rota los fémures medialmente hasta que los bordes frontales de las tibias apunten hacia el suelo y las suelas y talones miren hacia arriba y no hacia el torso (ver la nota «el loto del Buddha» en *Janushirshasana* A).

Acerca suavemente las rodillas, hasta que queden casi paralelas. Esto crea el espacio necesario para llevar los brazos entre los muslos y los gemelos. Coloca la mano derecha, con la palma mirando hacia ti, entre el talón y el gemelo, donde la pierna es más delgada.

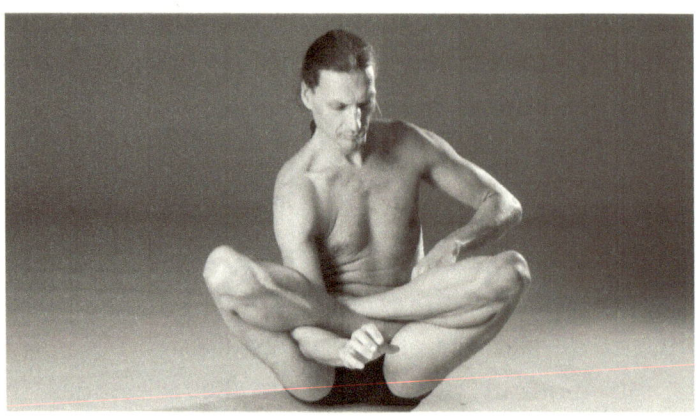

Garbha Pindasana vinyasa 8, Fase 3

Una vez que hayas pasado la mano derecha entre el muslo y el gemelo con la palma mirando hacia ti, gira el antebrazo hasta que la palma mire en sentido contrario (rotación lateral del antebrazo). Esto ayudará a deslizar el codo a través de la pierna con más facilidad. No apliques demasiada fuerza. Introduce la segunda mano con la palma mirando hacia ti y, de nuevo, gírala ayudando así al paso del codo. Una vez que los codos hayan pasado, dobla los brazos y coloca las manos en el mentón y, con la punta de los dedos, toca los lóbulos de las orejas. Si no se puede hacer esto, indica, por regla general, debilidad en los músculos abdominales, ya que es indispensable aquí una flexión profunda del tronco. Levanta la cabeza y siéntate lo más recto posible, manteniendo el equilibrio sobre los isquiones.

Estás ahora en el estado de *Garbha Pindasana*, que se parece a la posición de un embrión en el útero. Permanece cinco respiraciones.

Para la segunda parte de la postura, dobla la cabeza e, idealmente, coloca las manos sobre la coronilla. Esto nos lleva a redondear la espalda, anticipando el movimiento giratorio sobre la misma.

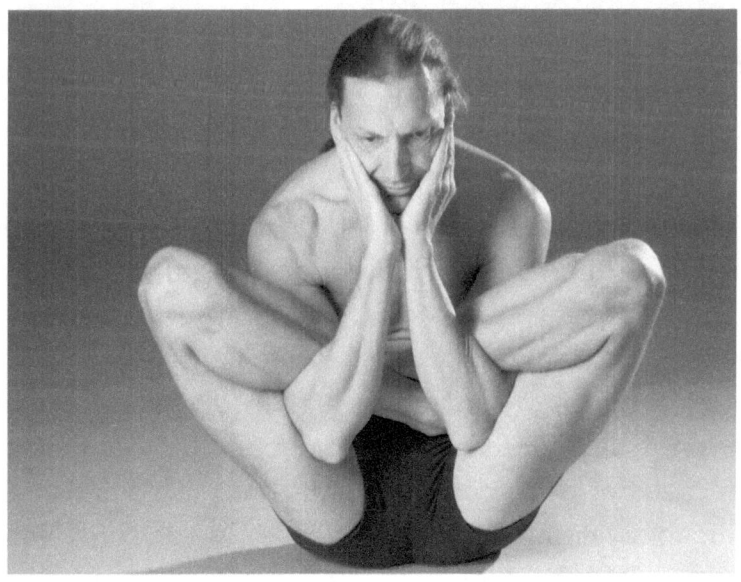

Garbha Pindasana, viinyasa 8

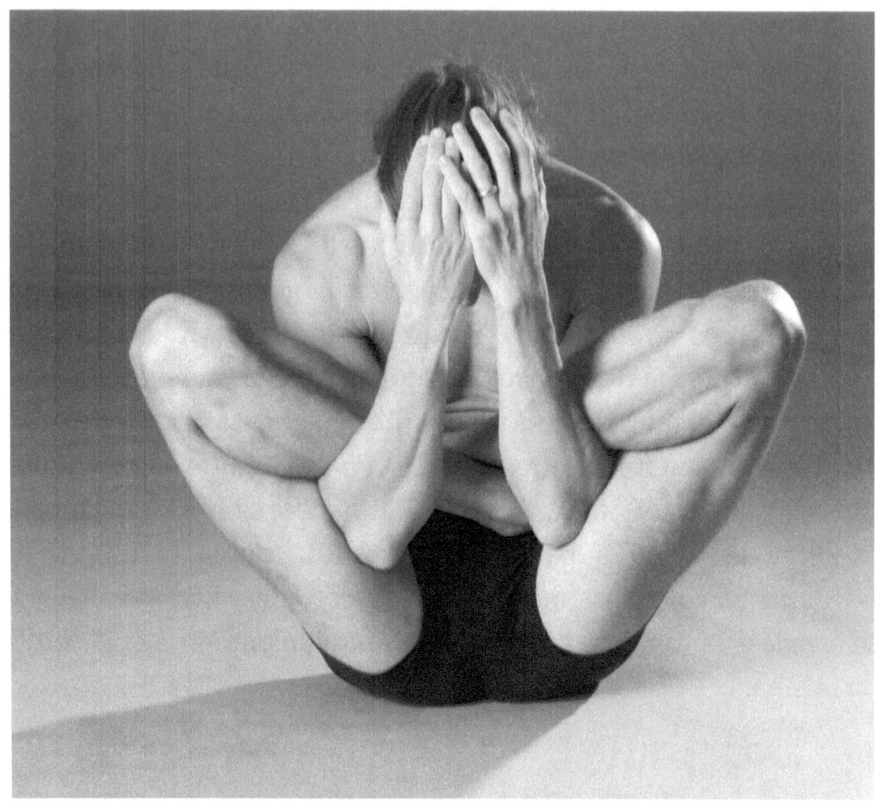

Garbha Pindasana vinyasa 8, quinta exhalación

Exhalando, rueda sobre la espalda y haz un movimiento similar al de una mecedora. Cuando los glúteos estén en el aire, gíralos ligeramente hacia la derecha. Esta acción te hará girar, sobre la misma base, en el sentido de las agujas del reloj. Balancéate nueve veces, representando los nueve meses de gestación. Utiliza la inhalación para ascender y la exhalación para descender. Si es posible, mantén las manos en la cabeza. Permite que el movimiento surja de la conexión entre la respiración y los *bandhas*.

En la última inhalación, impúlsate y sube hasta Kukkutasana.

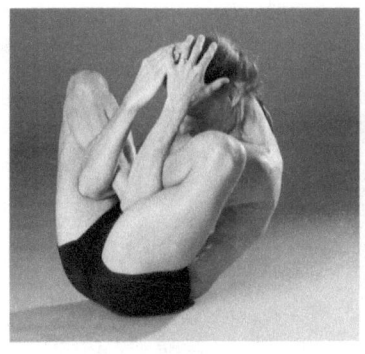 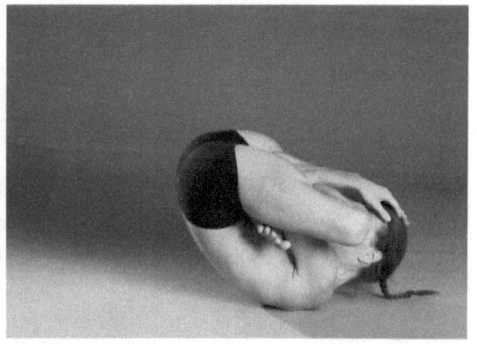

De izquierda a derecha, Garbha Pindasana vinyasa 8, rodando.

Kukkutasana
POSTURA DEL GALLO
Drishti Nariz

Vinyasa nueve
Inhalando, rueda hasta que quedes en equilibrio sobre las manos. Una vez que las manos estén en el suelo, levanta la cabeza para amortiguar el movimiento y encuentra tu punto de equilibrio. Te encuentras en *Kukkutasana*, la postura del gallo, en la que las manos se parecen a los dedos de un gallo. *Garbha Pindasana* y *Kukkutasana* son muy efectivas para abrir las caderas aún más y, si se hacen de forma correcta, serán terapéuticas para las rodillas. Mejoran considerablemente la calidad de nuestro *Padmasana*. Desarrollan fuerza de apoyo, ejercitan los abdominales y aportan vigor a la columna. Junto con *Kurmasana*, son las principales preparaciones y «contraposturas» de las flexiones dorsales. Permanece en *Kukkutasana* cinco respiraciones.

Exhalando, siéntate, retira las manos y colócalas en el suelo.

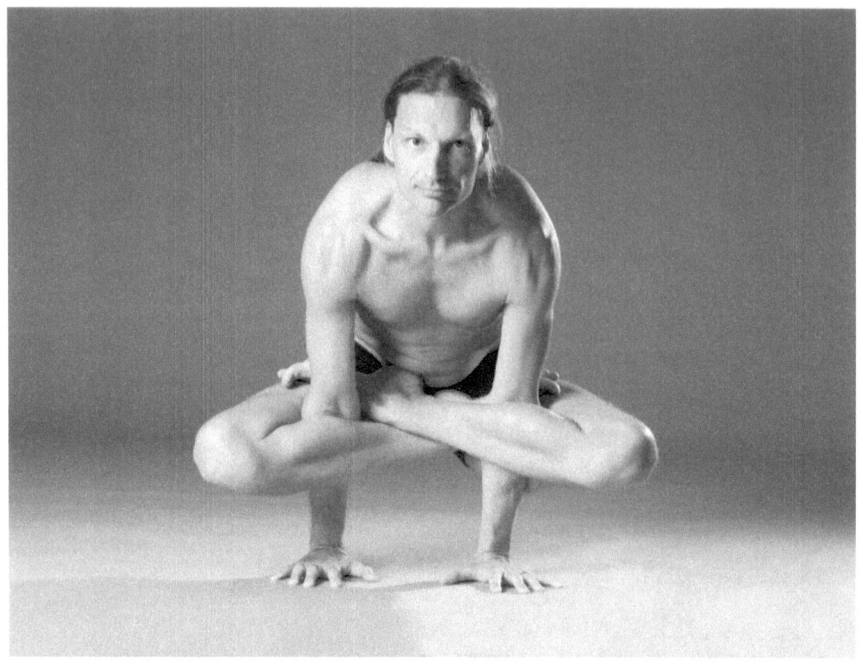

Kukkutasana vinyasa 9

Vinyasa diez

Lleva las rodillas muy cerca la una de la otra, de modo que puedan pasar entre los brazos.

Inhalando, balancea las piernas hacia adelante y levanta las rodillas hacia lo alto. Comprime los muslos contra el pecho y bascula los isquiones entre los brazos para tener impulso.

Vinyasa once

Exhalando, bascula hacia atrás pasando entre los brazos y eleva los isquiones. Mantén las piernas dobladas contra el pecho hasta que los isquiones hayan llegado a su elevación máxima. La columna debe permanecer paralela al suelo o los isquiones, incluso, más elevados que esta.

Nota:
- Cuando bascules, eleva los isquiones al máximo, de modo que tus rodillas puedan oscilar sin tocar el suelo.
- Si deseas desarrollar fuerza, haz el movimiento lentamente, utilizando cada vez menos impulso.
- Si no has desarrollado suficiente control de los bandhas, o si sientes malestar en las rodillas, deshaz *Padmasana*, primero una pierna y después la otra. Estira las piernas y entra en *Dandasana*, y salta atrás desde ahí. Ahora, estira las piernas deshaciendo el loto. Una vez que los muslos se encuentren paralelos al suelo, extiende las piernas a *Chaturanga Dandasana*.

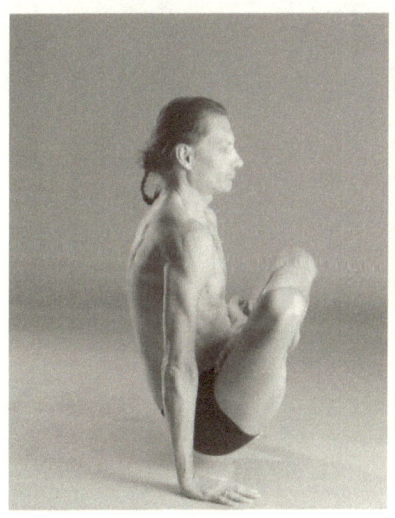 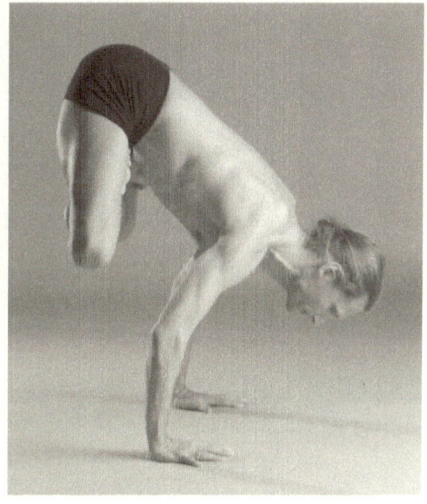

Kukkutasana vinyasa 10   Kukkutasana vinyasa 11

Vinyasa doce
Inhala a Perro boca arriba.

Vinyasa trece
Exhala a Perro boca abajo.

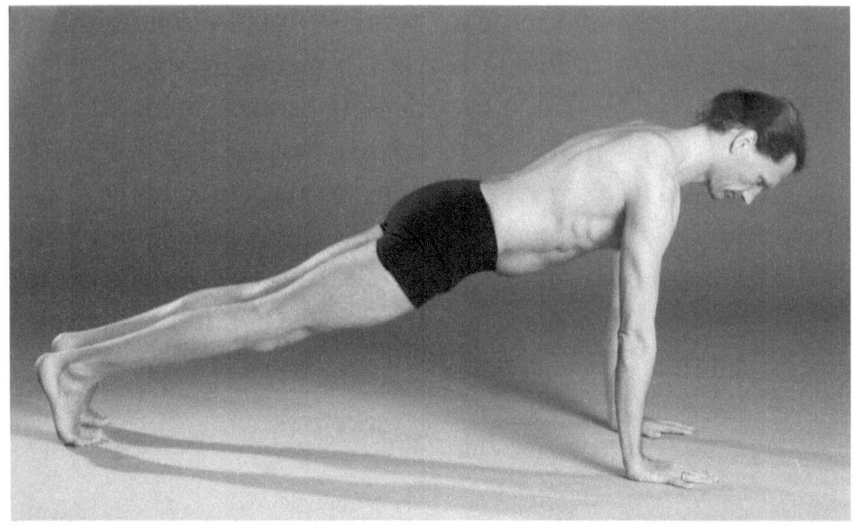

Kukkutasana vinyasa 11

Baddha Konasana
POSTURA DEL ÁNGULO ATADO
Drishti Nariz

Vinyasa siete
Inhalando, deslízate a *Dandasana*. Lleva los pies hacia ti, hasta dibujar una línea recta entre rodillas y tobillos, mientras dejas que las rodillas se hundan hacia el suelo. No hay una distancia concreta entre el hueso del pubis y el talón; varía de persona a persona según la proporción entre el largo del fémur y el de la tibia. Si en esta posición tu pelvis se inclina posteriormente,

levanta los isquiones sentándote sobre una manta doblada. Esto te ayudará a utilizar la fuerza de la gravedad a tu favor.

Ahora, sujeta los pies, con los pulgares entre las plantas y ábrelos como si fuesen las páginas de un libro. Al mismo tiempo, utiliza los abductores (glúteo medio, glúteo mínimo, tensor de la fascia lata) para llevar las rodillas al suelo. Haz una inhalación profunda para sentarte tan alto como puedas, con los isquiones tocando el suelo, la espalda baja con su curva natural y el corazón queda elevado.

Vinyasa ocho
Exhalando, flexiona manteniendo la espalda completamente recta y el corazón elevado hacia delante.

Es una postura que puede ser potencialmente difícil y que puede requerir años de ajustes, pero practícala con indagación (*vichara*) e inteligencia (*buddhi*). Debemos entender que *Baddha Konasana* son dos *Janushirshasana* A juntos. Si hemos practicado y comprendido *Janushirshasana* A correctamente, entonces *Baddha Konasana* sucederá.

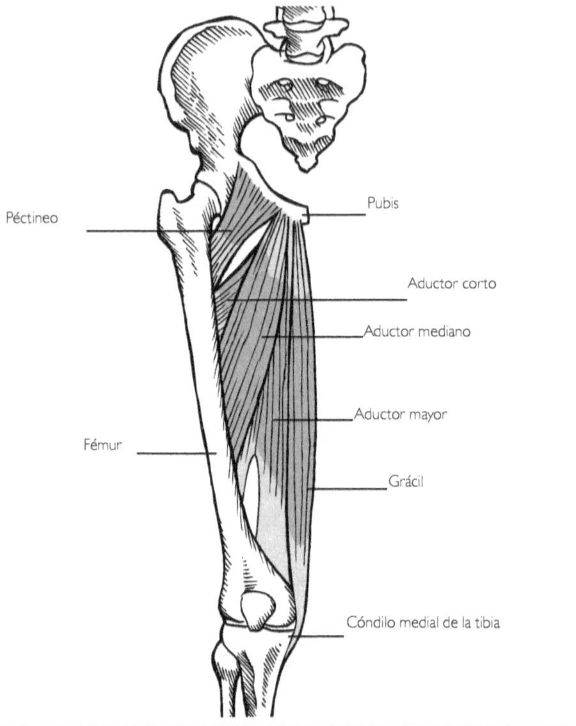

ASHTANGA YOGA PRIMERA SERIE

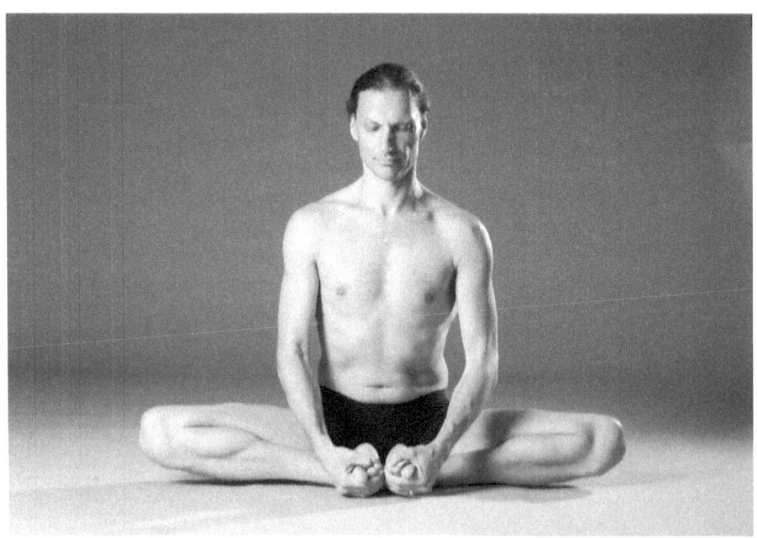

FIGURA 17 ADUCTORES

Todos los aductores se originan en el hueso púbico. El aductor mayor se origina tanto en el hueso púbico como en el isquion (la porción posterior inferior del hueso de la cadera). Los aductores se insertan a lo largo del interior del fémur, a excepción del recto femoral, que se inserta en el interior de la tibia, justo debajo de la rodilla.

Dependiendo de sus orígenes e inserciones exactas, los aductores realizan como función secundaria, la rotación lateral (aductor mediano y aductor mayor), rotación medial (recto femoral) y flexión de cadera (aductor mayor y grácil).

El músculo más pequeño del grupo, el pectíneo, realiza tanto la flexión de la cadera como la aducción.

VISTA POSTERIOR

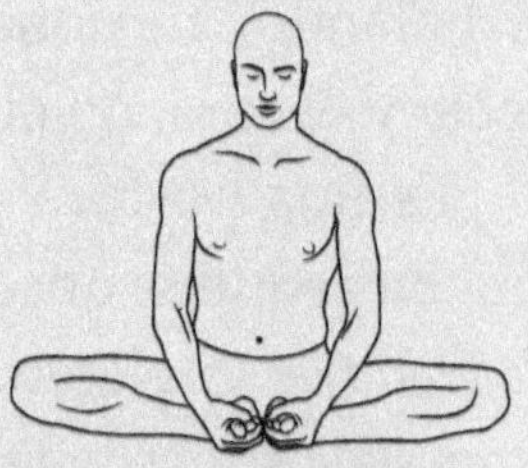

Baddha Konasana vinyasa 7

Recordemos *Janushirshasana* A. Cuando la pierna derecha está flexionada:
- Invierte y pon el pie de punta.
- Lleva el talón derecho hacia la ingle derecha.
- Haz una rotación medial (interior) del muslo derecho.
- Lleva la rodilla al suelo y hacia atrás.
- Extiende hacia fuera desde el interior del hueso del muslo derecho.

Debes hacer todas estas acciones en *Baddha Konasana* simultáneamente en ambos lados. En el vinyasa siete ya has invertido el pie, de modo que las suelas miran hacia arriba. Coloca los pies de punta, lo que permite que los talones se aparten el uno del otro, con el fin de estirar el interior de los muslos. Los talones se acercan a sus respectivas ingles, evitando que los isquiones vayan hacia atrás al efectuar la flexión profunda. La acción más importante, sin embargo, es la rotación interior de los muslos. Los fémures deben rodar hacia delante como las ruedas de un carro (con el suelo como punto de referencia). Los huesos de los muslos deben rotar internamente en *Baddha Konasana* para realizar la misma acción que la tibia, lo que cerrará y protegerá la articulación de la rodilla. La tibia rueda hacia adelante hasta que su borde frontal quede mirando directamente hacia abajo. Al igual que giramos externamente los fémures en el vinyasa siete, ahora debemos revertir el movimiento en el vinyasa ocho para trabajar la postura más profundamente.

Como en *Janushirshasana* A, las rodillas descienden y van hacia atrás. Finalmente, permite que los fémures se extiendan hacia los costados, un movimiento que relajará los aductores. Este movimiento isométrico ya se inició al poner los pies de punta y al separar los talones. A menudo en este punto se activa un reflejo de miedo que consiste en llevar los fémures hacia la articulación de la cadera. Sin embargo, esta acción, realizada por los aductores te impedirá conseguir una mayor apertura en la postura.

La mayoría de los alumnos no entran más profundamente en la postura por una tensión crónica en los aductores. Esto se debe a emociones como el miedo, el dolor o la vergüenza, atrapadas en estos músculos. Estas emociones deben reconocerse y liberarse con la exhalación. Para ello, la intensidad de la sensación durante la postura debe ser tolerable. Si al contrario estiramos los músculos más allá de su capacidad, estaremos acumulando más tensión en los tejidos. Los músculos nos impedirán llegar a ese mismo punto de nuevo, como mero mecanismo de protección.

Las acciones del tronco en *Baddha Konasana* son las mismas que en *Janushirshasana* A y *Pashimottanasana* —adentrar la parte baja del abdomen, elevar el corazón, bajar las escápulas y permitir que la coronilla y los isquiones se muevan en direcciones opuestas. Presiona los codos contra el interior de los muslos para mantener las rodillas en contacto con la tierra. Lleva los pies hacia ti mientras mantienes la acción de inversión y flexión plantar.

Si los isquiones se elevan y van hacia atrás cuando flexionas, contrarresta esa acción llevando los talones contra el abdomen, con la ayuda de la respiración y los músculos abdominales. Los abdominales pueden hacerlo llevando el contenido abdominal con fuerza hacia la columna, permitiendo que el corazón avance hacia delante y cree un vacío en el que los talones se absorben. Finalmente, coloca los dedos de los pies contra el pecho, como si fueran un collar. Quédate en *Baddha Konasana* cinco respiraciones.

ASANA

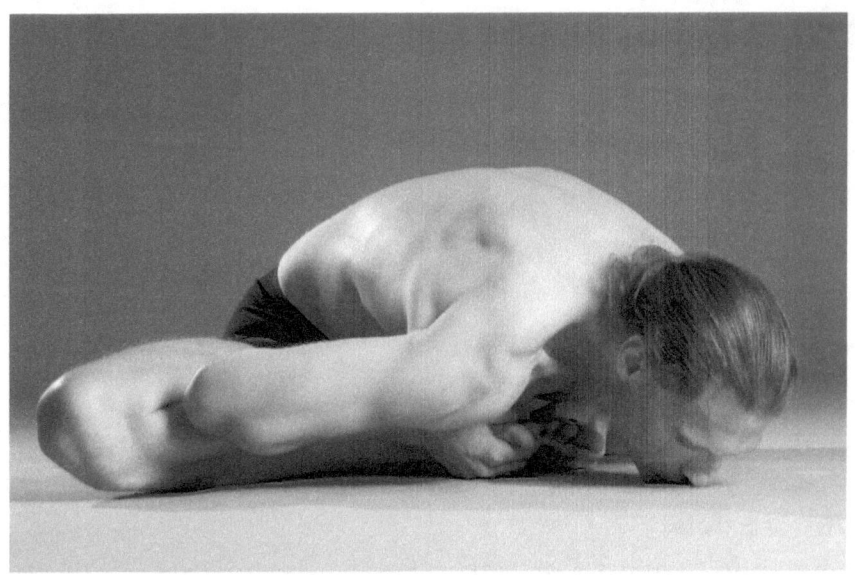

Baddha Konasana vinyasa 8

Vinyasa nueve
Inhalando, efectuamos el movimiento en el sentido contrario y nos sentamos erguidos en la misma posición que en el vinyasa siete. Las rodillas descienden, el corazón se eleva, la zona lumbar se vuelve cóncava y los omóplatos descienden. Exhalando, coloca las manos en el suelo y estira las piernas.

Vinyasa diez
Inhalando, elévate. Sentirás el beneficio del trabajo abdominal y, ahora, elévate como una mariposa.

Vinyasa once
Exhalando a *Chaturanga Dandasana*.

Vinyasa doce
Inhala a Perro boca arriba.

Vinyasa trece
Exhala a Perro boca abajo.

Upavishta Konasana
POSTURA SENTADA DEL ÁNGULO
Drishti Nariz (*vinyasa* ocho) Hacia Arriba (vinyasa nueve)

Vinyasa siete
Inhalando, salta a *Dandasana*. Separa las piernas hasta que puedas sujetar la parte exterior de tus pies, que puede ser un ángulo de 90-120o. Si no alcanzas los laterales del pie, independientemente del ángulo de las piernas, sujeta los dedos gordos del pie. Los principiantes pueden doblar las piernas para asegurarse de no redondear la zona lumbar o pueden sentarse sobre una manta doblada para utilizar la fuerza de la gravedad al flexionar.

Sujetando los pies, eleva toda la parte frontal del tronco. Lleva la parte baja del abdomen hacia adentro y mantén la zona lumbar en una posición cóncava. Eleva el corazón y baja las escápulas.

Vinyasa ocho
Exhalando, flexiona hacia delante. Activa las piernas, elevándolas y presiona los talones contra el suelo para proteger los ligamentos cruzados y el origen de los isquiotibiales. Mantén los muslos en una posición neutra, con las rodillas y los pies

apuntando hacia arriba. Flexiona hacia delante todo lo posible, manteniendo la espalda recta.

El propósito de la postura es equilibrar el flujo de los *vayus* (corrientes de aire vital) más importantes del tronco.

Todas estas corrientes de la fuerza vital se equilibran con la práctica de *Upavishta Konasana*. Por ello es necesario no solo llevar el mentón hacia delante sino llevar el corazón hacia delante y hacia abajo en un movimiento equilibrado. La integridad inherente de la columna debe mantenerse, como si estuviésemos de pie. Mantén este vinyasa cinco respiraciones.

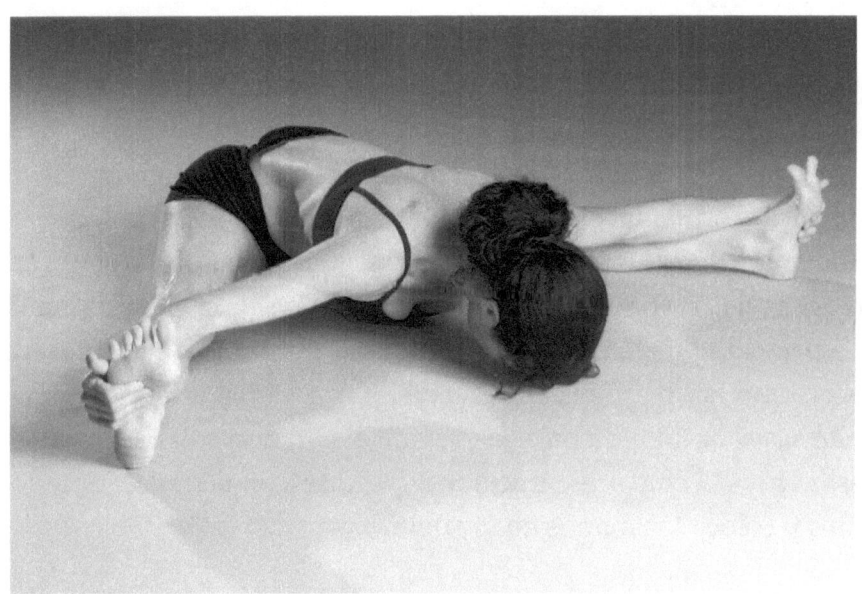

Upavishta Konasana A vinyasa 8

Vinyasa nueve
Inhalando, estira los brazos, eleva el torso manteniendo sujetos los pies. Exhalando, flexiona hacia delante para tomar impulso

e inhalando rueda hacia atrás hasta quedar en equilibrio sobre los isquiones. Los alumnos experimentados pueden mantener los pies sujetos al subir. Necesitarás flexibilidad en las flexiones y una espalda baja fuerte. Mueve rápidamente el tronco hacia atrás en extensión de la cadera. Cuando los brazos estén casi rectos, haz presión con las piernas en el suelo utilizando los glúteos máximos y los isquiotibiales. Cuando las piernas se eleven, sigue el movimiento utilizando los flexores de la cadera para activamente elevar más las piernas. Ayúdate con los brazos, que llevarán los pies hacia la línea del medio. Lleva la cabeza hacia atrás para atenuar el impulso y encontrar el punto de equilibrio.

Si este método no funciona, agarra los dedos gordos del pie. Una versión aún más sencilla es soltar los dedos y levantar las piernas rectas hacia las manos. Otra alternativa para principiantes es: sentados con la columna completamente recta llevar las rodillas al pecho, como en la preparación para *Navasana*. Sujeta los dedos de ambos pies o el exterior del pie, y estira las piernas tanto como sea posible, manteniendo la espalda recta. La prioridad de la postura debe ser la integridad de la columna y no que las piernas estén rectas. No tiene sentido estirar las piernas si la espalda baja se curva o el corazón colapsa. Mantén este vinyasa cinco respiraciones. Después, exhalando, junta los pies y coloca las manos en el suelo.

ASANA

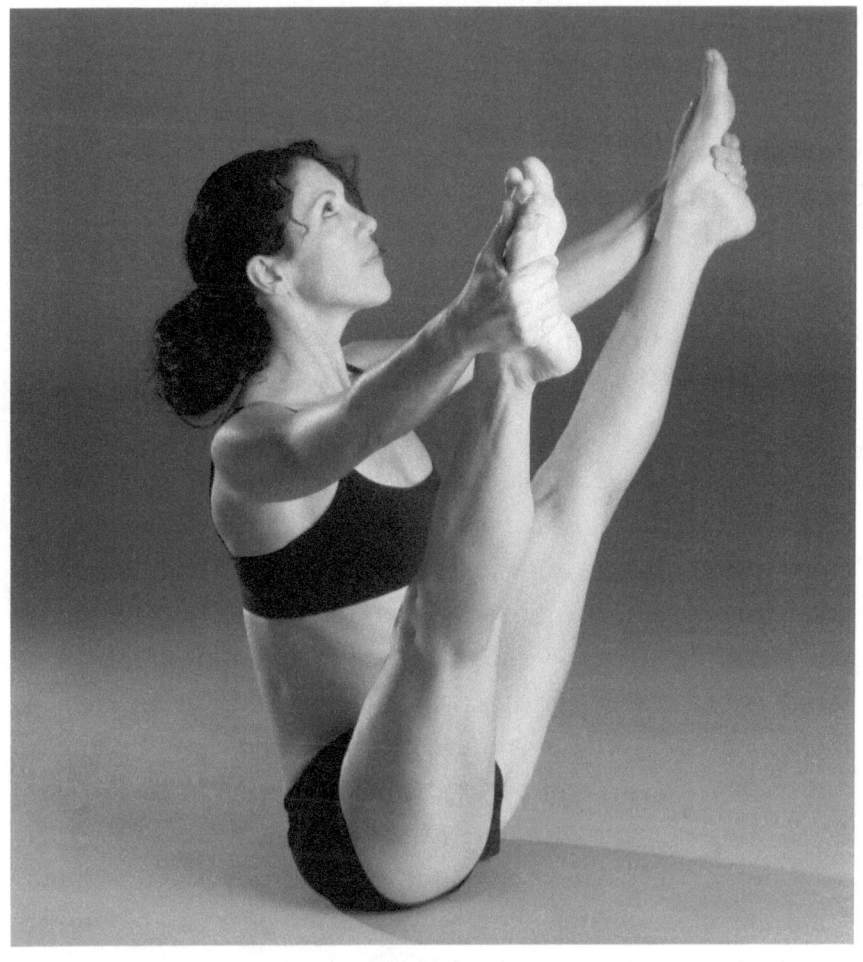

Upavishta Konasana B vinyasa 9

Vinyasa diez
Inhalando, levántate.

Vinyasa once
Exhalando, *Chaturanga Dandasana*.

Vinyasa doce
Inhala a Perro boca arriba.

Vinyasa trece
Exhala a Perro boca abajo.

> ## CONTEXTO YÓGUICO
> *Los Vayus*
> Los *vayus* son corrientes vitales dentro del cuerpo y son diez en total. Son *prana, apana, samana, udana, vyana, naga, kurma, krkara, devadatta* y *dhananjaya*. Según el *Gheranda Samhita*, los cinco primeros son los *vayus* principales.[49] Los *vayus* son corrientes pránicas que se entienden como subdivisiones del *prana*, la fuerza vital. El primero de ellos también se llama *prana*, puede ser desconcertante. Si el término *prana* se menciona con *apana*, se refiere al prana *vayu*. En el contexto del *pranayama*, sin embargo, *prana* se refiere a la fuerza vital en sí, que es la suma total de los diez *vayus*.
>
> Además de los diez *vayus*, que igualmente podemos llamar los diez vatas, existen diez *kaphas* y diez *pittas* en el cuerpo. La razón por la que no se mencionan es porque podemos alterar los vayus a través de nuestras acciones y, con ello, afectar a todo el organismo. Sin embargo, no podemos influir directamente ni en los *pittas* ni en los *kaphas*.
>
> En su comentario, *Vyasa* habla de los cinco principales *vayus*: «El movimiento del prana está limitado a la boca y la nariz y su acción se extiende hasta el corazón. Samana

---

[49] The *Gheranda Samhita* V.61, trad. R.B.S. Chandra Vasu, Sri Satguru Publications, Delhi, 1986, p. 46.

> distribuye [los nutrientes de la comida] a todas partes de forma equilibrada y su ámbito de acción al- canza hasta el ombligo. El nombre de apana se debe al hecho de que elimina los deshechos y su acción llega hasta la suela de los pies. *Udana* es la fuerza vital hacia arriba y va hasta la cabeza. La fuerza vital *Vyana* está por todo el cuerpo. De estas fuerzas, la más importante es el *prana*».[50]

Supta Konasana
POSTURA RECLINADA DEL ÁNGULO
Drishti Nariz

Vinyasa siete
Inhalando, salta a *Dandasana*. Exhalando, lentamente túmbate boca arriba manteniendo los brazos a cada lado de tronco.

Vinyasa ocho
Inhalando, levanta las piernas, lleva las caderas por encima de los hombros y coloca los pies en el suelo por encima de la cabeza. Pasa los brazos por encima de la cabeza, agarra los dedos gordos del pie y separa las piernas ampliamente hasta que los brazos queden rectos. Trabaja para mantener una columna larga, elevando los isquiones al techo. Las piernas deben estar fuertes y extendidas. Flexiona los pies y mantén los muslos en una posición neutral, sin hacer una rotación medial o lateral. Eleva las vértebras T1 y C7 del suelo empujando suavemente los hombros y la parte posterior de la cabeza en el suelo.

---

[50] H. Aranya, *Yoga Philosophy of Patanjali with Bhasvati*, 4th ed. aumentada, University of Calcutta, Kolkata, 2000, pág. 315.

Exhalando, crea un poco de impulso llevando los glúteos ligeramente hacia la cabeza y empuja con los pies.

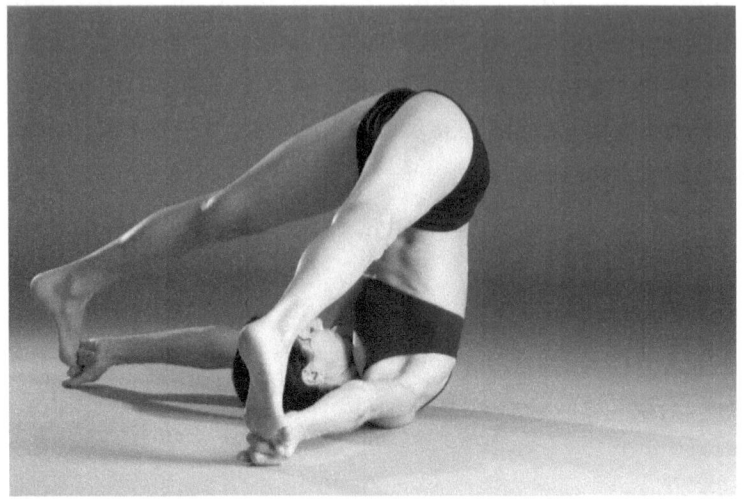

Supta Konasana vinyasa 8

Vinyasa nueve
Inhalando, balancéate hacia delante utilizando la respiración. Haz una pausa manteniéndote en el punto de equilibrio (detrás de los isquiones), al igual que en *Upavishta Konasana*.

Eleva el corazón y la cara hacia el techo. Flexiona los pies completamente y contrae los cuádriceps profundamente. Exhalando, resiste la fuerza de la gravedad, cayendo más sobre las pantorrillas que sobre los talones, y lleva pecho y mentón hacia el suelo.

La coordinación del movimiento y la respiración son los que nos aportan el control y el equilibrio en la postura. Finaliza la inhalación cuando llegues a tu punto de equilibrio. Ahora, detén el impulso hacia delante levantando el corazón y el rostro —un momento de silen- cio—, antes de completar la flexión hacia adelante con la exhalación. Mantener el corazón y el rostro elevados y las piernas fuertes y estiradas permite que el movimiento sea fluido y el aterrizaje sea suave.

Sin la suficiente flexibilidad en los isquiotibiales para mantener las piernas rectas en *Upavishta Konasana*, es importante soltar los pies durante la caída. De otro modo, caerás intensamente sobre los talones, con el riesgo de provocar un estiramiento demasiado fuerte de los músculos isquiotibiales. Si se realiza correctamente, este movimiento fortalece la espalda y los músculos abdominales, y mejora los *bandhas*. Puede ayudar a corregir subluxaciones de las vértebras.

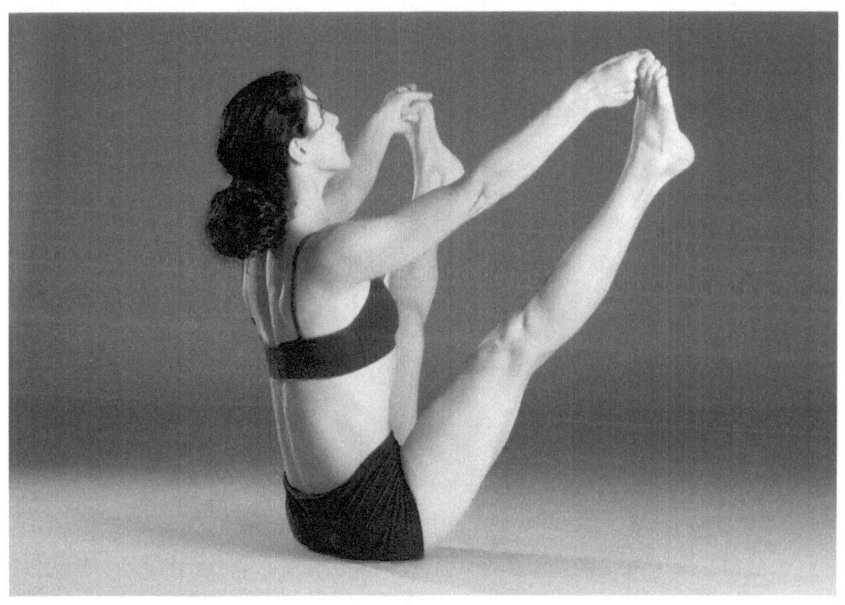

Supta Konasana vinyasa 9, inhalando

Vinyasa diez
Inhalando, eleva el corazón sujetando los dedos del pie. Exhalando, coloca las manos en el suelo.

Vinyasa once
Inhalando, levántate.

Vinyasa doce
Exhala a *Chaturanga Dandasana*.

Vinyasa trece
Inhala a Perro boca arriba.

Vinyasa catorce
Exhala a Perro boca abajo.

Supta Padangushtasana
POSTURA RECLINADA CON EL DEDO GORDO SUJETO
Drishti Dedos Del Pie Y Hacia El Costado

Vinyasa siete
Inhalando, salta para sentarte. Exhalando, túmbate en un movimiento lento y controlado. Para ello, utiliza los músculos flexores de la cadera de forma excéntrica, de forma que deben alargarse lentamente resistiendo la fuerza de la gravedad; de otro modo, caerías de golpe en el suelo. Coloca las dos manos sobre los muslos.

ASANA

Vinyasa ocho
Inhalando, levanta la pierna derecha sin doblarla y agarra el dedo gordo.

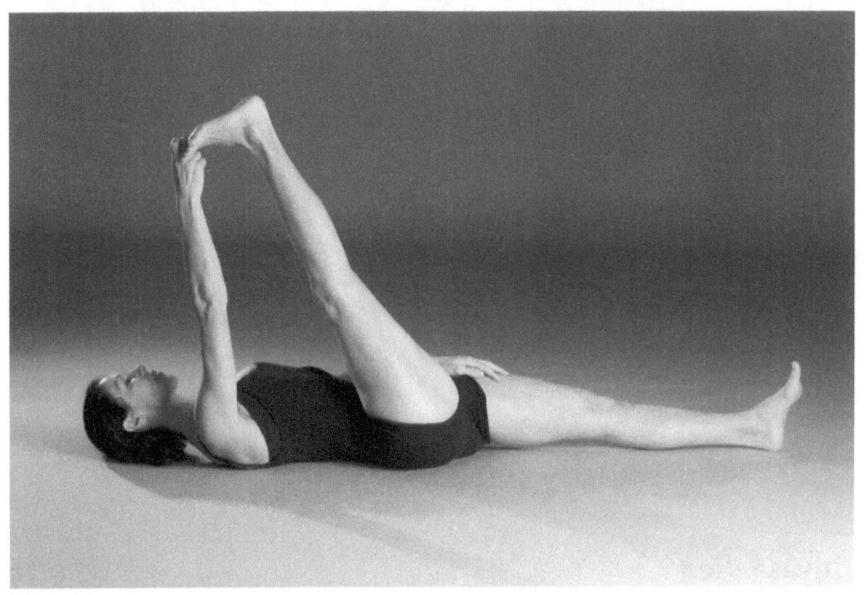

Supta Padangushtasana vinyasa 8

Vinyasa nueve
Exhalando, en lugar de llevar la pierna al tronco, levanta el tronco para llevarlo hasta la pierna. Levanta toda la columna del suelo. Esto convierte a *Supta Padangushtasana*, más en un ejercicio para aumentar la fuerza que en uno de flexibilidad. Mantén la pierna izquierda recta tocando el suelo. El corazón se eleva hasta la rodilla, el mentón poco a poco toca la tibia y la mirada va a los dedos del pie. Mantén *Supta Padangushtasana* cinco respiraciones.

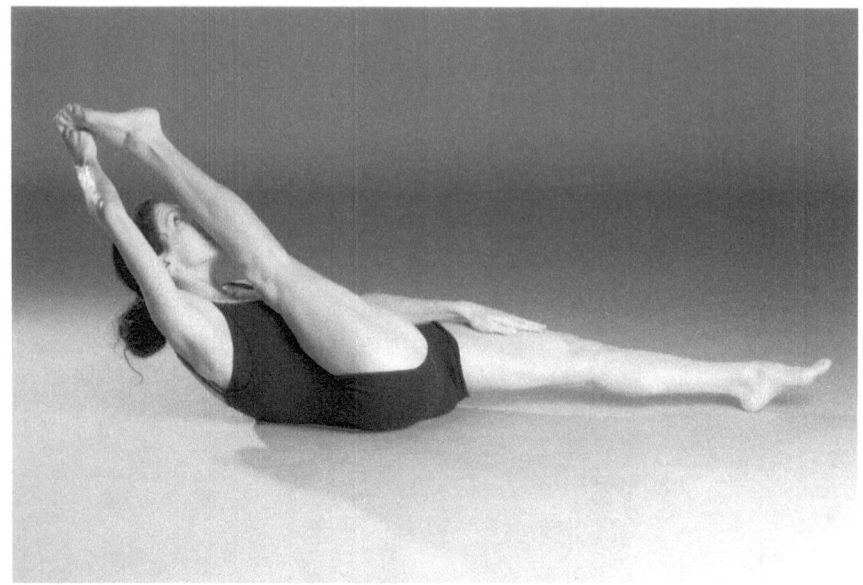

Supta Padangushtasana vinyasa 9

Vinyasa diez
Inhalando, estira los flexores de la cadera y los abdominales excéntricamente, colocando el torso y la cabeza en el suelo.

Vinyasa once
Exhala y, manteniendo agarrado el dedo gordo, lleva la pierna derecha al lado derecho. Toda la espalda y la parte posterior de la pierna izquierda permanecen en contacto con el suelo. Sigue con el movimiento lateral de la pierna derecha solo hasta donde puedas mantener el glúteo izquierdo en contacto con el suelo. La mano izquierda en la cadera puede ayudarte a hacerlo. El talón de la pierna derecha guía el movimiento hacia el suelo.

---

44 H. Aranya, *Yoga Philosophy of Patanjali with Bhasvati*, 4th édition élargie, Université de Calcutta, Kolkata, 2000, p. 315.

Esto permite que el fémur haga una rotación medial. Esta acción es esencial para contrarrestar la tendencia opuesta (rotación lateral del fémur), que evita estirar y alargar los músculos aductores interiores del muslo. Los aductores deben alargarse excéntricamente en su descenso, movimiento que puede enseñarnos mucho sobre *Baddha Konasana*.

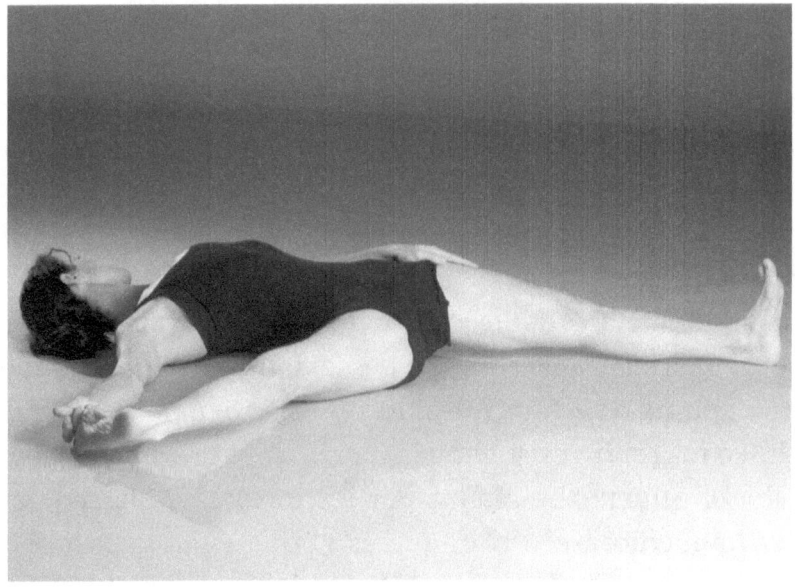

Supta Padangushtasana vinyasa 11 (Supta Parshvasahita)

Al completar el movimiento, eleva la cabeza ligeramente del suelo y gírala para mirar hacia el lado izquierdo. Activa la pierna izquierda firmemente para mantenerla anclada al suelo, mientras extiendes desde la base todos los dedos del pie izquierdo. En la versión final, hombros, glúteos y pies están tocando el suelo. Tradicionalmente, a esta postura se le atribuye el poder de corregir el largo de las extremidades en relación con el tronco. Mantén este vinyasa cinco respiraciones.

Vinyasa doce
Inhalando, lleva la pierna de vuelta al centro, un movimiento que combina la aducción y la rotación lateral del fémur. Lleva la mirada de nuevo a los dedos del pie.

Vinyasa trece
Al exhalar, eleva el tronco repitiendo el movimiento del vinyasa nueve.

Vinyasa catorce
Inhalando, baja la espalda al suelo, repitiendo el movimiento del vinyasa diez.

Vinyasa quince
Exhalando, suelta el dedo gordo del pie y lleva la pierna derecha al suelo. Hasta alcanzar los 90o de flexión de cadera (cuando la pierna apunta directamente al techo), el movimiento lo realiza el glúteo máximo, resistiendo la fuerza de la gravedad. A partir de ahí, el esfuerzo se realiza por los flexores de la cadera en un estiramiento excéntrico, que es el que evita que la pierna descienda sin control al suelo. Al finalizar el movimiento, las dos manos descansan sobre los muslos. Repite el mismo movimiento en el lado izquierdo (vinyasas dieciséis a veintitrés). Al llegar a veintitrés, estamos de nuevo boca arriba en el suelo.
Todas las posturas en las que acabamos tumbados en el suelo tienen un movimiento de salida llamado *Chakrasana* (la postura de la rueda). No intentes hacer *Chakrasana* si tienes una lesión de latigazo cervical o cifosis cervical.

Vinyasa veinticuatro:
Versión para estudiantes avanzados:

Inhalando, eleva las piernas del suelo flexionando las caderas y coloca las manos a la altura de las orejas, colocando los dedos bajo los hombros. Sigue con este movimiento flexionando el tronco y utiliza los músculos abdominales. El impulso combina estos movimientos con los de la parte superior del cuerpo.

Cuando los hombros estén en contacto con el suelo, empuja con las manos contra el suelo como si fueses a estirar los brazos. Mantén las piernas fuertes y las caderas alejadas del suelo y rueda hacia atrás para caer en *Chaturanga Dandasana*. Mantén la mirada hacia la punta de la nariz durante todo el movimiento.

Vinyasa veinticuatro:
Versión para estudiantes con menos experiencia

Coloca una manta bajo los hombros para levantar la T1, la C7 y la C6. En la última de las exhalaciones, levanta las piernas del suelo. Al llegar a los 30o, inhala y lleva las piernas por encima mientras flexionas el tronco. Exhalando, coloca los pies en el suelo en *Halasana* (la postura del arado) y coloca las manos bajo los hombros. Al final de la exhalación, cuando tu pecho está completamente hundido, rueda completamente e, inhalando, empuja las manos contra el suelo para pasar a *Chaturanga Dandasana*.

Se necesita tener bastante fuerza en la parte superior del cuerpo para evitar una presión excesiva en la musculatura del cuello. Tu profesor puede evaluar si estás preparado para efectuar la transición con este movimiento. Los principiantes deben evitar hacer esta transición completamente. Como alternativa, lleva las rodillas al pecho, balancéate para sentarte y haz la transición con un vinyasa normal.

ASHTANGA YOGA PRIMERA SERIE

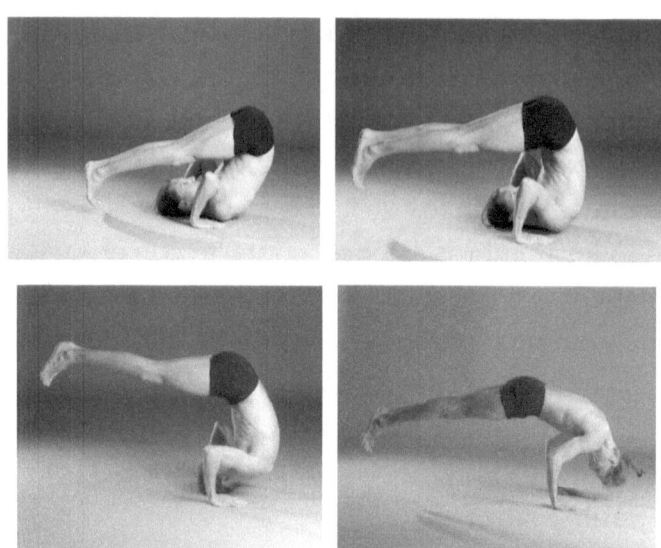

Arriba, de izquierda a derecha Supta Padangushtasana vinyasa 24, Chakrasana

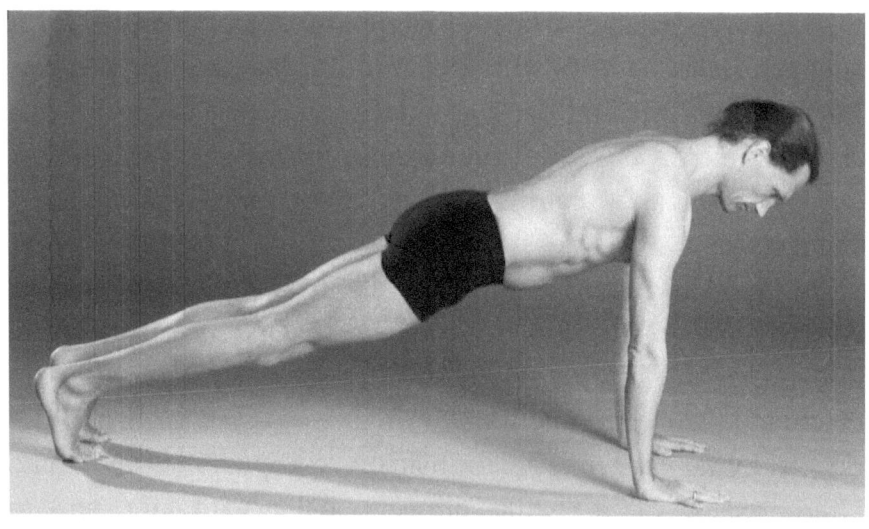

Supta Padangushtasana vinyasa 24, Chakrasana final de la inhalación

Vinyasa veinticinco
Inhala a Perro boca arriba.

Vinyasa veintiseis
Exhala a Perro boca abajo.

Ubhaya Padangushtasana
POSTURA DE LOS DEDOS GORDOS DEL
PIE SUJETOS
Drishti Hacia Arriba

Vinyasa siete
Inhalando, salta a Dandasana y, exhalando, túmbate boca arriba.

Vinyasa ocho
Mantén los pies juntos y, llevando los brazos por encima de la cabeza, sujeta los dedos gordos del pie. Extiende la espalda y lleva los isquiones hacia el techo. Estira los brazos y piernas, flexionando los pies.

Exhalando, lleva los glúteos por encima de la cabeza y flexiona el tronco para darte impulso.

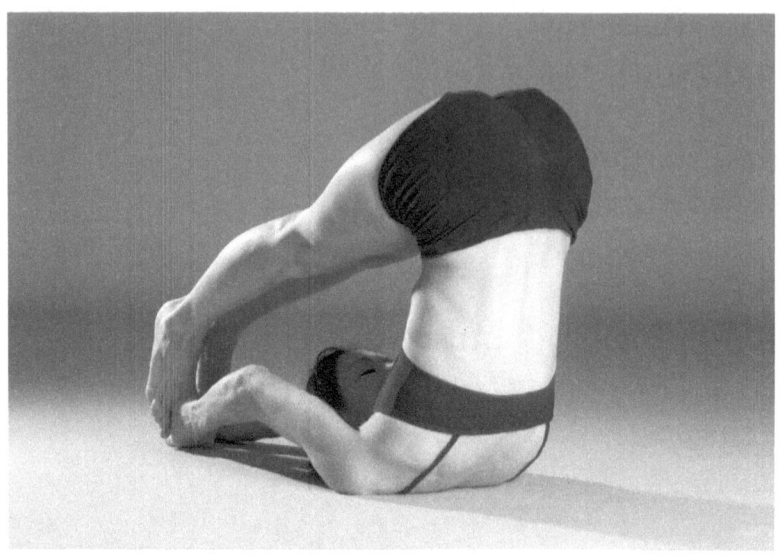

Ubbhaya Padangushtasana vinyasa 8

Vinyasa nueve

Inhalando, rueda hacia adelante con los pies de punta. Para rodar suavemente sobre la espalda, redondea la zona lumbar lo suficiente llevando la parte baja del abdomen hacia dentro. Sigue el movimiento hacia arriba utilizando la conexión de la inhalación y de los bandhas. Frena el movimiento hacia delante levantando el corazón y el rostro hacia el techo, manteniendo el equilibrio justo detrás de los isquiones.

La inhalación finaliza al llegar al punto de equilibrio, fluyendo en una exhalación, mientras mantienes la posición en equilibrio. Crea espacio en la parte posterior del cuello y lleva los omóplatos hacia abajo. Mira hacia arriba y mantén *Ubhaya Padangushtasana* durante cinco respiraciones.

Exhalando, coloca las manos en el suelo. Los pies no se mueven, manteniéndose en la posición final.

ASANA

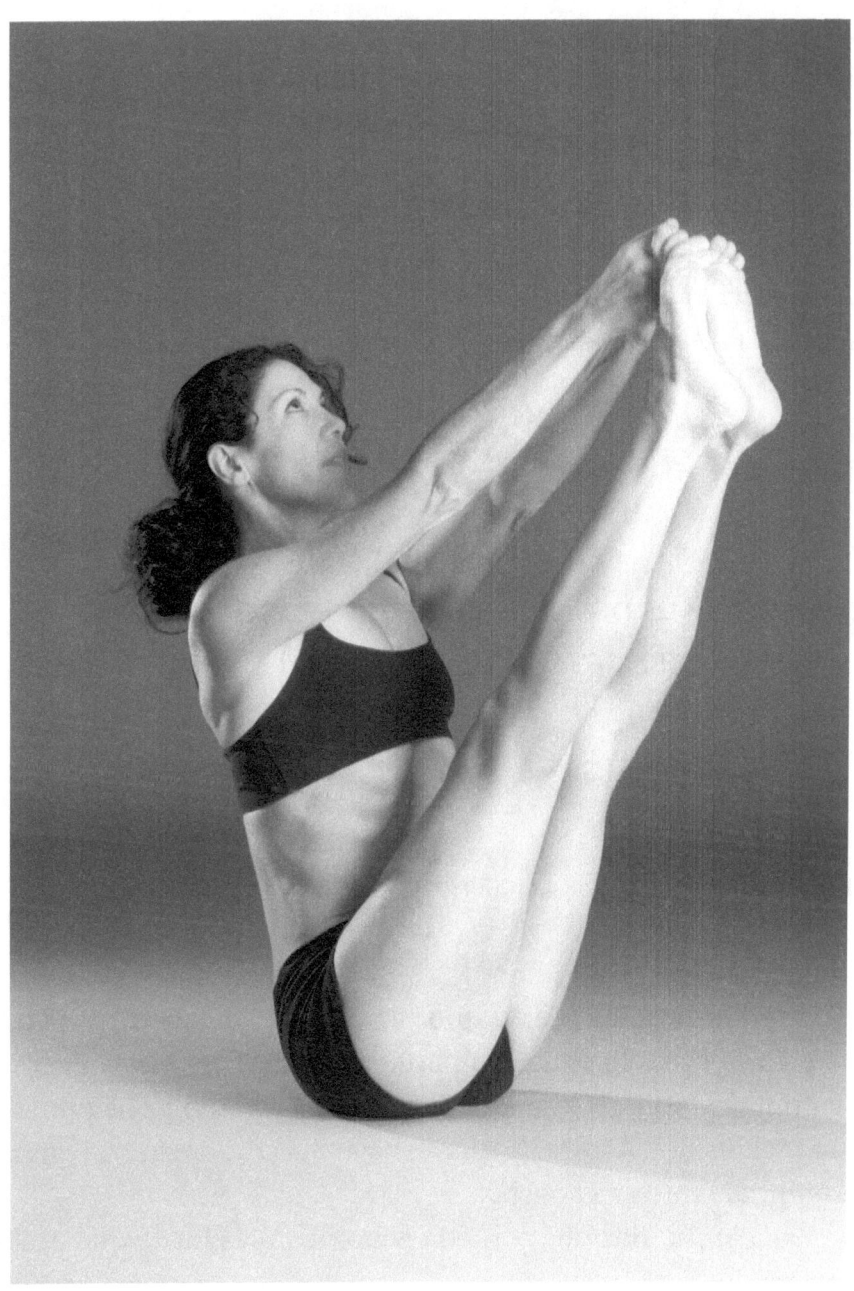

Ubbhaya Padangushtasana vinyasa 9

Vinyasa diez
Inhalando, levántate y envuélvete como una pelota.

Vinyasa once
Exhala y deslízate de nuevo a *Chaturanga Dandasana*.

Vinyasa doce
Inhala a Perro boca arriba.

Vinyasa trece
Exhala a Perro boca abajo.

Urdvha Mukha Pashimottanasana
POSTURA DEL ESTIRAMIENTO INTENSO DEL OESTE BOCA ARRIBA
Drishti Hacia Arriba

Vinyasa siete
Inhalando, deslízate a *Dandasana*; exhalando, túmbate.

Vinyasa ocho
Inhalando, lleva las piernas por encima de la cabeza y coloca los pies en el suelo. Sujeta la parte externa de los pies y ponlos de punta. Alarga y extiende la columna llevando los isquiones hacia el techo. Aspira la parte baja del abdomen y respira profundamente en el pecho.

Exhalando, flexiona y rueda sobre los pies hasta que estén flexionados.

ASANA

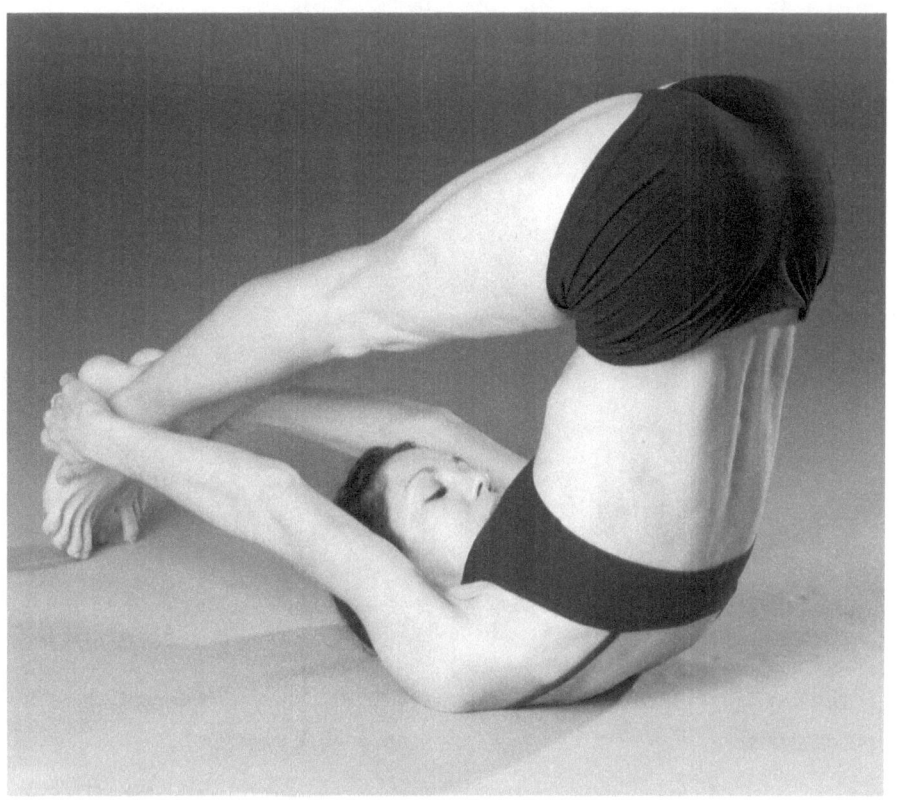

Urdhva Mukha Pashimottanasana vinyasa 8

Vinyasa nueve

Inhalando, empuja con los pies y rueda hacia delante hasta el punto de equilibrio detrás de los isquiones. Este movimiento requiere mayor flexibilidad en los isquiotibiales o, como alternativa, coger más impulso que en la postura anterior. De nuevo, eleva el corazón, lleva la cabeza hacia atrás y detén la inhalación para encontrar el punto de equilibrio.

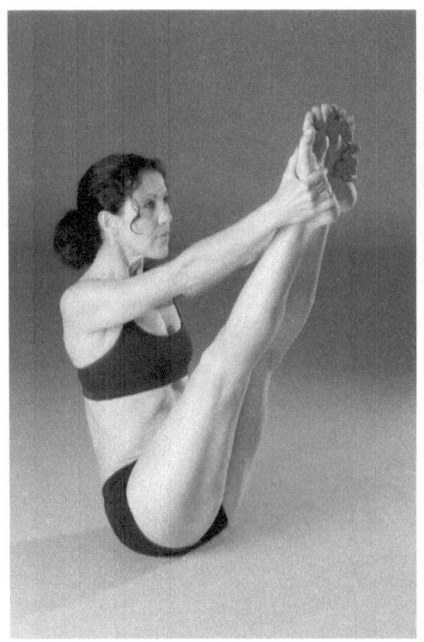 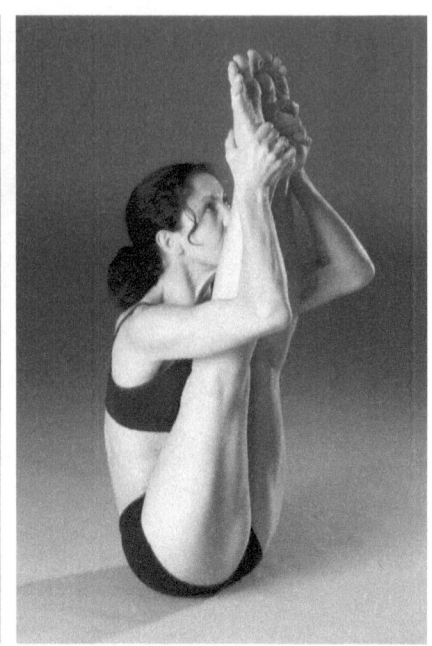

Urdhva Mukha Pashimottanasana vinyasa 9, inhalando   *Urdhva Mukha Pashimottanasana vinyasa 9, exhalando*

Exhalando, lleva las piernas hacia el torso, cerrando el espacio entre ambos. Hunde las ingles, pon los pies de punta y mira hacia los dedos de los pies. Mantén este vinyasa durante cinco respiraciones.

Exhalando, suelta los pies, no muevas las piernas y coloca las manos en el suelo.

Vinyasa diez
Inhalando, elévate y balancéate entre los brazos sin tocar el suelo.

Vinyasa once
Exhalando, desciende a *Chaturanga Dandasana*.

Vinyasa doce
Inhala a Perro boca arriba.

Vinyasa trece
Exhala a Perro boca abajo.

Setu Bandhasana
POSTURA DEL PUENTE
Drishti Nariz

Vinyasa siete
Inhala, deslízate a *Dandasana*. Exhala, túmbate boca arriba.

Vinyasa ocho
Inhala y con los glúteos conectados con la tierra, arquea el pecho hacia el techo y coloca la coronilla en el suelo. Mantén los talones juntos y haz una rotación lateral de los fémures hasta que los arcos externos de los pies toquen el suelo. Exhala, dobla las rodillas para que los talones queden a unos 45 centímetros de los glúteos, manteniendo siempre los talones en contacto. Esta distancia variará mucho en función del largo de la pierna y de la flexibilidad. Finalmente, cruza los brazos sobre el pecho y coloca cada mano en la axila contraria.

Vinyasa nueve
Inhalando, estira las piernas y levanta los glúteos del suelo. Rueda sobre la cabeza y mira hacia la nariz. No contraigas los

músculos de la parte posterior del cuello, los extensores del cuello: trapecio, elevador de la escápula, esplenio de la cabeza (*trapezius, levator scapulae, splenius capitis*). En cambio, mantén los flexores del cuello activos escalenos, esternocleidomastoideo (*scaleni, sternocleidomastoideus*), para controlar la extensión del cuello y así protegerlo (ver «La paradoja de la liberación activa»). Abre la parte anterior de la garganta. Eleva el pecho hacia los brazos, elevando los codos hacia el techo, para evitar poner el peso de los brazos sobre el pecho. Mantén la articulación de la cadera en extensión utilizando el glúteo mayor, en lugar de utilizar los isquiotibiales, ya que pueden sufrir fácilmente un calambre en esta postura. El cuerpo se convierte en un puente, formando un arco de pies a cabeza.

Variaciones Para Principiantes
Si has tenido una lesión por un latigazo cervical, u otra clase de problema en el cuello, o si el cuello no es lo suficientemente fuerte, se recomienda quedarse en el vinyasa ocho hasta observar una mejoría.

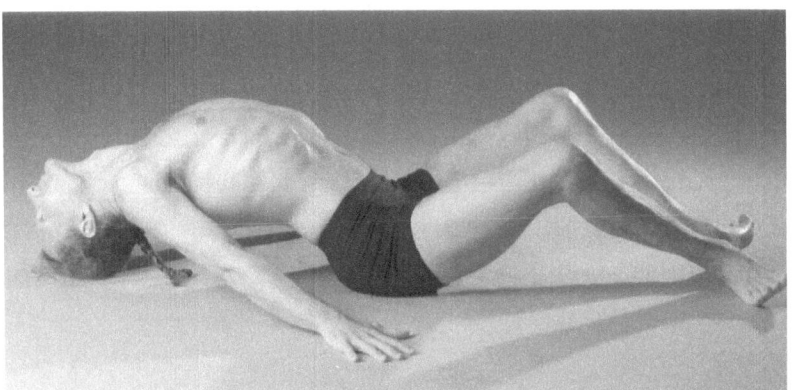

Setu Bandhasana vinyasa 9

ASANA

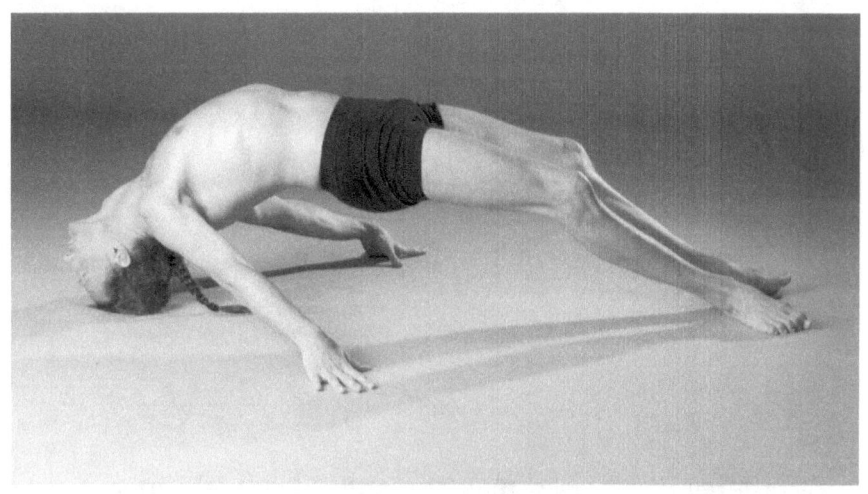

Setu Bandhasana vinyasa 9, variación 1 para principiantes

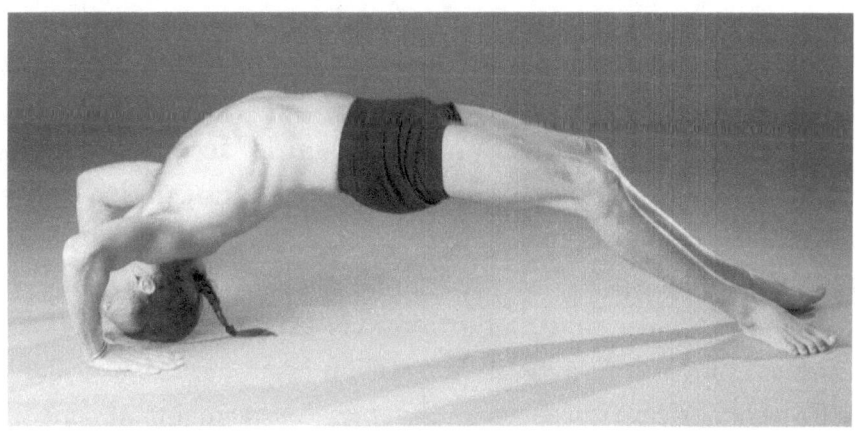

Setu Bandhasana vinyasa 9, variación 2 para principiantes

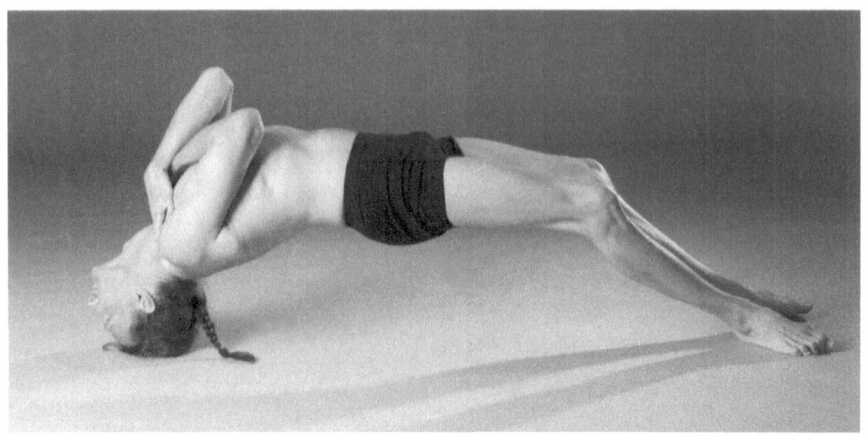

Setu Bandhasana vinyasa 8

Si quieres ir un paso más adelante, desde el vinyasa ocho lleva tus brazos a los costados, con las palmas hacia abajo. Con los brazos en esta posición, estira las piernas. Esta posición de los brazos ayuda a repartir el peso del tronco y proporciona mayor estabilidad. Haz esta versión durante el tiempo que te permita fortalecer el cuello.

Para avanzar aún más en esta postura, desde el vinyasa ocho coloca las manos a cada lado de la cabeza, con los dedos apuntando hacia los pies. Ahora puedes trasladar parte de tu peso a los brazos mientras ruedas más hacia la frente. De nuevo, date tiempo para sentir que dominas esta posición antes de intentar colocar lo brazos en la posición final.

Si se hace de forma correcta, *Setu Bandhasana* reajusta el cuello.

Vinyasa diez
Al exhalar, revierte el movimiento que te llevó a la postura. No desciendas rodando la cabeza pues supondría demasiada presión sobre las vértebras cervicales. En cambio, mantén

la espalda arqueada y pon los glúteos en el suelo cerca de la cabeza. Ahora, eleva el pecho y la cabeza, y colócalos en el suelo, estirando las piernas y recuperando su posición neutral rotando medialmente los muslos.

Vinyasa once
Esta es la segunda postura que, una vez completada, nos deja tumbados boca arriba.

Como en *Supta Padangushtasana*, sal de esta postura con *Chakrasana*. Si esto es muy difícil, siéntate y salta hacia atrás a *Chaturanga Dandasana*.

Vinyasa doce
Inhala a Perro boca arriba.

Vinyasa trece
Exhala a Perro boca abajo.

Urdhva Dhanurasana
POSTURA DEL ARCO HACIA ARRIBA
Drishti Nariz

Requisito: K. Pattabhi Jois sostenía que los estudiantes debían dominar todas las posturas hasta este punto de forma satisfactoria antes de adentrarse en extensiones intensas de la columna. Explicaba que un nervio sutil (*nadi*) en la base del cráneo puede dañarse si se inician las extensiones hacia atrás sin esta preparación.

Las flexiones hacia delante y la apertura de las caderas crean una plataforma desde la que podemos ir hacia acciones más complejas. *Marichyasana D*, *Supta Kurmasana* y *Garbha Pindasana* desarrollan la fuerza interior que es indispensable antes de embarcarnos en ejercicios de flexiones dorsales más profundas, como son los drop backs (extensiones hacia atrás hasta el suelo desde *Samasthiti* y vuelta).

Ten en cuenta que *Urdhva Dhanurasana* no solo no aparece en el *Yoga Mala*, sino tampoco en listas más antiguas de la Primera Serie. La inclusión de *Urdhva Dhanurasana* en la Primera serie aparece más tarde.

Vinyasa siete
Inhalando, deslízate a *Dandasana* y túmbate exhalando.

Vinyasa ocho
Inhalando, flexiona las piernas y lleva los talones hacia los glúteos. Coloca los pies en el suelo paralelos y separados el ancho de las caderas. Exhalando coloca las manos a cada lado de la cabeza, con el dedo corazón apuntando hacia los pies. Separa los dedos de las manos. Con el final de la exhalación, eleva el tronco del suelo un centímetro.

Vinyasa nueve
Con la inhalación, en un movimiento fluido, estira brazos y piernas y eleva el tronco. No tomes aire bruscamente, más bien inhala suavemente. No eleves de golpe el cuerpo, ya que puede causar tensión en los hombros, en el sacro y en la fascia de la columna.

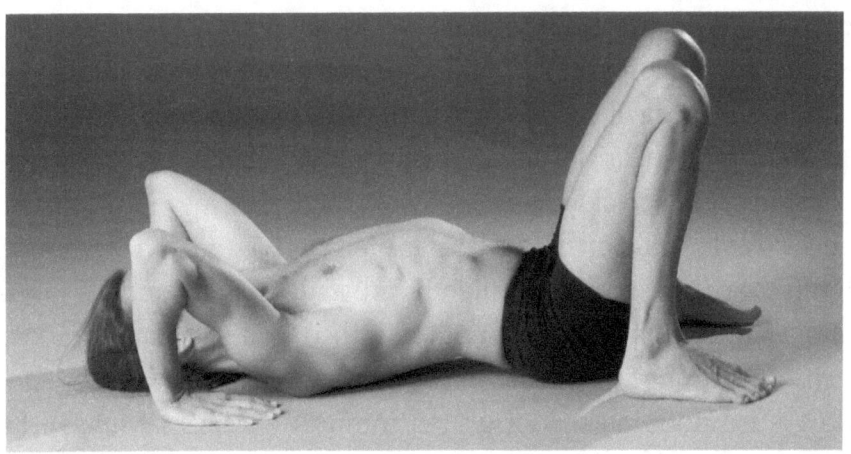

Urdhva Dhanurasana vinyasa 8, exhalando

En muchos estudiantes se observa con frecuencia la tendencia a abrir pies y rodillas hacia fuera, rotando lateralmente los muslos. Esto se debe a una compensación por rigidez en los cuádriceps y/o los músculos del psoas. Separando las piernas así, se consigue más espacio sin necesidad de estirar los flexores de la cadera. Aunque esta tendencia pueda facilitar la postura a corto plazo, a la larga, puede provocar una sobrecarga en la zona del sacro, que creará dolor en la espalda baja. Girar los muslos hacia fuera activa los músculos rotadores laterales de la cadera, uno de los cuales es el piramidal, cuyo origen atraviesa los ligamentos del sacro. Si el piramidal se contrae por uso excesivo, el sacro deja de flotar libremente en la articulación sacroilíaca y queda inmovilizado.

Los movimientos sutiles del sacro actúan como una bomba hidráulica, que estimula el flujo de líquido cefalorraquídeo entre las capas protectoras de la médula espinal. Nuestro cerebro flota en este líquido, del cual se nutre, al igual que la médula espinal, a la vez que le protege, al amortiguar cualquier tipo de impacto. Un sacro inmovilizado no solo afecta al movimiento vertebral (efecto dominó), sino que inhibe el flujo del líquido vital cefalorraquídeo. Esto crea dificultades en cualquier actividad, desde las faenas cotidianas hasta el trabajo más sutil de la meditación.

Esta tendencia de llevar pies y muslos hacia afuera puede contrarrestarse haciendo una rotación medial de los fémures hasta encontrar la posición neutral de las piernas. La rotación medial del fémur se realiza con los siguientes músculos: el tensor de la fascia lata, el músculo grácil, el semitendinoso y el semimembranoso (*tensor fascia latae, gracilis, semitendinosus y semimembranosus* —dos de los isquiotibiales) y el glúteo mínimo (*gluteus minimus*). En esta posición de las piernas, se estiran los flexores de la cadera, el recto femoral y el psoas (*rectus femoris y psoas*), lo cual es necesario para un progreso real en las flexiones dorsales. De este modo, las cuatro esquinas de los pies se mantendrán enraizadas por igual.

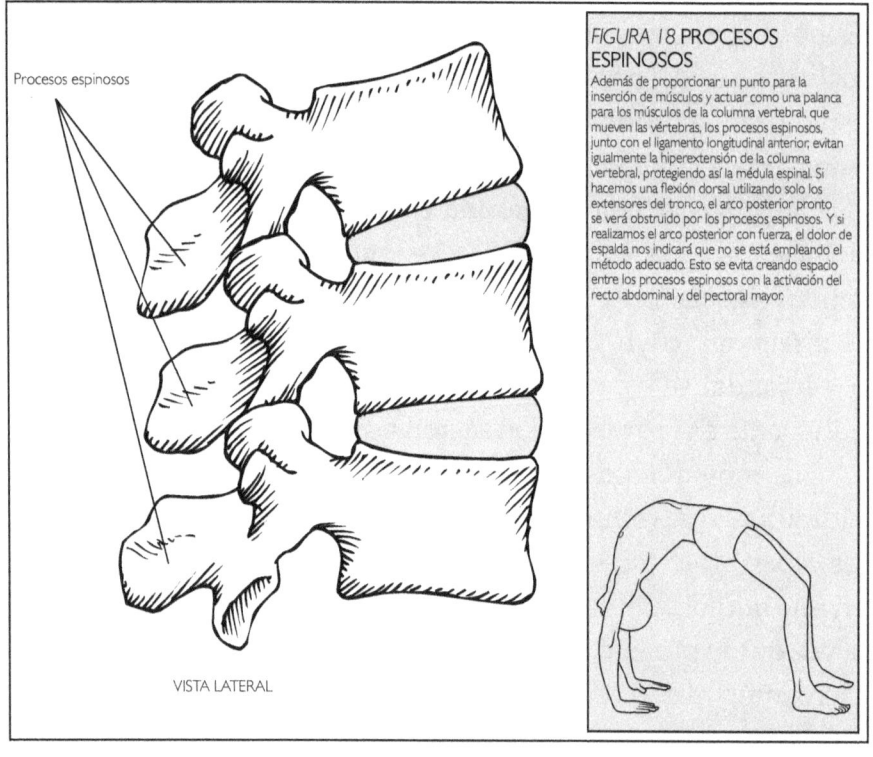

FIGURA 18 **PROCESOS ESPINOSOS**

Además de proporcionar un punto para la inserción de músculos y actuar como una palanca para los músculos de la columna vertebral, que mueven las vértebras, los procesos espinosos, junto con el ligamento longitudinal anterior, evitan igualmente la hiperextensión de la columna vertebral, protegiendo así la médula espinal. Si hacemos una flexión dorsal utilizando solo los extensores del tronco, el arco posterior pronto se verá obstruido por los procesos espinosos. Y si realizamos el arco posterior con fuerza, el dolor de espalda nos indicará que no se está empleando el método adecuado. Esto se evita creando espacio entre los procesos espinosos con la activación del recto abdominal y del pectoral mayor.

Procesos espinosos

VISTA LATERAL

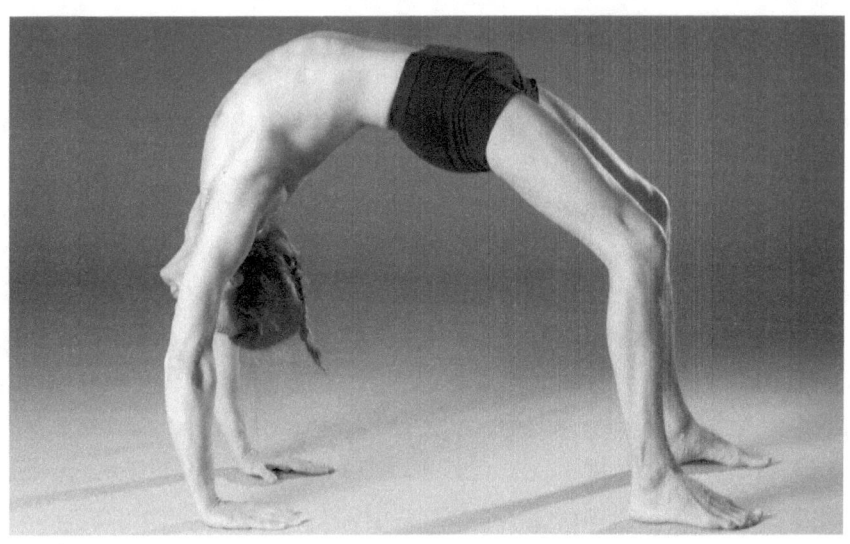

Urdhva Dhanurasana vinyasa 9

Para abrir el pecho debemos evitar el movimiento de compensación de las axilas, que tenderán girar hacia los costados. Para evitarlo, haremos una rotación lateral del húmero (*humerus*), acción realizada por el músculo infraespinoso (*infraspinatus*).

Antes de que los animales caminaran erguidos, la columna estaba en una posición horizontal, como una mesa, sostenida de forma equilibrada en sus cuatro costados por cada miembro. Con una postura erguida, la cintura pélvica, el tórax y los hombros protegen la columna, no solo de posibles atacantes, también de estudiantes de yoga demasiado entusiastas. Sin embargo, un área que claramente carece de protección es la columna lumbar. Siendo la zona lumbar la zona más blanda, el novato tenderá a «forzar» libremente en esta zona para «conquistar» la flexión dorsal.

En cambio, respira en esas zonas más rígidas, que normalmente son el pecho y el frente de las piernas, suelta y relaja. Al mismo tiempo, asegura el soporte a las zonas que son débiles y delicadas. Estas suelen ser las lumbares, que deben protegerse por una faja firme creada por los músculos abdominales (los oblicuos externos e internos, y el recto y transverso abdominal). Igualmente, la parte baja de la espalda y el cuello poseen una curva lordótica natural (ver figura 1), de forma que una contracción excesiva en estas regiones en las flexiones dorsales puede provocar espasmos musculares.

Del mismo modo que en el caso del Perro boca arriba, ejercita la fuerza de tus cuatro pilares de apoyo: brazos y piernas. Una vez que el tronco se eleve efectuando un arco, el trabajo de los brazos y de las piernas cooperará para levantar la columna aún más alto, alargando el tronco y aliviando toda compresión en las vértebras. Imagina tu tronco como un toldo que flota sostenido por cuatro soportes firmes. Protege el cuello alargándolo, en vez de encogerlo y deja caer la coronilla hacia el suelo. Para profundizar en las flexiones (hacia atrás):

Una vez que te hayas levantado en *Urdhva Dhanurasana* y sientas que has alcanzado tu límite, relaja ligeramente la tensión de los músculos que te llevaron hasta esta posición y más bien activa sus antagonistas. En lo que respecta a la cintura escapular, esto implica relajar el trapecio y el músculo del deltoides, y activar el pectoral mayor y el gran dorsal (*pectoralis major, latissimus dorsi*). A lo largo del tronco, relaja el erector de la columna y el cuadrado lumbar (*erector spinae, quadratus lumborum*), activando los abdominales, en particular, el recto abdominal (*rectus abdominus*). A la altura de la pelvis, relaja el glúteo máximo (*gluteus maximus*), mediante la activación del psoas. En cuanto a las piernas, relaja los isquiotibiales, (*semimembranosus, semitendinosus y biceps femoris*), activando el cuádriceps (*quadriceps*).

Este método de relajar los opuestos es primordial por las siguientes razones:

- Los extensores de la espalda se contraen y acortan la espalda. Esta es una acción útil para entrar en *Urdhva Dhanurasana*, pero tiene sus limitaciones. Mantenida más allá de su objetivo de arquear la espalda, el movimiento junta los procesos espinosos de las vértebras, lo cual impide ir más allá en el movimiento hacia atrás.
- Para crear una extensión profunda, necesitamos alargar la columna y la espalda. Esta acción es efectuada por el recto abdominal (*rectus abdominis*), el psoas y el pectoral mayor (pectoralis major), todos ellos situados en la parte anterior del tronco.
- Cuando entramos en una extensión profundal de la espalda, los músculos principals que se contraen son los de las lumbares. Esta es la zona más blanda de la columna. El cuadrado lumbar (*quadratus lomborum*) se relaja y estira al activar el psoas y el recto abdominal (*rectus abdominis*).
- Al principio de nuestra práctica de yoga, la caja torácica del practicante tiene a menudo una cualidad adormecida y rígida. La respiración yóguica y las flexiones dorsales ayudan a mantenerla blanda y vibrante, asegurando el funcionamiento saludable de los órganos de la cavidad torácica e incrementando el volumen tidal —la cantidad de aire intercambiado durante una respiración normal. Al activar los músculos pectorales mayores, el pecho despierta y se abrirá.

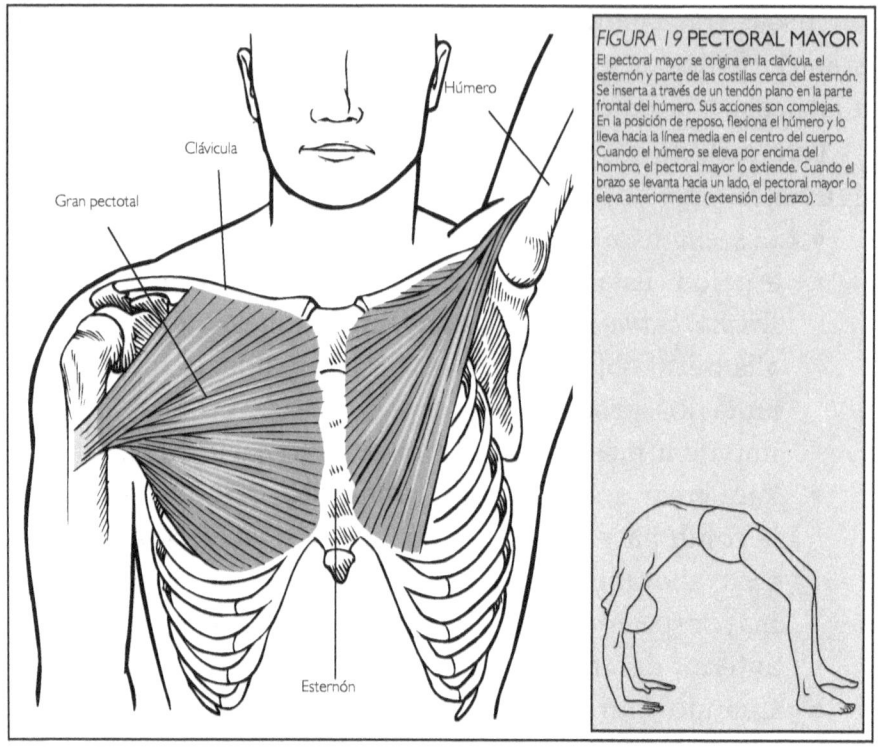

FIGURA 19 PECTORAL MAYOR
El pectoral mayor se origina en la clavícula, el esternón y parte de las costillas cerca del esternón. Se inserta a través de un tendón plano en la parte frontal del húmero. Sus acciones son complejas. En la posición de reposo, flexiona el húmero y lo lleva hacia la línea media en el centro del cuerpo. Cuando el húmero se eleva por encima del hombro, el pectoral mayor lo extiende. Cuando el brazo se levanta hacia un lado, el pectoral mayor lo eleva anteriormente (extensión del brazo).

Cómo conseguir estos movimientos:

Mantén el soporte de aquellos músculos que te llevaron a la postura (extensores de la espalda, flexores de los hombros, extensores de la cadera y flexores de las piernas), y después activa sus antagonistas para entrar más profundamente en la postura. Para activar el pectoral mayor para que podamos abrir el pecho y las axilas, haz un movimiento de presión con tus manos hacia el borde de la esterilla. Esta acción lleva el esternón hacia las muñecas o más allá, ayudando a que se abran las axilas y el pecho.

Ahora, sin compensar, camina con las manos hacia los pies. Activa los cuádriceps como si quisieses hacer una flexión en la articulación de la cadera. En esta posición, sin embargo, la articulación de la cadera no puede flexionar, porque los músculos extensores lo impiden. Los cuádriceps se relajan profundamente y su esfuerzo estira las piernas. Ocupa el espacio ganado acercando manos y pies. Ahora, colócate sobre la punta de los pies y eleva el pecho por encima de los hombros. Manteniendo esta nueva altura, coloca los talones en el suelo.

Activa los músculos abdominales y utiliza esta contracción para elevar el torso hacia el techo. Activar los músculos abdominales separará los procesos espinosos de las vértebras. Crea espacio debajo de ti para profundizar más en la extensión.

Asegúrate todo el tiempo de que las axilas, muslos, rodillas y pies no se giran lateralmente. Lleva el estiramiento a los cuádriceps y al resto de la parte frontal del cuerpo.

Siente cómo las inhalaciones realizadas en el pecho y bajo las clavículas aflojan y abren la caja torácica. Durante toda la postura mira hacia la nariz. El drishti evita contraer excesivamente el cuello. Lleva la cabeza hacia atrás para mirar hacia tus manos, deja caer la coronilla y estira la parte de atrás de la cabeza.

Activa el gran dorsal (latissimus dorsi), que trabaja junto al pectoral mayor (pectoralis major), para extender los brazos. El gran dorsal también tiene la función de hacer descender la cintura escapular (llevar los omóplatos hacia abajo). Con esta función es el antagonista del trapecio (trapezius), y del elevador de la escápula (levator scapulae). Al bajar las escápulas, el trapecio se relaja, y el cuello y la parte superior de la espalda se alargan. Esta acción del gran dorsal junto con el pectoral mayor separa los procesos espinosos de la columna torácica. Esto, a su vez, arquea el pecho y permite la apertura detrás del corazón.

Vemos estudiantes de yoga de pie en Samasthiti con el pecho amplio y orgulloso, como si estuviesen participando en un desfile militar. La postura firme militar consiste en elevar y estirar la caja torácica hacia delante como una armadura y una fortificación. Esto se consigue poniendo la parte posterior del corazón tensa, preparándonos para el combate. Anatómicamente, esto se consigue contrayendo el trapecio y los romboides. Los romboides efectúan una aducción (llevar los omóplatos hacia la columna) de la escápula.

En yoga, la zona detrás del corazón debe mantenerse tan abierta como el cielo. Cerrar detrás del corazón nos hace enfocarnos en lo que debe ser conquistado delante nuestro. Esta es una función de la mente solar (relacionada con el *Nadi Surya*, el canal energético solar). A diferencia, el hecho de abrir detrás del corazón nos permite entender que estamos en medio de todo: que todo es y nada necesita ser conquistado. Esta postura tiene una relación directa con la mente en estado de suspensión, lo que ocurre cuando la respiración entra en el canal central, también llamado el corazón: el devorador de la mente.

Para mantener la apertura detrás del corazón, concretamente en esta postura, necesitamos relajar los romboides activando los músculos antagónicos, el serrato anterior. Por lo general el serrato anterior ha caído en desuso y/o se utiliza incorrectamente. Este es el músculo que separa los omóplatos en las posturas en las que se carga peso en las manos. Por ello, es un músculo esencial en el Perro boca abajo y en las posturas de equilibrio sobre las manos. En todas estas posturas, la posición de las escápulas debe ser hacia la parte inferior de la espalda (gran dorsal) y hacia los costados (serrato anterior).

La acción vigorosa del gran dorsal tiene un efecto secundario, la rotación interna del húmero (hueso del brazo). El gran dorsal comparte esta acción con el subescapular (*subscapularis*) y el redondo mayor (*teres major*). Esta rotación medial del húmero hace que las axilas se abran hacia los costados, una acción que lleva los hombros hacia las orejas y disminuye la flexión dorsal. Esta acción debe contrarrestarse con el infraespinoso (*infraspinatus*).

Precaución: el alineamiento adecuado de las axilas debe ser evaluado por un profesor cualificado. La acción de rotación externa, si es exagerada, puede llevar a una inflamación crónica de la articulación del hombro, en particular, en el caso de alguien que tenga el húmero permanentemente rotado hacia fuera.

Vinyasa diez
Exhalando lentamente, desciende. Mira hacia el techo y pon la cabeza en el suelo. Repite los vinyasas ocho a diez dos veces más, cada vez trabajando en una extensión más profunda.

Al finalizar, compensamos los efectos térmicos y estimulantes de las extensiones de la espalda, con el efecto refrigerante y pacificador de las flexiones hacia delante.

Pashimottanasana
POSTURA DEL ESTIRAMIENTO INTENSO DEL OESTE
Drishti Dedos Del Pie

Vinyasa siete
Inhalando, salta a *Dandasana*.

ASHTANGA YOGA PRIMERA SERIE

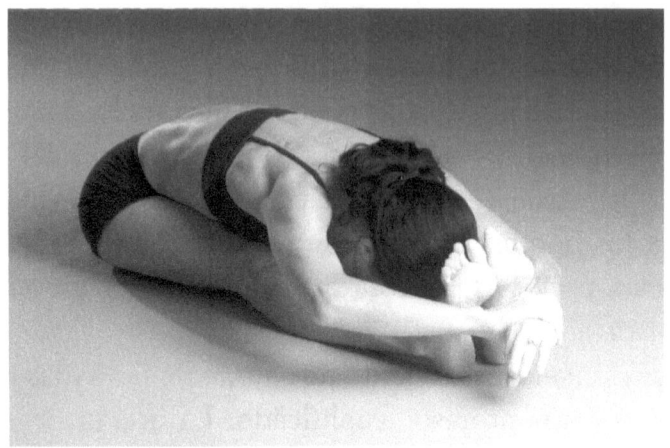

Pashimottanasana vinyasa 9

Vinyasa ocho
Exhalando, sujeta los pies con las manos. Con la inhalación, eleva el pecho y mira hacia arriba.

Vinyasa nueve
Exhala y entra a *Pashimottanasana*. Esta postura puede mantenerse mucho más tiempo que durante el inicio de la secuencia. En particular, al finalizar una práctica ardua y extensa, puede mantenerse entre veinte y treinta respiraciones como un ásana restaurador.

Vinyasa diez
Inhalando, levanta la cabeza y estira los brazos. Exhalando, túmbate en *Tadaga Mudra*. *Tadaga* significa depósito o estanque, y emula la quietud en el mismo, tras la actividad de las extensiones hacia atrás. Este mudra se parece a *Samasthiti* pero, boca arriba. Mantén los músculos principales activos y los ojos abiertos. Mantén *Tadaga Mudra* durante diez respiraciones o

hasta que la respiración vuelva a su ritmo normal y de reposo. La respiración durante los ásanas finales debe ser tranquila.

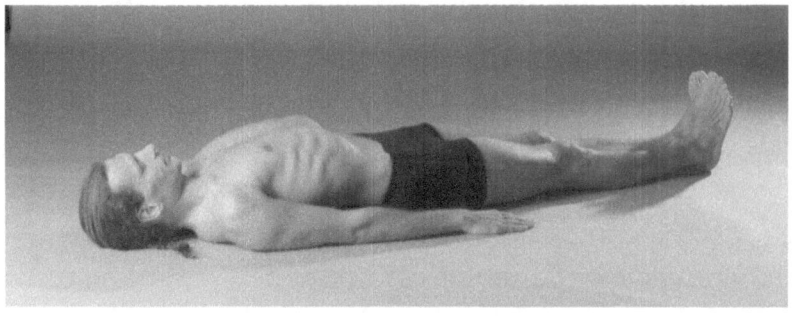

Pashimottanasana vinyasa 10 exhalando, Tadaga Mudra

Sarvangasana
POSTURA DE SOPORTE DEL CUERPO COMPLETO
Drishti Nariz

El *Vinyasa* siete no se cuenta, porque ya estamos acostados boca arriba.

Vinyasa ocho
A partir de *Tadaga Mudra*, levanta las piernas del suelo (flexión de la cadera). Es necesario tener unos abdominales fuertes para poder realizar esta acción con las piernas rectas. El peso de las piernas tenderá a llevar el hueso del pubis hacia adelante, basculando la pelvis anteriormente y, consecuentemente, provocando que se arqueen las lumbares. Debemos contrarrestar esta acción utilizando el recto abdominal. Si estos músculos no son lo suficientemente fuertes como para mantener el hueso del pubis hacia abajo, levanta las piernas doblando las rodillas.

Sigue levantando las piernas hasta que las caderas se separen del suelo. Estira las piernas con los pies apuntando hacia el cielo. Mantén piernas y músculos posturales activos para evitar que la sangre descienda a la cabeza. Las invertidas no son posturas de relajación.

Coloca las manos en la zona lumbar con los antebrazos paralelos. A medida que progreses, lentamente mueve las manos hacia las escápulas para abrir el pecho. Hazlo lentamente, ya que esta acción incrementa la flexión del cuello.

Ninguna de las vértebras cervicales debe entrar en contacto con el suelo. Una presión excesiva en el cuello puede tener como consecuencia dolores de cabeza, dolor en las muñecas, pérdida de la curvatura natural del cuello (ver figura 1) y/o una afección llamada cabeza adelantada (ver bajo *Samasthiti*). Si ya tienes la cabeza adelantada, evita *Sarvangasana* hasta que hayas corregido esta condición con flexiones dorsales. Para quitar peso del cuello, presiona suavemente contra el suelo utilizando codos, hombros, antebrazos y la parte trasera de la cabeza. Si no puedes mantener el cuello sin el contacto con el suelo, utiliza una o dos mantas dobladas bajo hombros y codos.

Crea una sensación de ligereza y lleva todo el tronco y las piernas hacia el cielo. Si tus pies se encuentran por encima de la cabeza, desplázalos para que queden alineados con el tronco. Esto cambiará el peso de la cabeza a los codos.

Sarvangasana ofrece un punto de vista ideal para observar el libre movimiento oscilatorio del abdomen, frente al área más estática de la parte baja del abdomen, gracias a la aplicación de *Uddiyana Bandha* y de *Ujjayi Pranayama*.

Sarvangasana mejora la circulación de la sangre y mantiene los vasos sanguíneos, el corazón y los pulmones jóvenes. Tiene un efecto general tonificador y rejuvenecedor. Después de una práctica intensa, esta postura puede mantenerse un tiempo largo. Las inversiones no se practican durante los periodos menstruales pues pueden afectar el flujo normal de la menstruación. La presión arterial alta y dolor en las muñecas son contraindicaciones para *Sarvangasana*. Mantén la postura 25 respiraciones.

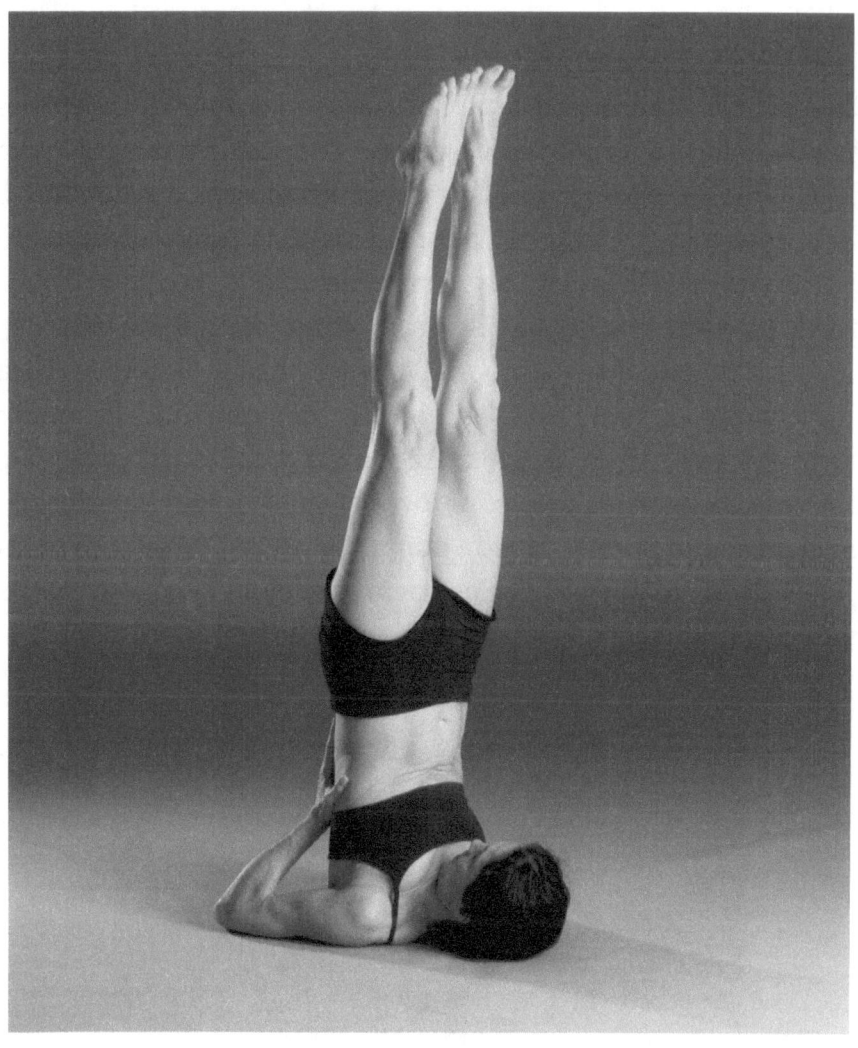

Sarvangasana vinyasa 8

Halasana
POSTURA DE SOPORTE DEL ARADO
Drishti Nariz

Vinyasa ocho
Exhalando, desde *Sarvangasana* baja las piernas rectas lentamente hasta el suelo. Haz esto únicamente flexionando la cadera y sin doblar la espalda. Si tus pies no tocan el suelo a causa de unos isquiotibiales rígidos, mantén las piernas en el aire. Para estudiantes con poca flexibilidad, en particular los que tienen los músculos abdominales poco desarrollados, arquear la espalda en esta posición supondrá demasiada presión en los discos intervertebrales de la columna. Esto puede provocar una hernia discal si forzamos bajando los pies.

Permite que los isquiones apunten hacia el techo. Toca ligeramente el suelo con las piernas, manteniendo la mayor parte del peso en la espalda. Activa las rodillas. Al principio, puedes flexionar los pies para tocar el suelo. Una vez colocado en la posición, pon los pies de punta. Estira los brazos, cruza los dedos de las manos y llévalas hacia el suelo. Levanta todas las cervicales del suelo. Utiliza *Uddiyana Bandha* para distribuir la respiración al pecho. Mantén la postura 10 respiraciones.

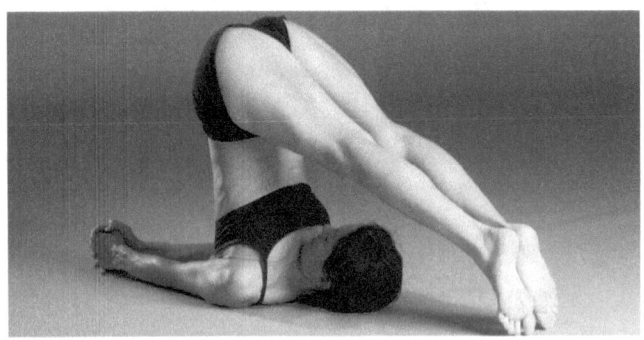

Halasana vinyasa 8

Karnapidasana
POSTURA DE PRESIÓN EN LAS OREJAS
Drishti Nariz

Vinyasa ocho
Exhalando, desde *Halasana*, dobla las rodillas dejándolas caer hasta el suelo y colócalas a cada lado de las orejas. Mantén las manos entrelazadas como en *Halasana*, pon los pies de punta y júntalos. Esta es la flexión del tronco más profunda de la secuencia. Respira libremente aunque el pecho se encuentre comprimido. Mantén la postura durante 10 respiraciones.

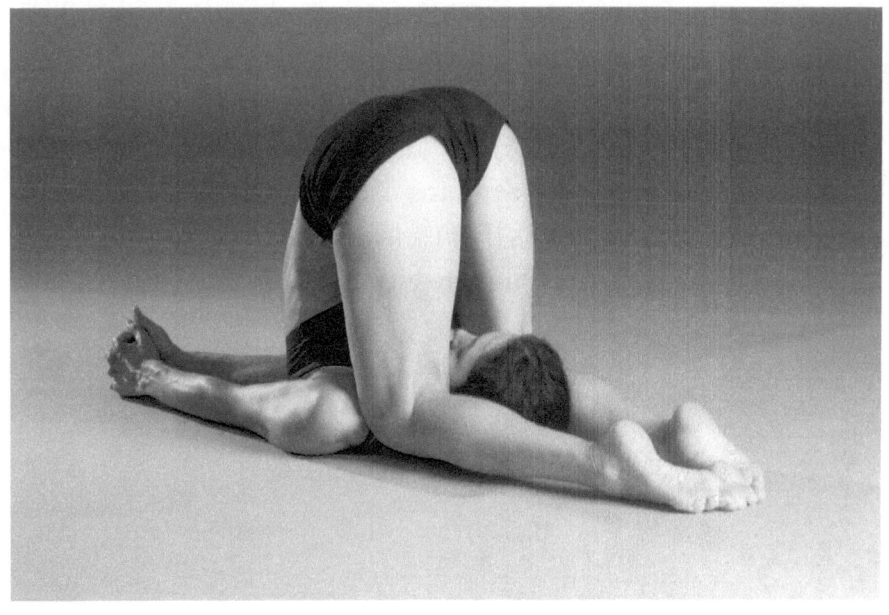

Karnapidasna vinyasa 8

Urdhva Padmasana
POSTURA DEL LOTO INVERTIDO
Drishti Nariz

Vinyasa ocho
Inhalando, desde *Karnapidasana*, vuelve a *Sarvangasana* extendiendo primero la columna y después las caderas, y estira las piernas.

Vinyasa nueve
Exhalando, coloca primero el pie derecho y el izquierdo para entrar en *Padmasana*. Esta postura solo debe realizarse cuando podamos hacer *Padmasana* sin dificultades. Al principio utiliza una mano mientras la otra estabiliza la postura.

Una vez en *Padmasana*, coloca los muslos paralelos al suelo y coloca las manos bajo las rodillas. Encuentra el equilibrio en el firme trípode que conforman los hombros y la parte trasera de la cabeza. Mantén las vértebras cervicales alejadas del suelo asentando las tres esquinas de tu trípode, a la vez que elevas los isquiones hacia el techo. Quédate en la postura 10 respiraciones.

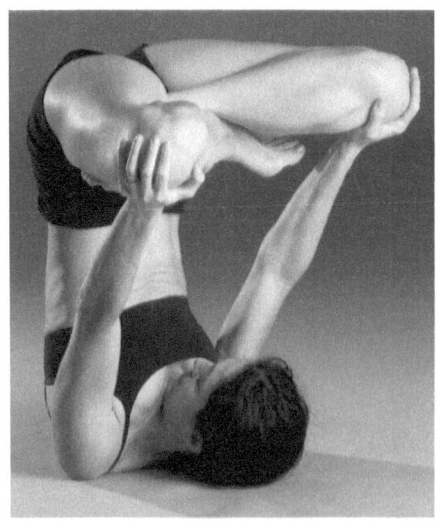

Urdhva Padamsana vinyasa 9

Píndasana

POSTURA DEL EMBRIÓN
Drishti Nariz

Vinyasa nueve
Exhalando, flexiona la espalda llevando el loto al pecho. Lleva las rodillas una hacia la otra de modo que los muslos queden paralelos. Esto adentrará los pies aún más en las ingles. Lleva los brazos detrás de los muslos y sujeta las manos o, si es posible, las muñecas. Aquí es aún más difícil elevar las vértebras cervicales del suelo. Bascular hacia adelante para colocar más peso sobre la espalda puede aliviar el problema. Mantén la postura 10 respiraciones.

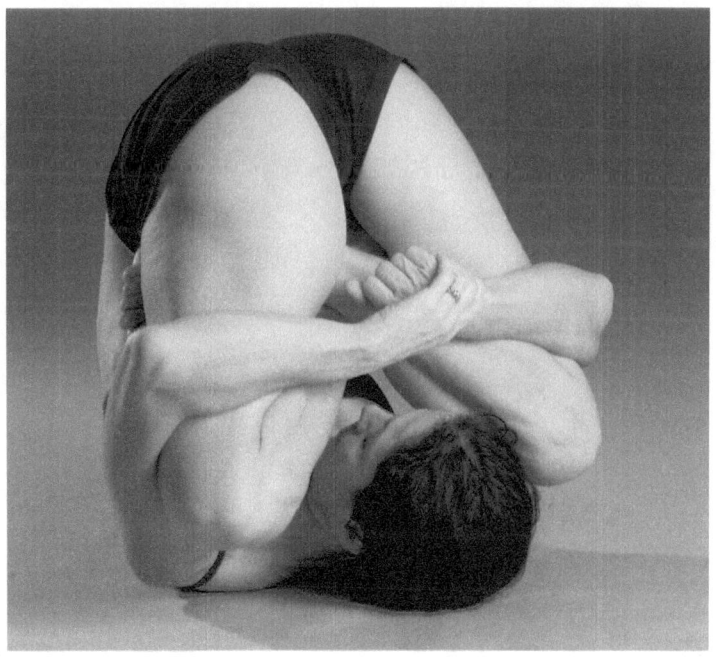

Pindasana vinyasa 9

Matsyasana
POSTURA DEL PEZ
Drishti Nariz

Vinyasa nueve
Inhalando, suelta los brazos y coloca la espalda al suelo. Extiende la articulación de las caderas y coloca las rodillas en el suelo. Sujetando los pies con las manos, eleva el pecho hacia el techo. *Matsyasana* abre la garganta y acentúa la curvatura lordótica del cuello, que se revertió durante la secuencia anterior sobre los hombros. Vista desde arriba, esta postura tiene la forma de un pez, con la cabeza y los hombros formando la cabeza del pez, las piernas dobladas representan la cola y los brazos, las aletas dorsales y caudales. Mantén la postura 10 respiraciones.

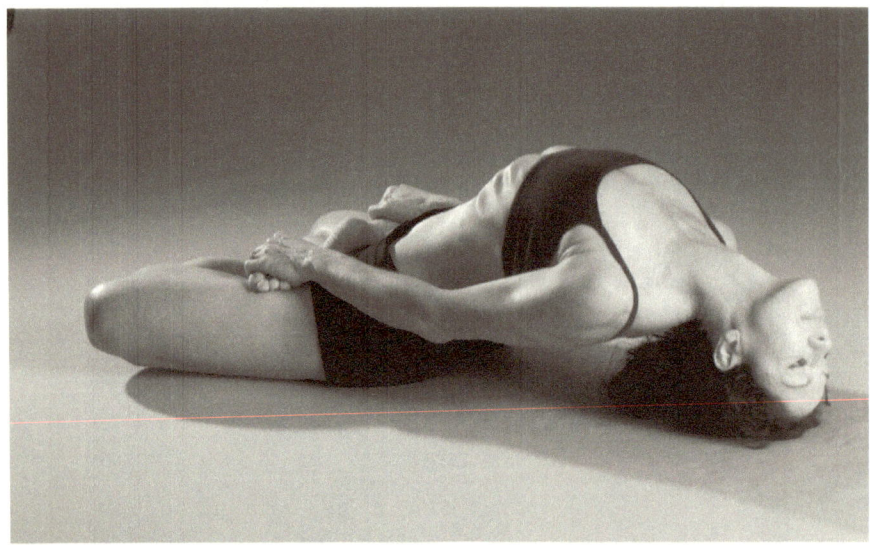

Matsyasana vinyasa 9

Uttana Padasana
POSTURA DE LAS PIERNAS EXTENDIDAS
Drishti Nariz

Vinyasa ocho
Inhalando, con el torso y la cabeza en la misma posición que en *Matsyasana*, deshaz las piernas del loto y estíralas a aproximadamente 30° del suelo. Extiende los brazos en el mismo ángulo juntando las palmas. Los músculos abdominales tienen que trabajar intensamente aquí pues cargan con el peso de las piernas, cuyo peso tenderá a provocar una inclinación anterior de la pelvis. No es una postura para principiantes. Los músculos abdominales deben estar preparados a medida que se añaden lentamente posturas anteriores de la Primera Serie. Mantén la postura 10 respiraciones.

Vinyasa nueve
Inhalando, levanta la cabeza y estira el cuello. Exhalando, coloca las piernas por detrás de la cabeza como en *Halasana*. Coloca las manos a cada lado de la cabeza y, exhalando, sal de la postura haciendo *Chakrasana*. Levántate y cae en *Chaturanga Dandasana*.

Vinyasa diez
Inhala a Perro boca arriba.

Vinyasa once
Exhala a Perro boca abajo.

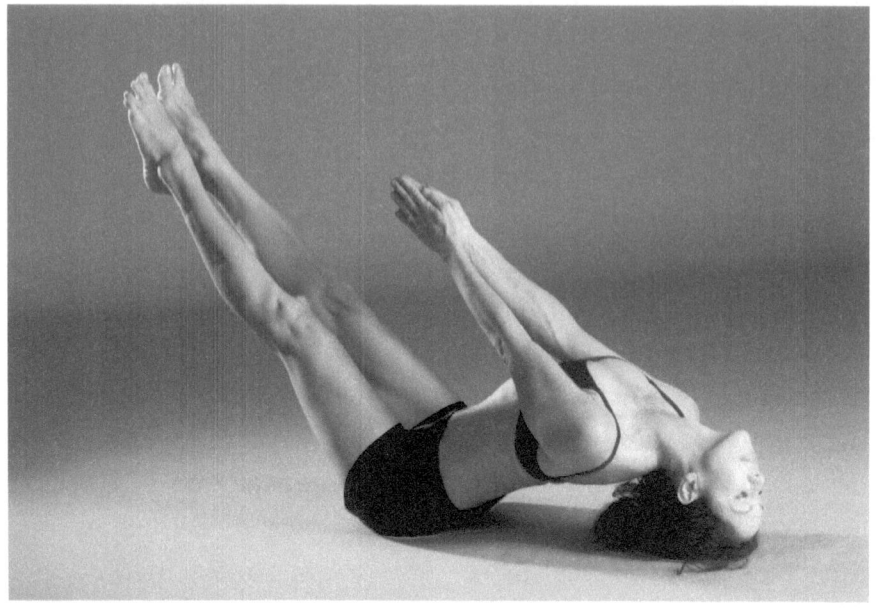

Uttana Padasana vinyasa 8

Shirshasana
POSTURA SOBRE LA CABEZA
Drishti Nariz

Vinyasa siete
Inhalando, flexiona las rodillas y, exhalando, coloca los codos en la esterilla. Asegura la distancia correcta entre los codos, colocando las manos alrededor de los codos: la distancia es correcta cuando los nudillos estén alineados con la parte externa de los codos. Sin cambiar la posición de los hombros, suelta las manos y entrelaza los dedos. Coloca los dos meñiques en el suelo —sin poner uno encima del otro— y separa las muñecas.

Asegúrate de mantener las manos y las muñecas perpendiculares al suelo, evitando apoyarte sobre la parte posterior de las manos. De este modo formarás un trípode, creando una base firme de apoyo y equilibrio. Mantén los hombros amplios y el cuello largo, y activa los antebrazos contra el suelo. Esta acción de enraizamiento es la base indispensable en *Shirshasana*. El lado inferior de las muñecas es el punto de equilibrio.

La estabilidad de una postura sobre la cabeza depende de la distancia entre los dedos y el punto central entre los codos. Cuanto más se separen los codos hacia los costados, más corta será esa distancia y, consecuentemente, menos estable será la postura.

CONSEJO PRÁCTICO
POSICIÓN ALTERNATIVA DE LOS BRAZOS CON HÚMEROS CORTOS
Si tus húmeros (huesos de los brazos) son más cortos que la distancia entre la base de tu cuello y la coronilla, la posición del brazo descrita comprimirá el cuello. Si es el caso, presiona la base de las manos y permite que los codos se alejen uno del otro. La cabeza quedará más cerca del centro del triángulo formado por los antebrazos, y los húmeros se mantendrán perpendiculares al suelo. De este modo, la posición se adapta mejor al largo de la parte superior de los brazos, sin embargo, el acortamiento de la distancia entre el punto central entre codos y dedos hará que la posición sea menos estable y, por ello, más exigente.

Coloca el punto más alto de tu cabeza en la esterilla con la parte posterior descansando contra las palmas. Si, por el contrario, te equilibras sobre tu frente, provocas una curvatura cervical excesiva que comprime las vértebras del cuello. El punto de la cabeza, que es el punto más elevado en *Samasthiti*, debe estar en contacto con el suelo. De hecho, la mayoría de las instrucciones para *Samasthiti* y *Shirshasana* son iguales.

Para llegar a la posición invertida, estira las piernas y camina con los pies hacia la cabeza. Mantén la base de tu trípode estable mientras acercas los pies lo más posible hacia la cabeza y elevas los isquiones hacia el techo. Al caminar así, los isquiones pasarán más allá de la línea de la cabeza, creando una pequeña extensión en la espalda. Ahora lleva todo el peso del cuerpo hacia los brazos: la cabeza solo roza el suelo. K. Pattabhi Jois instruía a sus alumnos para que no colocarán peso sobre la cabeza y el *Yoga Mala* reza que mantener *Shirshasana* con el peso del cuerpo sobre la cabeza, puede afectar nuestro desarrollo intelectual. Es más, también podría afectar de forma negativa a los sutiles nadis del cerebro.[51]

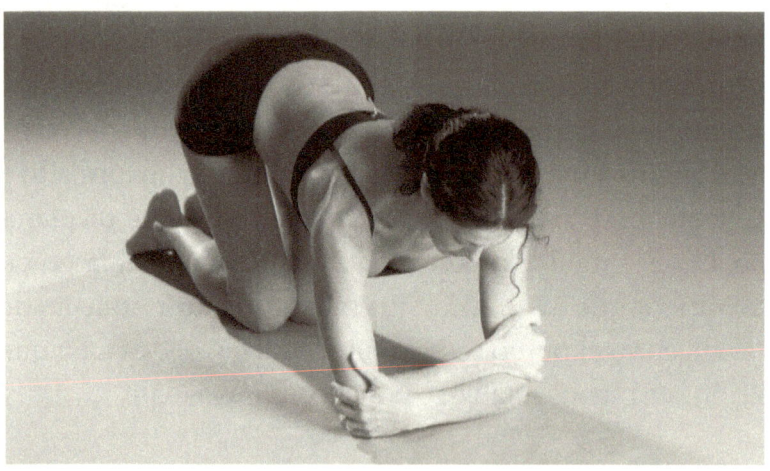

Shirshasana vinyasa 7, preparación

---

51 K.P. Jois, *Yoga Mala*, 1ra edición en Inglés, Eddie Stern / Patanjala Yoga Shala, New York, 1999, p. 126.

Vinyasa ocho

Inhalando, levanta lentamente las piernas rectas hacia el techo, extendiendo la articulación de las caderas con la ayuda de los glúteos mayores. Respira lentamente y mantén la parte baja del abdomen firme. Una respiración rápida, en particular en el abdomen, desestabiliza todas las posiciones invertidas. Mantén las manos relajadas de manera que aún puedas mover los dedos. Si los dedos están demasiado apretados tratando de mantener la posición, lo que suele ocurrir es que se pone demasiado peso sobre los codos y éstos se separan entre sí. Para equilibrar, presiona con las muñecas en el suelo y distribuye el peso del cuerpo entre los codos y las manos.

Separa bien los omóplatos (abducción de la escápula con el serrato anterior —ver *Urdhva Dhanurasana*). Lleva las escápulas hacia la cadera con la activación del gran dorsal. En un principio, este movimiento puede resultar difícil de realizar sin poner más peso sobre la cabeza, pues requiere un gran dorsal fuerte.

Para abrir el pecho, lleva las axilas hacia delante. Esto eliminará la joroba que quizás exista en la parte superior de la espalda a la altura de la T6. El tronco y las piernas activas apuntan hacia el cielo. Los pies están de punta (flexión plantar). Mantén la postura 25 respiraciones.

Realizada de este modo, *Shirshasana* es una gran postura para meditar. Plantéate la posibilidad de que sea más fácil mantenerla que estar de pie. Hemos olvidado cuánto esfuerzo necesitamos para aprender a andar. El centro de gravedad se encuentra más bajo en *Shirshasana* que cuando nos encontramos sobre los pies y, por ello, mantener el equilibrio es más fácil. Los brazos, los codos, la cabeza y las manos cubren un área más grande que los pies, lo que potencialmente hace esta postura más estable que estar de pie.

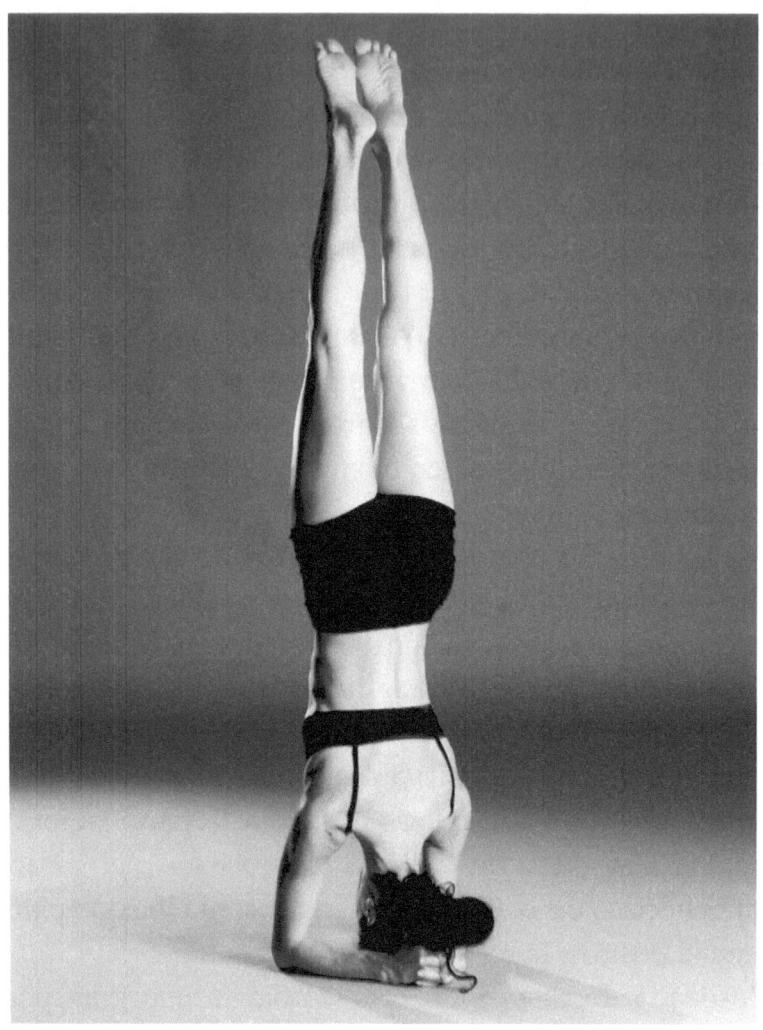

Shirshasana vinyasa 8

En las escrituras medievales de Hatha Yoga se habla mucho sobre la capacidad de «conquistar» la muerte y obtener la inmortalidad por medio de las posturas invertidas sobre cabeza y hombros. Se piensa que esto ocurre del siguiente modo: el canal sutil de la luna está situado en el interior de la cabeza, precisamente en la parte posterior del paladar blando. En este lugar se sitúa igualmente la terminación de *sushumna*, llamado *Brahmarandra*, la puerta de Brahman. Anatómicamente, este punto está cerca de donde el cráneo se une con la columna. Se dice que, desde esta «luna», gotea el refrescante néctar de la inmortalidad, llamado *amrita* (*mrta* = muerte, *a-mrta* = inmortalidad). Este néctar también se utiliza en otras técnicas como *Nabho*— y *Kechari Mudra*.

El «sol» sutil en el cuerpo se encuentra en el vientre, donde está el fuego gástrico (*agni*). El néctar de la inmortalidad, que emana de la luna, gotea sobre el sol, donde se consume por su fuego gástrico. Cuando finalmente se agota el néctar, la muerte es inminente. Con el cuerpo invertido, el sol se encuentra por encima de la luna. La fuerza de la gravedad ahora inhibe el flujo de amrita, de modo que puede ser reabsorbido. Se creía que el resultado era la inmortalidad o la extensión del tiempo de vida. Esta preocupación con la inmortalidad física es, sin embargo, un desarrollo relativamente reciente en la historia del yoga. Tal como lo demostró Mircea Eliade,[52] esta inquietud fue relevante a partir del año 1.000 AD. En la tradición original del yoga, la inmortalidad se ganaba al alcanzar aquello que en sí mismo no muere: el *purusha* (la consciencia).

La identificación con el cuerpo se llama egoísmo. El cuerpo es la manifestación de nuestras experiencias pasadas, incluyendo nuestras heridas, ambiciones y limitaciones. ¿Por qué nos esforzamos por mantener las rejas de nuestra celda para siempre, cuando podemos ser libres? ¿Por qué cargar un yunque sobre nuestros hombros cuando podemos abrir nuestras alas y volar? El cuerpo es la afirmación de que «estoy separado de la realidad última (Brah- man)», tal como lo mostró plenamente

---

52 Mircea Eliade, *Yoga, Inmortalidad y Libertad*, 2a edición, Princeton University Press, Princeton, New Jersey, 1969.

Shankara. Según el *Samkhya Karika*, «al igual que una rueda de alfarero sigue rodando una vez que el alfarero ha cesado todo esfuerzo, el cuerpo también terminará su curso natural. Por lo tanto, una vez alcanzado el conocimiento verdadero, no habrá más manifestaciones físicas». El cuerpo se entrega una vez que se entra en el océano de la infinita consciencia. Esta es la inmortalidad yóguica. El yoga antiguo se ha enseñado de esta manera en los *Upanishads*, y a través de los grandes maestros como Kapila, Patanjali, Vyasa y Shankara. Los intentos medievales de buscar la libertad a través del mismo objeto que nos ata es una manifestación de la era de Kali Yuga.

Shirshasana es una postura muy útil para purificar la sangre, el corazón y los pulmones. Ayuda igualmente a desarrollar una conciencia del centro del cuerpo, de gran utilidad en todas las otras posturas. Lentamente aumenta el tiempo en *Shirshasana*, siendo veinticinco respiraciones suficientes al principio. Después de una práctica larga y fatigosa se aconseja más tiempo en *Shirshasana*.

Vinyasa nueve
Exhalando, baja las piernas, manteniéndolas rectas, hasta que queden paralelas al suelo. Esta postura —*Urdhva Dandasana* (bastón invertido)— desarrolla los extensores de la cadera (en particular el glúteo mayor) y los extensores de la espalda, el erector de la columna y el cuadrado lumbar (*erector spinae, quadratus lumborum*). Los isquiones deben desplazarse más allá de la parte posterior de la cabeza para poder mantener el equilibrio. La columna realiza una ligera extensión y el pecho se mantiene abierto. Pon los pies de punta (flexión plantar) en esta postura. Mira hacia la nariz y quédate en la postura durante diez respiraciones.

ASANA

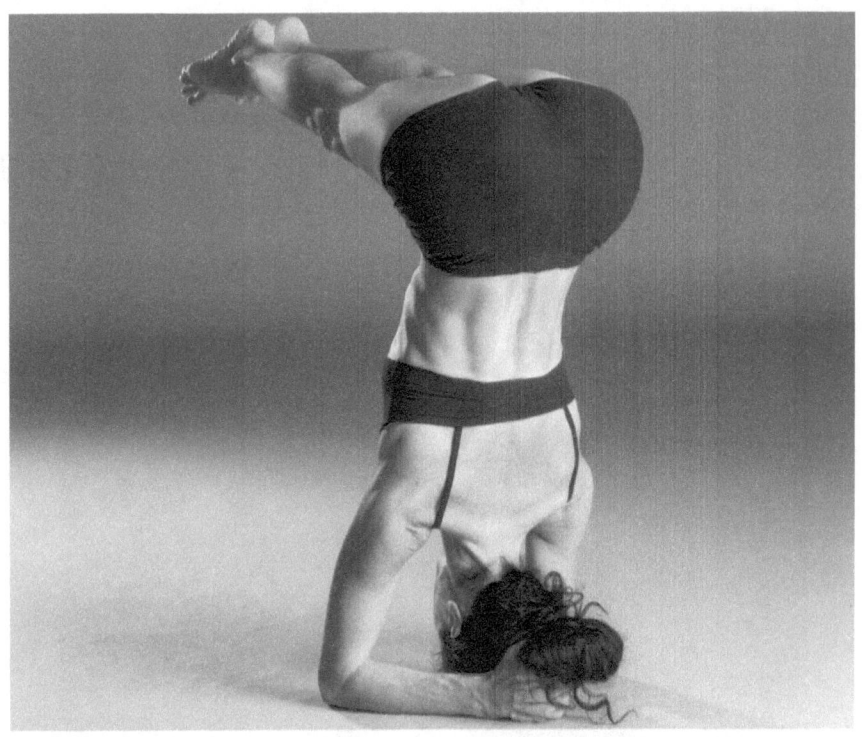

Shirshasana vinyasa 9, Urdhva Dandasana

Vinyasa diez

Inhalando, levanta las piernas rectas para volver a *Shirshasana*. Desde aquí levanta la cabeza completamente del suelo. El movimiento se inicia presionando los codos contra el suelo (flexión de la articulación del hombro). Ahora estás en equilibrio sobre los brazos, con la coronilla apuntando directamente al suelo y con los dedos entrelazados. Primero, mira hacia la nariz y luego levanta la barbilla hacia el esternón y mira hacia el ombligo. Abre el pecho y lleva las escápulas hacia los costados y hacia el techo. Mantén *Uddiyana Bandha* firme y quédate en la postura durante diez respiraciones.

Esta postura es una preparación ideal para *Pincha Mayurasana*, que aparece en la serie Intermedia. Para aquellos que deseen practicar después posturas sobre las manos, es indispensable desarrollar la habilidad de mantenerse en *Shirshasana* sin que la cabeza toque el suelo.

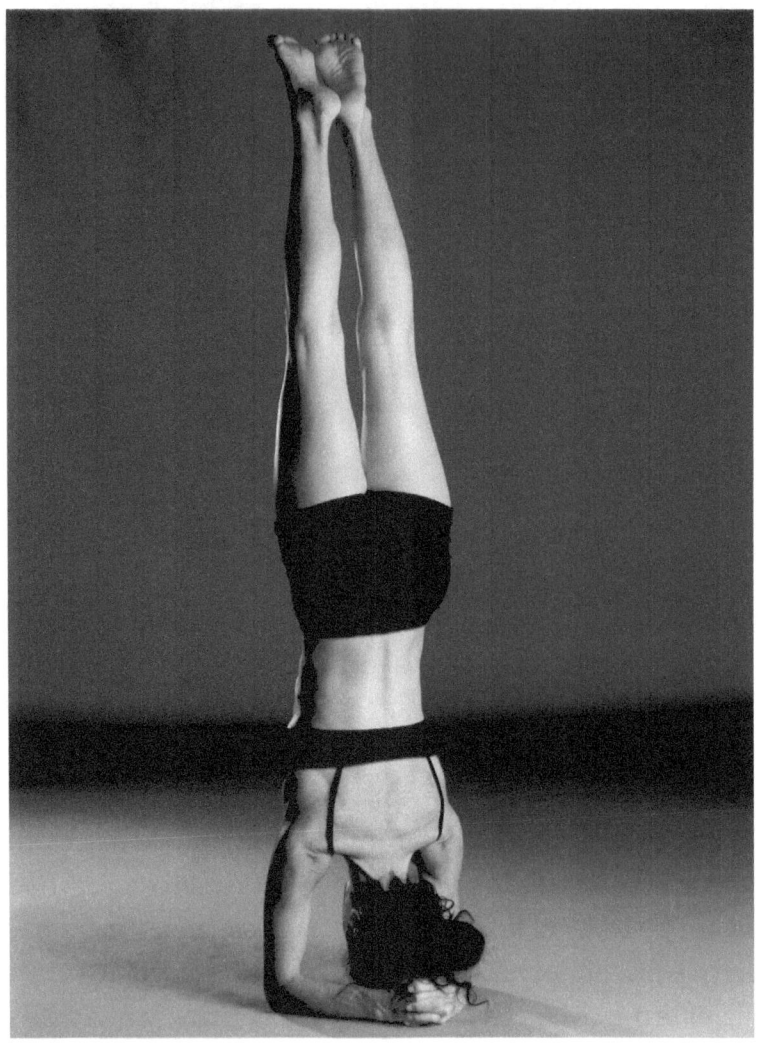

Shirshasana vinyasa 10

ASANA

Vinyasa once

Exhalando, suavemente vuelve a colocar la cabeza en el suelo y baja las piernas estiradas hasta tocar silenciosamente el suelo. Flexiona las rodillas, lleva las caderas hacia atrás para sentarte sobre los talones y descansa con la frente en el suelo. Con los brazos estirados por encima de la cabeza, suavemente lleva los omóplatos hacia abajo para relajar los músculos del cuello. Nos postramos y rendimos en esta postura (*Balasana*, la postura del niño). *Balasana* permite el cambio de presión en la cabeza después de *Shirshasana*. En función del tiempo que estemos en la postura sobre la cabeza, podemos mantener *Balasana* entre diez respiraciones y dos minutos. K. Pattabhi Jois enfatizaba que si no descansamos la cabeza en el suelo por un cierto tiempo para permitir el intercambio de presión, puede ser perjudicial para el cerebro y el sistema nervioso.

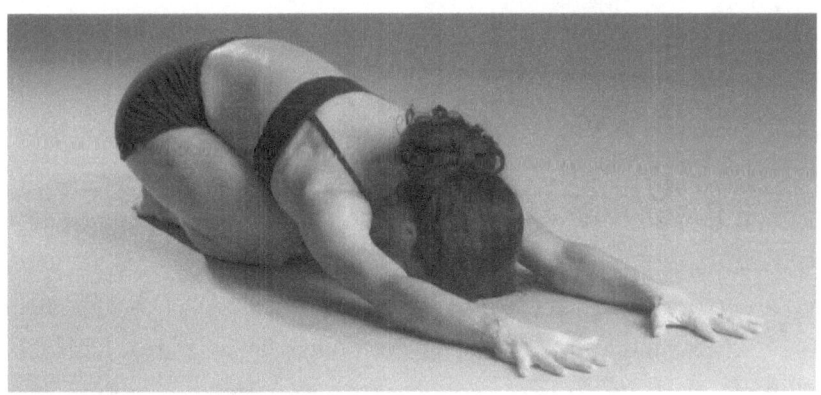

Shirshasana vinyasa 11, Balasana

Vinyasa doce
Inhalando, estira brazos y piernas.

Vinyasa trece
Exhalando, desciende a *Chaturanga Dandasana*.

Vinyasa catorce
Inhala a Perro boca arriba.

Padmasana
POSTURA DEL LOTO
Drishti Nariz

Padmasana es la postura principal del yoga. Se le atribuyen beneficios como la destrucción de todas las enfermedades, la conquista de la muerte y el poder de atravesar el océano de la existencia condicionada.

Vinyasa siete
Inhalando, salta a *Dandasana*.

> **CONTEXTO YÓGUICO**
> *Padmasana: pierna derecha primero*
> ¿Por qué *Padmasana* se hace solo en su forma tradicional colocando primero la pierna derecha y después la izquierda por encima? Cuando se le hacía esta pregunta a K. Pattabhi Jois, respondía citando el *Yoga Shastra*: «el lado derecho primero y el izquierdo por encima purifica el hígado y el bazo. La pierna izquierda primero y la derecha por encima no sirve para nada». Explicaba igualmente que el loto hecho de este modo estimula la producción de insulina.
> Profesores actuales han sugerido realizar *Padmasana* por ambos lados para equilibrar el cuerpo. La mejora en la simetría del cuerpo se favorece con las posturas de pie. Sin embargo, las posturas que influyen poderosamente en las cavidades

abdominales y torácicas, como son *Padmasana, Kurmasana, Dvi Pada Shirshasana* y *Pashasana*, no tienen como función crear un cuerpo simétrico, sino que más bien acomodarse a la asimetría de los órganos abdominales y torácicos. Para adaptarse al hecho de que el hígado se encuentre en el lado derecho de la cavidad abdominal y el bazo en el izquierdo, se coloca primero la pierna derecha y la izquierda encima. Puesto que las posturas de pierna detrás de la cabeza desarrollan el pecho, colocar primero la pierna izquierda en *Kurmasana* se ajusta al hecho de que el corazón se encuentra principalmente en el lado izquierdo de la cavidad torácica.

Vinyasa ocho

Exhalando y partiendo de la posición sentados con las piernas rectas, dobla primero la pierna derecha en *Padmasana*. Para hacerlo de forma segura, flexiona la rodilla derecha completamente llevando el talón derecho hacia el glúteo derecho. Si esto no es posible, no intentes *Padmasana*, y en cambio siéntate cruzando las piernas. Si puedes tocar el glúteo con el talón, permite que la rodilla derecha vaya al costado, poniendo el pie de punta e invertido. Ahora lleva el talón derecho a la ingle derecha para asegurarte que la articulación de la rodilla permanece completamente en flexión mientras se encuentra en esta posición de abducción. Desde aquí levanta el talón izquierdo hacia el ombligo, llevando la rodilla cerca de la línea central. Manteniendo el talón en línea con el ombligo, coloca el pie en la ingle opuesta.

    Repite estos pasos con el lado izquierdo, como si la pierna derecha estuviese recta. Primero flexiona la articulación de la rodilla completamente hasta que la parte inferior del muslo esté en contacto completo con la parte de detrás de la pierna. Llevando la rodilla hacia el costado por la izquierda, levanta el pie sobre el tobillo derecho llevándolo hacia el ombligo. No levantes el pie izquierdo por encima de la rodilla derecha, ya que esto implica abrir la articulación de la rodilla izquierda, lo cual supone un movimiento lateral de la rodilla durante la transición.

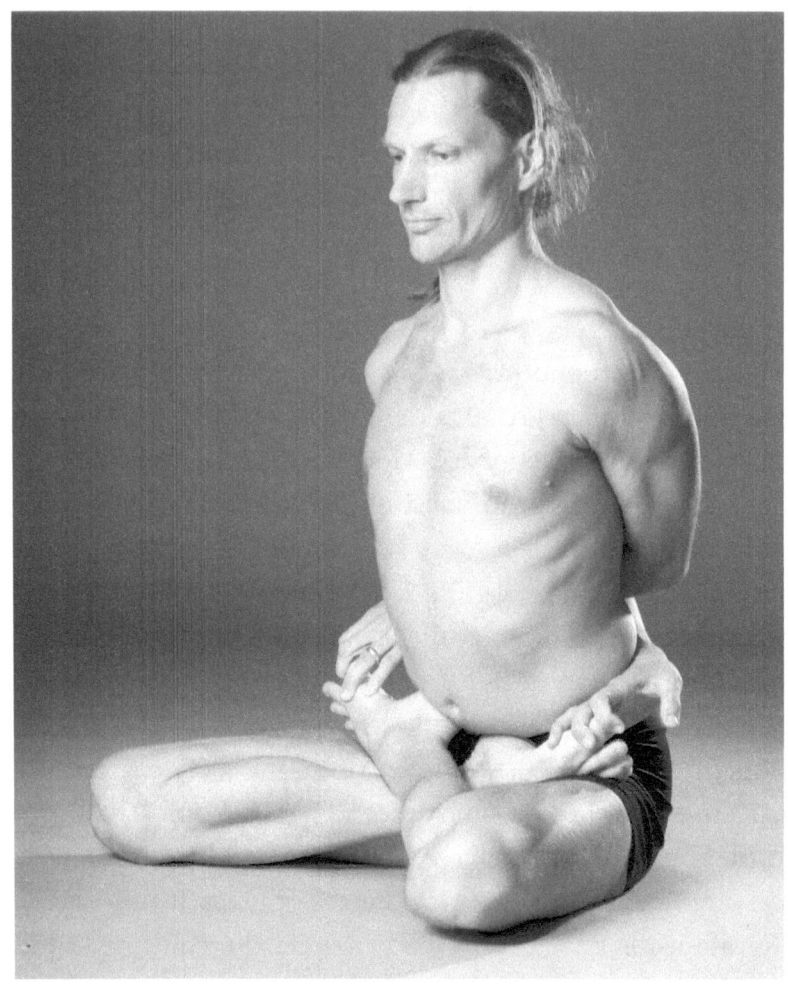

Baddha Padmasana vinyasa 8

Sentado en *Padmasana* rota medialmente los fémures hasta que el borde frontal de las tibias apunte hacia abajo y las plantas y los talones queden mirando hacia arriba. De este modo, la articulación de la rodilla está completamente cerrada y, por ende, protegida. No te sientes en *Padmasana* manteniendo la rotación lateral efectuada al inicio para entrar en la postura.

Lleva tu brazo izquierdo por detrás y agarra el dedo gordo del pie izquierdo con la palma de la mano mirando para abajo. Sujetamos primero el pie que está por encima. Enlaza luego el dedo gordo del pie derecho con la mano izquierda, colocando el brazo derecho por encima del izquierdo. Estás en *Baddha Padmasana*. Si aún tienes dificultades en agarrar los dedos del pie, cruza los brazos por encima de los codos mejor que en los antebrazos. Esto invita a la apertura de los hombros y del pecho. El mayor obstáculo aquí es un pectoral menor contraído.

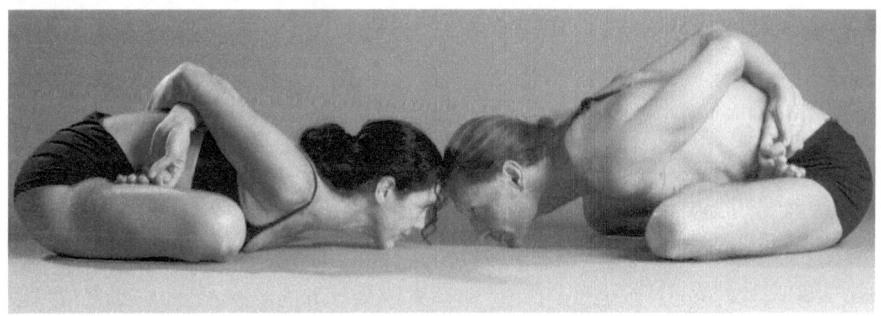

Yoga Mudra vinyasa 9

Si aún tienes dificultades para sujetar los dedos, examina los siguientes detalles:
- Rotación de la cadera: cuanto más podemos rotar los fémures medialmente y más acerquemos las rodillas la una a la otra, más se adentrarán los pies en las ingles.

Esto acortará la distancia entre pies y manos facilitando el asirlos.
- Flexibilidad de los hombros si los hombros están más libres, podremos rotarlos más fácilmente para alcanzar los dedos de los pies.
- Necesitamos rodear la cintura con los brazos. Cuanto más delgada sea la cintura, más fácil la maniobra. Perder exceso de peso puede hacer milagros aquí, al igual que en *Kurmasana*.

Inhalando, eleva el pecho, lleva los hombros hacia atrás y mira hacia arriba.

Vinyasa nueve
Exhalando, flexiona, coloca la frente en el suelo y mira hacia la nariz. Cuando mejore tu flexibilidad, puedes colocar la barbilla en el suelo. No hagas esto forzando la barbilla y plegando la parte posterior del cuello. Esto bloquea la energía y evita que la *Kundalini* ascienda. Mantén el cuello largo y mira hacia el entrecejo. Sigue rotando medialmente los muslos y permite que la coronilla y los isquiones se alejen uno del otro en direcciones opuestas. Los omóplatos van en la dirección de los isquiones. Esta postura es *Yoga Mudra* (sello de Yoga) y es una de las formas más efectivas de concentrar, en el interior, la energía que se ha generado durante la práctica. Mantén la postura entre diez y veinticinco respiraciones dependiendo de la duración de tu práctica, mientras enfocas tu atención en los bandhas.

Vinyasa diez
Inhalando, suelta los pies, levanta y coloca las manos en las rodillas, con las palmas hacia arriba en una actitud receptiva. Mantén los brazos rectos para alinear los hombros y mantener

la espalda estable. Coloca las manos en *Jnana Mudra* (el sello del conocimiento) juntando los pulgares y el índice y extendiendo los otros dedos.

CONTEXTO YÓGUICO
La importancia de Baddha Padmasana

Baddha Padmasana es una postura de meditación muy poderosa. En las escrituras se sugiere que el yogui prepare una base de hierba kusha, colocando por encima una piel de ciervo o, aún mejor, una piel de tigre, y finalmente un paño de algodón blanco. Esta disposición se me planteó en varias ocasiones durante mis estudios en India. Este elaborado asiento para la meditación es utilizado como aislante. La energía siempre fluye desde el punto más elevado al más bajo. Como la tierra es receptiva, la energía fluirá del cuerpo del yogui a la tierra. Por esta razón, el aislamiento es sugerido para conservar la energía emergente de la Kundalini. *Mula Bandha* se realiza por razones similares. Evita la pérdida de energía por la base de la columna.

La costumbre de los yoguis de meditar en el Himalaya debe verse bajo la misma luz. Cuanto más alto estemos en la montaña, menor será la atracción de la tierra y más fácil el ascenso de la Kundalini. En general, perdemos energía más fácilmente a través de las palmas de las manos y las suelas de los pies. Por esta razón, las suelas miran hacia arriba en *Padmasana*. En *Baddha Padmasana* las manos están conectadas a los pies, y de este modo se crea un circuito de energía. Toda la energía se recicla de este modo dentro del cuerpo, separada de la energía que se dispersa a través de las nueve puertas sensoriales (los dos ojos, los oídos, las dos fosas nasales, la boca, los genitales y el ano).

El significado de los dedos es el siguiente:
- El pulgar representa *Brahman* (consciencia infinita).
- El índice representa *atman* (la verdadera naturaleza).
- El dedo del corazón representa *buddhi* (intelecto).
- El anular representa *manas* (mente).
- El dedo pequeño representa *kaya* (cuerpo).

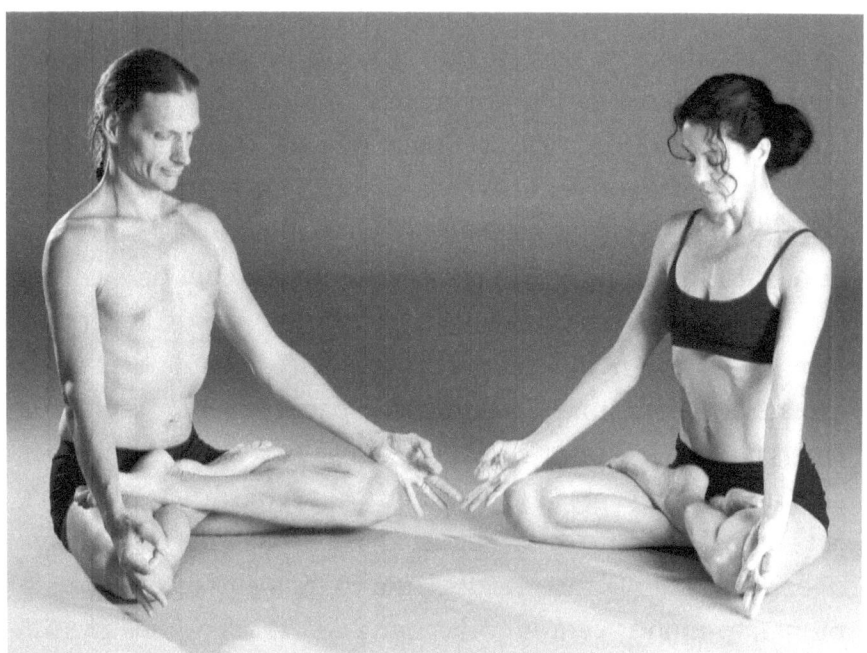

Padmasana vinyasa 10, con Jnana Mudra

Colocar el pulgar y el índice juntos sella la intención de comprender que nuestra verdadera naturaleza (*atman*) no es nada más que la consciencia infinita (Brahman).

Estás en la postura clásica para la meditación. Esta postura es preferible a sencillamente cruzar las piernas. En *Padmasana* nos sentamos en la sólida base de nuestros isquiones, muslos y rodillas. Esto permite mantener la doble curvatura en S de la columna vertebral, como si estuviésemos en *Samasthiti*, la posición de pie. No solo es esta la posición correcta de la columna requerida para el ascenso de la kundalini, sino que además favorece la atención. Si simplemente nos sentamos con las piernas cruzadas la tendencia será que la pelvis gire posteriormente, que el corazón se colapse y que la cabeza se hunda en el pecho. Se requiere cierto esfuerzo para evitar encorvarse, lo cual conduce rápidamente al cansancio. Cuando hay cansancio, la meditación se hace difícil. La meditación es la luminosidad y el brillo de la mente. Si la mente se aletarga durante la meditación, los efectos serán negativos.

Para mantener la mente alerta, necesitamos una postura en la cual la cabeza, alineada con el cuello y la columna, se mantenga sin esfuerzo por un periodo de tiempo extenso. *Padmasana* es la postura ideal para lograr este objetivo.

Deja caer el mentón levemente. Dirige la mirada suavemente hacia la punta de la nariz. Quédate al menos veinticinco respiraciones lentas.

Vinyasa once
Coloca las manos en el suelo a cada lado de los muslos con los dedos separados. Inhalando, levanta todo el cuerpo del suelo para entrar en *Utpluthih*.

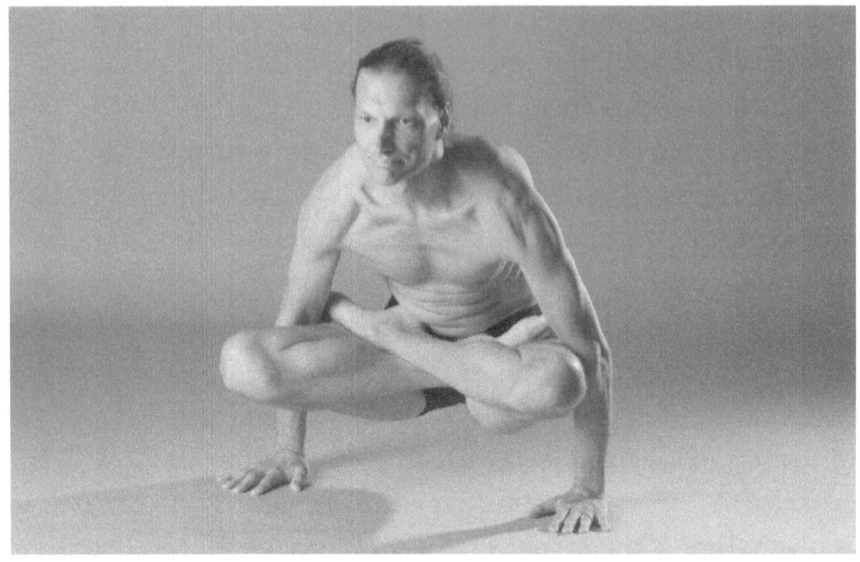

Utpluthih vinyasa 11

La columna debe curvarse para levantarse, lo que requiere activar los músculos del tronco. Esta acción se realiza con los músculos abdominales, sobre todo el recto abdominal. Los hombros apoyan la acción bajando la cintura escapular activando el gran dorsal (*latissimus dorsi*). Mantén el ritmo de la respiración normal. Esta postura aumenta el control de los bandhas y ayuda a comprender el movimiento del vinyasa. Esta es una de las mejores posturas para recuperar la energía. Elimina el cansancio al final de la práctica.

Mantén *Utpluthih* durante veinticinco respiraciones, mirando hacia la nariz.

Vinyasa doce
Exhalando, balancéate hacia atrás con la ayuda de las manos, sal del loto y desciende a *Chaturanga Dandasana*. Este movimiento y sus posibles variaciones han sido descritas en *Garbha Pindasana*.

Vinyasa trece
Inhala a Perro boca arriba.

Vinyasa catorce
Exhala a Perro boca abajo.

Vinyasa quince
Inhala y salta para sentarte.

Vinyasa dieciséis
Exhalando, túmbate.

Shavasana
POSTURA DEL CÁDAVER

K. Pattabhi Jois se refería a esta postura como «tomar un descanso». La literatura yóguica, sin embargo, se refiere a esta postura como *Shavasana* (postura del cadáver) o *Mritasana* (postura de la muerte). Según el *Hatha Yoga Pradipika*, «tumbarse en el suelo, como un cadáver, es llamado *Shavasana*». «Elimina el cansancio y da reposo a la mente».[53] El *Gheranda Samhita* coincide: «El tumbarse en el suelo como un cadáver se llama *Mritasana*. Esta postura acaba con el cansancio y aquieta la agitación de la mente».[54] Ambos tratados atribuyen a esta

---

53 El *Hatha Yoga Pradipika* I.34, trad. P. Sinh, Sri Satguru Publications, Delhi, 1915, p. 37.
54 El *Gheranda Samhita* II.11, trad. R.B.S. Chandra Vasu, Sri Satguru Publications, Delhi, 1986, p. 15.

postura no solo la recuperación sino que también la función esencial de calmar la mente.

Shavasana es una parte intrínseca de la práctica de yoga. En la práctica creamos calor y purificamos el cuerpo burdo (físico). Después de la práctica, el cuerpo necesita tiempo para apaciguarse y acomodarse. Levantarse inmediatamente y comenzar de una vez nuestras actividades diarias nos puede agitar y poner nerviosos. El efecto de una practica de yoga de calmar, centrar y aliviar, solo puede ocurrir si tomamos un descanso apropiado al final.

Durante la práctica estamos concentrados en hacer; en *Shavasana* es hora de establecernos en el no-hacer, un momento para simplemente ser. El estado místico que es la finalidad del yoga no puede alcanzarse a través de la actividad, en cambio, emerge cuando cesa toda actividad. Este cese se permite durante *Shavasana*.

La importancia física de la relajación
Shavasana es la relajación completa de cuerpo y mente. La relajación del cuerpo es importante para la asimilación del *prana*. El *prana* se encuentra en la atmósfera. Se han hecho intentos de comparar el prana con el viento solar o los rayos alfa.[55] La práctica es especialmente beneficiosa al amanecer y al atardecer, ya que los niveles de *prana* son más elevados.[56] Tan solo gracias al prana acumulado se puede sustentar el cuerpo durante un

---

[55] Andre van Lysbeth, *Die grosse Kraft des Atems*, O.W. Barth Verlag, Munich, 1991.

[56] A partir de esto podemos inferir que el nivel pránico está relacionado con la posición del sol. Lo que probablemente hace pensar que el prana se origina en al sol. Muchas religiones y culturas adoran el sol como deidad y proveedor de vida.

periodo extenso de tiempo. Hay testimonios de yoguis que tras haber permanecido enterrados bajo tierra durante un año entero seguían con vida al ser desenterrados. Aunque estas hazañas no son el propósito del yoga, son de especial interés en este contexto. El soporte principal de la vida es el prana, y la práctica de Ashtanga Vinyasa está diseñada para almacenarlo en el cuerpo. El método de *Ujjayi* convierte la glotis en una válvula, lo que incrementa la presión pránica en el cuerpo. Los *bandhas* actúan como filtros, recuperando el *prana* del aire que respiramos. Si proseguimos con una actividad inmediatamente al finalizar la práctica, el prana acumulado se pierde lentamente siendo desperdiciado.

Shavasana nos ofrece la oportunidad de asimilar este *prana*. A través de la relajación, el cuerpo, una vez preparado con la práctica, se vuelve receptivo como una esponja, absorbiendo el prana. *Shavasana* es literalmente un baño de prana atmosférico. Para que esto ocurra debemos abandonar todo esfuerzo por completo.

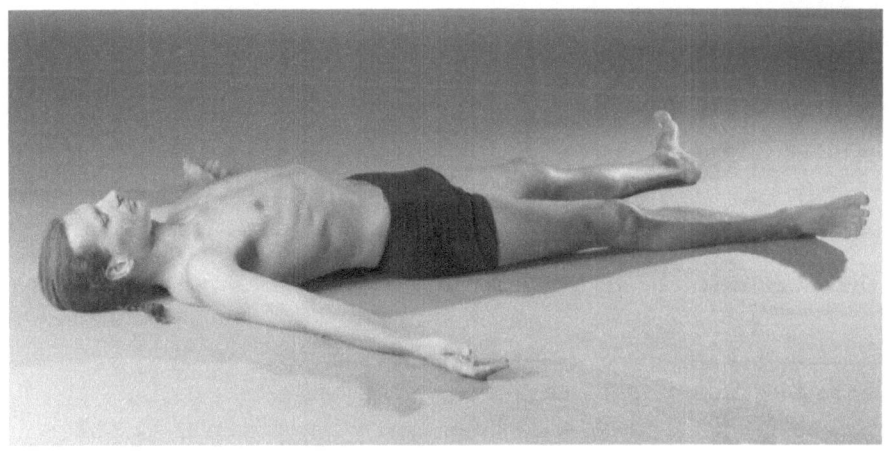

La importancia mental de la relajación Shavasana

Esta postura se llama *Shavasana* porque nos prepara para la muerte. Nos enseña a entregarnos por completo y dejar ir. Cuando llegue el momento de morir, esta capacidad total de dejar de hacer, de entrega total, nos permitirá abandonar toda identificación con este cuerpo, esta personalidad y este ego. Entonces podremos desprendernos fácilmente de esta vida tan fácil como la uva se separa de la viña.[57] Solo los conceptos que poseemos sobre nosotros mismos, el Yo, que nos induce a desear ciertas cosas y a rechazar otras, nos lleva a creer que este es nuestro cuerpo. No es nuestro en absoluto. ¿Lo hemos creado? Aun después de siglos de búsqueda científica no podemos comprender completamente todos los aspectos del cuerpo, y menos construir uno. No poseemos un certificado de propiedad. Cuando llegue el momento de dejar el mundo atrás, entregamos este cuerpo de vuelta a la naturaleza (*prakrti*). Nuestro cuerpo ha sido creado por la naturaleza y no por nosotros, tal como se afirma en el *Yoga Sutra* en IV.2 y IV.3.

Existe un koan Zen que reza:
La mariposa despega
Para atravesar el lago
Regreso a uno mismo

Se ha deliberado profusamente sobre el significado de este koan. Una lectura es asemejar la mariposa con el pensamiento. Si le permitimos alejarse, si nos deja para

---

57 Esta metáfora se utiliza en oraciones tradicionales en India. La separación entre el pepino y la viña es suave y sin uso de fuerza externa, mientras que la fruta que crece en un árbol o arbusto es separada de forma violenta por la gravedad.

atravesar el lago, podemos regresar al ser interior. Si nos apegamos al pensamiento, nos fundimos con las fluctuaciones de la mente (sutra 1.4). Si permitimos que la mariposa despegue, podemos morar en nuestra verdadera naturaleza (sutra 1.3). Pero la mariposa también puede equipararse al cuerpo y el lago a la división entre la vida y la muerte. El cuerpo atraviesa esta división, pero no yo. Si logro abandonar el cuerpo, entonces podré vivir en mi verdadera naturaleza de nuevo —lo eterno, la consciencia inmutable. Si me apego a él, este retorno no será posible y buscaré una nueva forma de encarnar.

En *Shavasana* todo esfuerzo, toda determinación, todo deseo se desprenderá de nosotros. Este desprendimiento, esta entrega total, reproduce el proceso que debe ocurrir en el momento de la muerte. Podemos decir que cada *Shavasana* es una preparación para el momento en que no seamos nosotros, sino el cuerpo el que hace la postura. La muerte puede asustar si pensamos que somos el cuerpo. Si nos entregamos, si cedemos, es una invitación para el retorno al estado verdadero y natural, que es la consciencia. Tal y como sugiere Lord Krishna en el *Bhagavad Gita*, «entregamos el sentimiento de ser el agente de la acción, pues solo un necio cree ser el agente que la realiza».[58]

Los antiguos maestros enseñaron que no somos el cuerpo, que está sujeto a la muerte, sino más bien somos el no-nacido, el no-creado, el inmutable. La muerte del cuerpo nos invita a regresar a nuestra verdadera naturaleza, que es la conciencia. Este abandono de la identificación artificial con lo que es impermanente es *Shavasana*. *Shavasana*, cuando se hace

---

58 Bhagavad Gita. Capítulo 4 sloka 27.

correctamente —como el abandono de todo—, nos enseña lo que somos en realidad. El *Yoga Sutra* y el *Bhagavad Gita* afirman que la existencia pura, la conciencia pura, el ser puro que queda tras finalizar el cuerpo, no tiene ni principio ni fin.

Bibliografia

Calais-Germaine, B., *Anatomy of Movement*, rev. edn, Eastland Press, Seattle, 2011.
Chaitow, L., *Positional Release Techniques*, 2nd edn, Churchill Livingstone, London, 2002. .
Clemente, C.D., *Anatomy – A Regional Atlas of the Human Body*, 4th edn, Williams & Wilkins, Baltimore, Maryland, 2017.
Coulter, D., *Anatomy of Hatha Yoga*, Body and Breath Inc., Honesdale, Pennsylvania, 2001.
Desikachar, T.K.V., *Health, Healing and Beyond*, Aperture, Denville, New Jersey, 2018.
Feldenkrais, M., *Awareness through Movement*, HarperCollins, San Francisco, 2010.
Frawley, D., *Ayurvedic Healing – A Comprehensive Guide*, 1st Indian edn, Motilal Banarsidass, Delhi, 2012.
Grabowski, T., *Principles of Anatomy and Physiology*, 10th edn, John Wiley & Sons, Hoboken, New Jersey, 2003.
Jois, K.P., *Ashtanga Yoga with K. Pattabhi Jois*, 1st series (video), Yoga Works Productions, Santa Monica, California, 2016.
Jois, Sri K.P., *Yoga Mala*, 1st English edn, Eddie Stern / Patanjala Yoga Shala, New York, 2019.
Kendall, F.P., *Muscles Testing and Function*, 4th edn, Lippincott Williams & Wilkins, Philadelphia, 2013.
Krishnamacharya the Purnacharya, Krishnamacharya Yoga Mandiram, Chennai.
Long, R.A., *The Key Muscles of Hatha Yoga*, Bandha Yoga
Miele, L., *Ashtanga Yoga*, International Federation of Ashtanga Yoga Centres, Rome.

Mohan, A.G., *Yoga for Body, Breath and Mind*, Shambala, Boston & London, 2002.

Mohan, A.G., *Yoga Therapy*, Shambala, Boston & London, 2004.

Neumann, D.A., *Kinesiology of the Muskuloskeletal System*, Mosby, St Louis, 2002.

Ramaswami, S., *Yoga for the Three Stages of Life*, Inner Traditions, Rochester, Vermont, 2020.

Rieker, H.U., commentator, *Hatha Yoga Pradipika*, Aquarian/Thorsons, London, 2012.

Rolf, I.P., Rolfing – *The Integration of Human Structures*, Dennis-Landman, Santa Monica, 1997

Satyananda Saraswati, Sw., *Moola Bandha*, 2nd edn, Bihar School of Yoga, Munger, 2016.

Scott, J., *Ashtanga Yoga*, Simon & Schuster, Roseville, NSW, 2020.

Sjoman, N.E., The Yoga Tradition of the Mysore Palace,

Stiles, M., *Structural Yoga Therapy*, Samuel Weiser, York

Swenson, D., *Ashtanga Yoga 'The Practice Manual'*, Ashtanga Yoga Productions, Houston, 2019.

Glosario

ABDUCTOR Músculo que aleja un hueso de la línea media del cuerpo.
ADUCTOR Músculo que lleva un hueso hacia la línea media del cuerpo.
ALOPATÍA Medicina occidental.
ANAHATA CHAKRA Chakra del corazón, un centro de energía sutil.
ASANA Postura.
BANDHA Sello, cierre energético.
BRAHMARANDHRA Puerta de Brahman, extremo superior de sushumna.
ESPINA CERVICAL Las vértebras del cuello.
CHAKRA Centro de energía sutil.
UJJAYI PRANAYAMA Estiramiento victorioso de la fuerza vital.
DRISHTI Punto focal.
ENTROPÍA Cantidad de desorden en un sistema.
EXTENSIÓN Regresando de la flexión.
FÉMUR Hueso del muslo.
FLEXIÓN Llevar un hueso hacia el otro.
SISTEMA FULL-VINYASA Práctica en la que uno hace un vinyasa para pararse entre las posturas sentadas.
GUNAS Rajas, tamas y sattva, las cualidades o hebras de prakriti que forman, a través de sus diferentes entretejidos, todos los fenómenos.
SISTEMA MEDIO VINYASA Práctica en la cual uno transita a través de *Chaturanga Dandasana,* Perro boca arriba y Perro boca abajo entre las posturas sentadas.

HATHA YOGA PRADIPIKA Un tratado tántrico escrito por Svatmarama.

HATHA YOGA Escuela de yoga tántrica que se fundó aproximadamente en el 1120 AC por el maestro Ghoraknath. Literalmente el yoga de sol/luna. El énfasis está en equilibrar los canales de energía solar y lunar en el cuerpo. Hatha Yoga desvió el enfoque del misticismo y la filosofía de los tipos de yoga más antiguos hacia el uso del cuerpo como herramienta.

CORAZÓN En sánscrito, hrdaya, refiriéndose al núcleo de todos los fenómenos, que según el Vedanta es la conciencia. Si el término se usa en una instrucción anatómica, se refiere al núcleo de la caja torácica.

HÚMERO Hueso del brazo.

HIPEREXTENSIÓN Extensión más allá de 180o.

IDA Canal de energía lunar.

INSERCIÓN DE UN MÚSCULO Extremo del músculo que está distante del centro del cuerpo. EJERCICIO ISOMÉTRICO Ejercicio en el que el músculo no se acorta.

EJERCICIO ISOTÓNICO Ejercicio que consiste en el acortamiento de un músculo.

KAPHA Uno de los tres humores ayurvédicos, a veces traducido como flema.

CIFOSIS Curvatura anterior de la columna vertebral.

LATERAL Lateral, alejado de la línea media del cuerpo.

ROTACIÓN LATERAL Rotación externa.

LORDOSIS Curvatura posterior de la columna vertebral.

ESPINA LUMBAR Las vértebras de la espalda baja.

MAHABHARATA La mayor obra de literatura creada por el hombre.

GLOSARIO

ROTACIÓN MEDIAL Rotación interna.

MEDIAL Hacia la línea media del cuerpo.

MOKSHA Liberación del cautiverio.

SELLO MUDRA Generalmente una combinación de asana, pranayama.

NADI Literalmente río. Canal de energía.

PINGALA Canal de energía solar.

PITTA Uno de los tres humores ayurvédicos, a veces traducido como bilis.

POSTERIOR Atrás, opuesto a anterior.

PRANA Fuerza vital o aliento interno.

PRANAYAMA Extensión de la respiración, ejercicios de respiración para armonizar la respiración anatómica o externa.

MULA BANDHA Bloqueo de la raíz.

SAMSKARA Huella subconsciente.

SATTVA Luz, sabiduría, inteligencia; una de las gunas.

SÚTIL Algo real pero no perceptible a los sentidos. Se puede percibir directamente en el samadhi objetivo. La palabra aparece en muchas expresiones como cuerpo sutil, elemento sutil, anatomía sutil.

SUSHUMNA Canal de energía central, la metáfora de Hatha Yoga para el corazón.

TAMAS Apatía, inercia, masa. Una de las gunas de prakriti.

ESPINA TORÁCICA Las vértebras de la caja torácica.

UDDIYANA BANDHA Bloqueo elevador, bloqueo abdominal inferior, llevar el contenido abdominal inferior contra la columna vertebral.

UDDIYANA Uno de los Shatkriyas de Hatha Yoga; succión.

VASANA Condicionamiento, una acumulación del subconsciente.

VATA Uno de los tres humores ayurvédicos, a veces traducido como viento.
VAYU Literalmente viento, corriente de aire vital.
VINYASA Movimiento secuencial que entrelaza posturas.

Información sobre el autor

Gregor comenzó con el Raja Yoga a finales de los 70 y añadió el Hatha Yoga a principios de los 80. Poco después inició viajes anuales a la India, donde aprendió de varios maestros yóguicos y tántricos, sadhus indios tradicionales y ascetas. Vivió muchos años recluido, estudiando sánscrito y escrituras yóguicas y practicando técnicas yóguicas.

La serie de libros de texto de Gregor, compuesta por *Ashtanga Yoga: Práctica Y Filosofía*, *Ashtanga Yoga: La Serie Intermedia*, *Pranayama: La Respiración Del Yoga*, *Meditación Del Yoga: A Través Del Mantra*, *Los Chakras Y La Kundalini Hacia La Libertad Espiritual*, *Samadhi: La Gran Libertad*, *Cómo Encontrar El Propósito Divino De Su Vida*, *Chakras, Drogas y Evolución*, y *Mudras: Los Sellos Del Yoga*, ha vendido más de 100.000 ejemplares en todo el mundo y se ha traducido a ocho idiomas. Los artículos de su blog se pueden encontrar en www.chintamaniyoga.com.

En la actualidad, Gregor integra todos los aspectos del yoga en su enseñanza siguiendo el espíritu de Patanjali y T. Krishnamacharya. Su alocado sentido del humor, sus múltiples experiencias personales, su vasto y profundo conocimiento de las escrituras, las filosofías indias y las técnicas yóguicas se combinan para hacer que las enseñanzas de Gregor sean fácilmente aplicables, relevantes y accesibles para sus alumnos. Ofrece talleres, retiros y formación de profesores en todo el mundo.

Póngase en contacto con Gregor a través de
www.chintamaniyoga.com
www.8limbs.com
www.facebook.com/gregor.maehle.

www.ingramcontent.com/pod-product-compliance
Lightning Source LLC
Chambersburg PA
CBHW020939180426
43194CB00039B/664